Heide Fischer
Frauenheilbuch

Heide Fischer

Frauenheilbuch

*Naturheilkunde, medizinisches Wissen
und Selbsthilfetipps für eine
ganzheitliche Frauengesundheit*

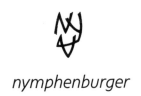

nymphenburger

Besuchen Sie uns im Internet unter
www.nymphenburger-verlag.de

© 2004 nymphenburger in der
F.A. Herbig Verlagsbuchhandlung GmbH, München.
Alle Rechte vorbehalten.
Schutzumschlag: Wolfgang Heinzel
Schutzumschlagmotiv: Premium, Düsseldorf
Zeichnungen: Kartographie und Grafik Theiss Heidolph
Satz: Walter Typografie & Grafik GmbH, Würzburg
Gesetzt aus 10,5/13,5 Optima
Druck und Binden: GGP Media, Pößneck
Printed in Germany
ISBN 3-485-01013-8

INHALT

»Zuerst das Wort, dann die Pflanze,
zuletzt das Messer.«
Asklepios von Thessalien

Liebe Leserin!

Als ich in den 70er-Jahren »des letzten Jahrhunderts«
mein Medizinstudium in Heidelberg begann und nach
und nach in klinische Bereiche vordrang, hatte ich
ziemlich schnell das Gefühl, dass die universitäre Medizin in mehrfacher Hinsicht zu kurz greift: Erstens wurden erkrankten Menschen kaum naturheilkundliche
Ergänzungen oder gar Alternativen in der Behandlung
ihrer Krankheiten genannt. Zum Großteil aus Unkennt-
nis, wie ich inzwischen weiß, zum Teil aber auch aus
dem Unwillen heraus, andere Wege als die schulmedizinischen als seriös und hilfreich anzuerkennen.
Zweitens wurde mir klar, dass die gesundheitlichen
Belange von Frauen nicht losgelöst zu betrachten sind
von Mehrfachbelastungen, Gewalterfahrungen, Rollenzuweisungen und Geschlechternormen und dass auch
dies bei der Krankheitsentstehung wie in Heilungsprozessen nicht genügend beachtet wird. Aus diesem zwei-
fachen Ergänzungsbedarf entstanden die ersten Frauengesundheitszentren und ich hatte das Glück, bei der
Gründung der IFF (Information für Frauen) in Heidelberg 1978 dabei zu sein.

*Gesundheit-
liche Belange
sind ganz-
heitlich zu
betrachten*

In der Zwischenzeit hat sich viel verändert. Es gibt,
wenn auch vereinzelt, Lehrstühle für Naturheilkunde,
naturheilkundliche Ambulanzen an Universitätsklini-
ken, Zusammenschlüsse naturheilkundlich arbeitender
Behandlerinnen. Dennoch sitzen Erkrankte immer wieder zwischen den Stühlen der so genannten Schulmedizin einerseits und der Naturheilkunde andererseits.

9

Sie glauben, sich entscheiden zu müssen. Die verschiedenen Behandler dürfen (und wollen oft auch) nichts voneinander wissen.

Das Anliegen dieses Buches ist es, auf dem frauenheilkundlichen Sektor dazu beizutragen, zwischen den verschiedenen Schulen eine Brücke zu schlagen. Ich möchte Ihnen als Ratsuchender aber auch als interessierter Kollegin aufzeigen, dass bei der Krankheitsentstehung mehr Faktoren eine Rolle spielen können, als Sie sonst gewöhnlich erfahren, und neben dem schulmedizinischen Vorgehen naturheilkundliche Wege benennen, die aus meiner nunmehr 25-jährigen Erfahrung zu Heilungsprozessen beitragen. Der methodische Schwerpunkt sind hierbei die heilenden Pflanzen und die Arbeit mit inneren Bildern.

Selbstverantwortung durch umfassende Information

Meine Vision, die ich gern mit Ihnen teilen möchte, ist, dass Frauen in ihren Heilungsprozessen alle Informationen, die sie brauchen, zur Verfügung stehen und sie damit ihren individuellen, eigensinnigen, selbstverantwortlichen Weg gehen können, heraus aus Unwissen, Ohnmacht und Hilflosigkeit.

Die angegebenen Rezepte können Sie teils einfach ausprobieren, teils ist es sinnvoll, sich von einer erfahrenen Person, einer Ärztin oder Heilpraktikerin, begleiten zu lassen. Diese sollte für ein individuelles naturheilkundliches Vorgehen über die in diesem Buch gesammelten Rezepte hinaus ausgebildet sein. Ausbildungsmöglichkeiten finden Sie unter www.frauen-naturheilkunde.de. Dennoch ersetzen meine Vorschläge keine vernünftige Diagnostik und es kann selbstverständlich auch keine Haftung übernommen werden. Ich vertraue Ihrem verantwortungsvollen Umgang mit sich und mit anderen. Gutes Gelingen!

Heide Fischer

10

KAPITEL 1

Die Höhle der Löwin und das Hormonorchester

Wie die weiblichen Organe aufgebaut sind
und unter welchen Einflüssen sie funktionieren

Erinnern Sie sich? Wie war das noch im Biologieunterricht? Der Versuch, unter Prusten und Kichern die weibliche Intimität in lernbare Fakten zu verwandeln? Was ist hängen geblieben?

Lassen Sie uns getrost (in diesem Fall) bei Eva anfangen und uns noch einmal klar machen, wie die weiblichen Organe zueinander liegen und welche zyklischen Veränderungen Frauen unter dem Einfluss der Geschlechtshormone durchleben.

Die weiblichen Unterleibsorgane sind bis auf Klitoris und Vagina verborgen in der Leibeshöhle und für Frauen selbst nicht sicht- und tastbar. Die Gebärmutter (lat. Uterus) besteht in ihrer Masse vor allem aus einem immens starken Muskel. Sie ist ein Hohlorgan, darauf eingerichtet, ihre Muskelzellen in der Schwangerschaft von ca. 50 g auf 1000 g aufzustocken, sich auf ein Vielfaches ihrer Größe auszudehnen und sich bei der Gebärarbeit mit großer Kraft zusammenziehen zu können. Sie hat etwa die Größe einer kleinen Frauenfaust und ist in ihrem Innern ausgekleidet mit Schleimhaut, dem Endometrium, außen wird sie umhüllt vom Bauchfell, das sich wie ein Mantel (ein »Frauenmantel«) über die

Die Gebär-mutter

11

Organe des kleinen Beckens legt. Sie besteht aus dem Gebärmutterhals (Cervix uteri), dem Gebärmutterkörper (Corpus uteri) und der Gebärmutterkuppel (Fundus uteri), von der rechts und links die Eileiter (Tubae uterinae), bleistiftdünne, bewegliche »Röhrchen«, abgehen. Die Enden der Eileiter sind wie Fingerchen gestaltet, mit so genannten Fimbrien ausgestattet, die zur Eisprungszeit die benachbarten Eierstöcke (Ovarien) abtasten und sich bemühen, ein gesprungenes Ei umgehend aufzufangen.

Die Eileiter Die Eileiter, die »Ärmchen« der Gebärmutter, sind im Normalfall sehr beweglich. In ihrem Bemühen, ein gesprungenes Ei der schützenden Gebärmutter zuzufüh-

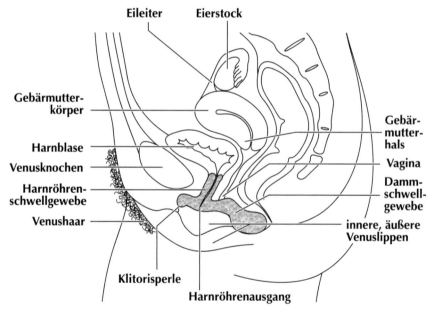

Die weiblichen Unterleibsorgane

ren, können sie sogar die Eier des entgegengesetzten Eierstocks aufnehmen oder ein »verloren gegangenes« Ei aus dem Bauchraum wieder auffischen.

In den Eileitern findet normalerweise die Befruchtung des Eies durch ein Spermium statt. Bis zu sechs Tage harren Spermien im freundlichen Milieu der Gebärmutter aus und warten auf das Ei. Seine Lebensdauer wird mit nur wenigen Stunden angegeben, die von einem Paar mit Kinderwunsch nicht einfach »zu treffen« sind. Die besten Tage, für Nachwuchs zu sorgen, liegen demnach vor dem Eisprung. *Die Befruchtung*

In der Vagina überleben Spermien nur maximal sechs Stunden. Der Grund hierfür sind die dort lebenden Milchsäurebakterien, die die Vagina zur Abwehr unerwünschter Keime schön sauer halten und einen pH-Wert zwischen 3,8 und 4,5 erzeugen.

Auf dieser Basis funktionieren die so genannten Barrieremethoden zur Empfängnisverhütung wie Diaphragma und Portiokappe. Vor dem Liebemachen, das heißt vor jedem Kontakt Penis–Vagina, wird ein individuell angepasstes Latex- oder neuerdings auch Silikongebilde in die Vagina eingesetzt. Dort bleibt es und hindert Spermien sechs Stunden (plus zwei Stunden zur Sicherheit) am Aufsteigen in die Gebärmutter. Dann kann die »Barriere« wieder entfernt werden, die Spermien sind nicht mehr bewegungsfähig. Diese Verhütungsmethode ist bei richtiger Anwendung so sicher wie »Pille« und Spirale und hat den Vorteil, dass sie ausschließlich lokal wirkt und nicht, wie alle Hormonpräparate, den ganzen Körper beeinflusst oder wie die Spirale im Verdacht steht, Gebärmutter- und Eileiterentzündungen zu begünstigen. Informieren Sie sich in einem Frauengesundheitszentrum in Ihrer Nähe (Adressen im Anhang). *Barrieremethoden zur Verhütung*

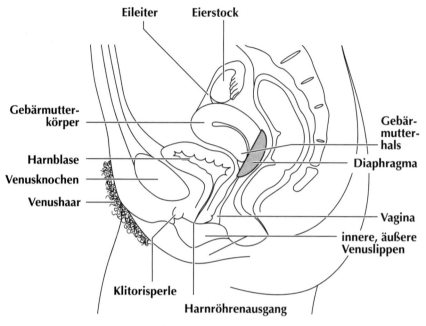

Eileiter   Eierstock

Gebärmutter-
körper

Harnblase

Venusknochen

Venushaar

Gebär-
mutter-
hals

Diaphragma

Vagina

innere, äußere
Venuslippen

Klitorisperle

Harnröhrenausgang

Wie ein Diaphragma sitzt

Die Eierstöcke Die Eierstöcke sind anatomisch von der Gebärmutter unabhängige Hormondrüsen, in denen Östrogen und Pro-
gesteron (Gelbkörperhormon) gebildet wird. Auch werden hier die bei der Geburt bereits angelegten ca.
1 Mio. Eizellen mithilfe übergeordneter Hormone zur
Reifung und zum Springen gebracht. Sie sind kleine,
pflaumengroße Gebilde, die, ebenso wie die Gebärmutter, nur von einer Untersucherin bei der so genannten bi-
manuellen (zweihändigen) Untersuchung getastet werden können. Sie kennen diese Untersuchung vom Besuch
bei der Frauenärztin: Zwei Finger der einen Hand in der
Vagina, die andere Hand auf der Bauchdecke, kann sie
die Größe und Beschaffenheit von Gebärmutter, Eileitern
und Eierstöcken zwischen ihren Händen ertasten.

Um Gebärmutter und Eierstöcke an Ort und Stelle zu halten, sind sie mit Bändern im kleinen Becken aufgehängt. Der Beckenboden mit seinen drei Muskelschichten umschließt unsere »südlichen« Körperöffnungen und stützt die weiblichen Organe mit seiner Muskelkraft. Ein gesunder Beckenboden ist ein Garant für wasserdichtes Husten und Niesen auch nach Geburten und in unseren reiferen Jahren. Schenken wir ihm Aufmerksamkeit, sanftes Training und ausreichend Entspannung, belohnt er uns auch mit erhöhter Empfindsamkeit in Liebesdingen.

Der Becken-boden

Was Frauen selbst mithilfe eines Spiegels sehen können, ist der äußere Bereich ihrer Weiblichkeit: Verschattet und geschützt vom Venushaar die inneren und äußeren Lippen, die die Perle der Klitoris, die Mündung der Harnröhre und den Eingang in die Vagina verhüllen. Hieß diese freundliche Wolle tatsächlich einst Schamhaar? Haben die Frauen sich denn früher der Schönheit ihrer »Rose« geschämt, oder gar ihrer Lust? Wie lange hielt sich die alte Bezeichnung kleine und große Schamlippen, obwohl bei vielen Frauen die großen Lippen klein und die kleinen Lippen groß und vorwitzig sind? Haben viele Mädchen, die sich das erste Mal einen Spiegel vorhielten, deshalb gezweifelt, ob sie normal sind? Wo doch Frauen »unten herum« so verschieden und individuell wie ihre Gesichtszüge sind!

Wagen Sie sich auch gern einmal mit dem tastenden Finger in die »Höhle der Löwin« und Sie werden entdecken, wie feucht, faltig und nachgiebig sich die Vagina anfühlt. Und ganz am Ende, nicht unbedingt in der Mitte, durchaus mal etwas weiter rechts oder links, spüren sie ein Gebilde in der Größe einer Herzkirsche, das sich so fest und knubbelig wie der Nasenknorpel

Vagina – die »Höhle der Löwin«

anfühlt. Herzlichen Glückwunsch, das ist Ihr Gebärmutterhals, der Teil der Gebärmutter, der wie eine Halb-
kugel in die Vagina hineinragt. Und das Grübchen, das
Sie mitten auf diesem Gebilde tasten, ist der Muttermund, der Eingang in die Gebärmutter.

Dieser ist die meiste Zeit des Zyklus von einem festen
Schleimpfropf verschlossen, um das Aufsteigen von

Das Vaginal- Keimen aus der Vagina zu verhindern. Die Vagina ist
milieu und von freundlichen Milchsäurebakterien besiedelt, die
seine kleinen mit ihrer Säure das Wachstum von Pilzen, Viren und
Helfer schädlichen Bakterien behindern. Dennoch sind in der
Vagina immer eine bestimmte Anzahl von Keimen vorhanden, sie ist nicht »steril«. Wichtig ist das Gleichgewicht. (Wir werden sehen, dass nur durch Stabilisierung
des Milieus schon mancher Vaginalinfekt behandelt
werden kann.) Die Gebärmutter muss hingegen frei von
allen Keimen bleiben, und damit das auch so bleibt,
gibt es diesen »Stöpsel«, der nur rund um den Eisprung
und während der Menstruation in die eine oder andere
Richtung den Weg freigibt.

Veränderungen im Laufe des Zyklus

Zyklusphasen Der erste Tag der Blutung ist der erste Zyklustag, was
nicht oft genug betont werden kann, da viele Frauen
den Beginn ihres Zyklus auf das Ende der Blutung ver-
legen. Die Phase zwischen Blutung und Eisprung wird
Sekretionsphase genannt. Etwa in der Mitte des Zyklus,
also um den 14. Tag herum, findet in der Regel der
Eisprung statt. Die darauf folgende Gelbkörperphase
wird von der nächsten Blutung beendet.

Auf der Ebene der Gebärmutterschleimhaut wird während der Blutung die oberste Schicht bis auf eine Basis-

schicht, die immer erhalten bleibt, abgestoßen, nachdem der Körper »gemerkt« hat, dass sich kein Ei eingenistet hat, keine Schwangerschaft besteht. Die Schleimhaut wird nach der Mens wieder aufgebaut, nach dem Eisprung noch ein wenig mehr. Auch wird sie durch das Einsprießen von Blutgefäßen noch besser durchblutet und für eine eventuelle Eieinnistung bereit gemacht. Wurde kein Ei befruchtet, schrumpft die Schleimhaut gegen Ende des Zyklus bereits wieder, die oberste Schicht wird abgestoßen usw. bis in alle Ewigkeit. Nein, stimmt nicht, nur ungefähr 40 (uff!) Jahre lang, dann ist es gut, dann spätestens wenden Frauen sich anderen Aufgaben zu als ihrer biologischen Fruchtbarkeit.

Gesteuert wird das Geschehen auf der Eierstockebene von den Hormonen Östrogen und Progesteron (Gelbkörperhormon), wobei Östrogen in beiden Zyklushälften vorhanden ist. Progesteron dagegen wird erst nach dem Eisprung produziert. Es regiert die zweite Zyklushälfte. Die Eierstockhormone sind jedoch nicht die einzigen Stimmen im Hormonorchester. Auf der nächstübergeordneten Ebene spielen LH (luteinisierendes = gelbkörperstimulierendes Hormon), FSH (follikelstimulierendes, also Eireifungs- und Absprungshormon) und Prolaktin (milchbildend, schwangerschaftsverhütend) mit, die in der Hypophyse, der Hirnanhangsdrüse, gebildet werden. *Das Hormonorchester*

Diese wiederum werden gesteuert von Releasing-Hormonen aus dem Hypothalamus, einem Teil des Zwischenhirnes, der Basisfunktionen wie Körpertemperatur, Wasserhaushalt, Nahrungsaufnahme etc. regelt. Doch selbst hier ist die Koordination noch nicht zu Ende, denn auch unser Bewusstsein, gemeinhin in der Hirnrinde und in den Kerngebieten unterhalb der Hirnrinde angesiedelt, spielt mit. Unsere gesamte seelische *Hormone – ein sensibles Gleichgewicht*

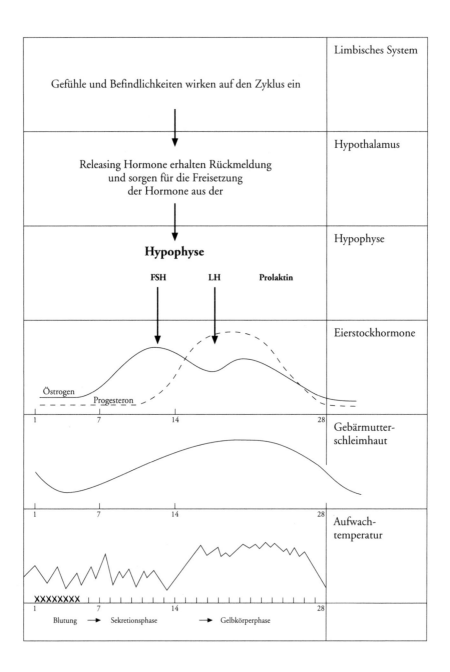

Limbisches System

Gefühle und Befindlichkeiten wirken auf den Zyklus ein

Hypothalamus

Releasing Hormone erhalten Rückmeldung
und sorgen für die Freisetzung
der Hormone aus der

Hypophyse

Hypophyse

FSH   LH   Prolaktin

Eierstockhormone

Östrogen

Progesteron

1   7   14   28

Gebärmutter-
schleimhaut

1   7   14   28

Aufwach-
temperatur

XXXXXXXX

1   7   14   28

Blutung ⟶ Sekretionsphase ⟶ Gelbkörperphase

18

und soziale Befindlichkeit kann sich auf den Zyklus auswirken, wie Zyklusverschiebungen auf Reisen oder in Stresszeiten zeigen.

Ich beschreibe diese wechselseitige Beeinflussung deshalb so genau, um zu verhindern, dass eine Diagnose »Hormonmangel«, wie sie schnell mal attestiert wird, unhinterfragt angenommen wird. Unser Hormonsystem ist eine sehr komplexe Angelegenheit, Wechselwirkungen mit z.B. der Schilddrüse sind noch kaum erforscht, sodass auch bei hormonellen Ungleichgewichten immer die ganze Frau gesehen werden muss.

Es muss immer die ganze Frau gesehen werden

Östrogen, Progesteron und Konsorten

Biochemisch gesehen produziert unser Körper in den Eierstöcken, in der Nebennierenrinde und mithilfe eines Enzyms auch im Fettgewebe verschiedene Östrogene, wie Östriol, Östradiol etc. Ausschließlich in den Eierstöcken bilden Frauen Progesteron, auch Gelbkörperhormon genannt. Der Name leitet sich aus der Tatsache ab, dass die Eihülle, die nach dem Springen des Eies das Progesteron produziert, auf der Oberfläche des Eierstocks als gelbes Pünktchen zu erkennen ist. Die Produktion aller Geschlechtshormone, auch der männlichen, hängt eng mit dem Cholesterinstoffwechsel zusammen, mit zum Teil gemeinsamen Vorstufen.

Östrogen kontra Progesteron

Die ersten Östrogene für die medikamentöse Verwertung wurden aus dem Urin trächtiger Stuten isoliert. Das Progesteron der frühen industriell gefertigten Hormonpräparate wurde aus Diosgenin, einem Inhaltstoff der wilden Yamswurzel (Dioscorea villosa), hergestellt. Nun lassen sich natürlich vorkommende Substanzen nicht patentieren, sind für die industrielle Produktion

Natürliches Progesteron

19

nicht eigentlich profitabel. In den Diensten der Pharmaindustrie stehende Forscher fanden heraus, dass an
einzelnen Molekülgruppen verändertes Progesteron
weiterhin eine ähnliche Wirkung hat und, da nicht
mehr naturidentisch, zudem patentierbar ist. Solche

Was heißt hier Substanzen werden Gestagene oder Gestinone ge-
Gestagene? nannt. Ich halte es, wie mein amerikanischer Kollege
John Lee (siehe Literaturhinweise), für äußerst hinter-
fragenswert, ob man wirklich solche Veränderungen
vornehmen kann, ohne auf lange Sicht im Gesamt-
stoffwechsel Störungen zu produzieren. Hierzu gibt es
keine Langzeitstudien. Es sind zurzeit in Deutschland
nur zwei (!) Hormonpräparate erhältlich, die neben
allerlei Hilfsstoffen natürliches Progesteron enthalten.
Alle anderen Medikamente, einschließlich Pille und
Wechseljahrespräparaten, enthalten ausschließlich synthetische Gestagene.

Östrogen und Progesteron wirken im weiblichen Zyklus
zusammen, sind jedoch auch gleichzeitig Gegenspie-
ler, sie halten sich gegenseitig in Schach. Wichtiger als
ihre absoluten Blutspiegel ist das Gleichgewicht zwischen beiden. In der Betrachtung der Eierstockhormone
stand das Östrogen lange Jahre als *das* weibliche Hormon im Mittelpunkt, obwohl der Körper aus Progesteron Östrogen herstellen kann, aber nicht umgekehrt.

Östrogenüber- Nun leben wir alle, Frauen wie Männer, mit einem ten-
gewicht – eine denziellen Östrogenübergewicht, aus verschiedenen
Zivilisations- Gründen:
krankheit • dem trotz Verbots weiter praktizierten Einsatz von
Östrogenen in der Tiermast;
• der Östrogenverseuchung des Grundwassers durch
Hormonkonsumentinnen;
• der unfreiwilligen Aufnahme von östrogenähnlichen
Umweltgiften in Kunststoffen, Pestiziden etc.

Zirkuliert zu viel Östrogen im Körper, meist noch verschlimmert durch eine gewisse »Erschöpfung« der Leber (was muss sie außer überflüssigen Hormonen noch
alles abbauen in einem Menschenleben unter den momentanen ökologischen Bedingungen), sprechen wir
von einem Östrogenübergewicht oder einer Östrogendominanz. Sie zieht, da der weibliche Organismus auf
ein Gleichgewicht angewiesen ist, ein relatives Progesteronuntergewicht nach sich, das vor allem prämenstruell zu folgenden Erscheinungen führen kann:

*Östrogen-
dominanz =
Gelbkörper-
untergewicht*

- Brustspannen
- sensible Brustknospen (klingt netter als Warzen?)
- Aufgedunsenheit, Gewichtszunahme
- depressive Stimmungslage
- Migräne
- Venenprobleme, »schwere Beine«
- unerfüllter Kinderwunsch durch Nichteinnisten des Eies
- Bluthochdruck
- Myome
- Eierstock- und Brustzysten
- Haarausfall
- Akne
- sexuelle Unlust
- Schmierblutungen
- Zyklusverkürzung
- kalte Hände/Füße

Sie erkennen einige Symptome wieder, die als »prämenstruelles Syndrom« bekannt geworden sind? Obwohl im Kapitel 2 einige weitere Gründe für die Entstehung unliebsamer Zustände zwischen Eisprung und
Eintreten der Blutung angeführt werden, bedenken Sie
immer auch die umweltbedingte Östrogendominanz.
Das gilt im Übrigen auch für die Zeit vor den eigentlichen Wechseljahren, der Zeit »ab 40«, wo viele

*PMS – prä-
menstruelles
Syndrom*

Frauen verstärkt über dieselben Erscheinungen klagen. Was man bei Progesteronuntergewicht tun kann, wird im zweiten Kapitel genau erläutert. Womit wir die erste Lektion in Sachen Frauengesundheit gelernt haben: Selbst wenn wir uns mit scheinbar objektiven Dingen beschäftigen wie der Lage verschiedener Organe zueinander oder dem Zusammenspiel der Hormone im Hormonorchester – es ist auch ein (Umwelt-)Politikum, Frau zu sein.

KAPITEL 2

Alle Monat wieder

Die Menstruation, ihre Bedeutung im Spiegel
weiblicher Geschichte,
die Behandlung möglicher Beschwerden

Frauen sind rhythmische Wesen! Jede Frau kennt ge-   *Der weibliche*
wisse »Unerklärlichkeiten« in Stimmung und Befind-   *Rhythmus*
lichkeit, die bei näherer Betrachtung eine monatliche
Regelmäßigkeit aufweisen. Möchten Sie gleich eine
Hand voll erprobter, naturheilkundlicher Tipps zu Beschwerden rund um die Menstruation, dann blättern Sie
weiter zu Seite 29.

Haben Sie Lust auf ein paar Zeilen Nachdenken über
die Menstruation im Allgemeinen und im Besonderen,
dann lesen Sie hier gern weiter: Vermutlich reagieren
Sie auf die Feststellung rhythmischer Schwankungen
mit einem »Na und, so sind wir eben. Wäre ja auch
langweilig, wenn's anders wäre!«.

Für die meisten Frauen gehören ihre »Tage« ebenso wie
die heiklen Tage davor zu ihrer weiblichen Normalität.
Diese Haltung ist nicht selbstverständlich. Bereits im
klassischen Altertum, in den antiken Vorstellungen vom
menschlichen Körper z.B. eines Hippokrates, finden wir
weibliche Normalität wie Menstruation, Schwangerschaft, Wechseljahre als eine schwächliche, behand-
lungsbedürftige Abweichung von der (männlichen)
Norm. Daran hat sich bis heute in den Köpfen der Ärzte

wenig geändert. Wie hört sich die Einstellung zur Menstruation aus dem Mund mancher Schulmediziner heute an? Die monatliche Blutung sei ein »Zivilisationsphänomen«. In der Steinzeit, wird uns weisgemacht, seien die Frauen vom Beginn ihrer (späten) Menarche (ihrer ersten Blutung) bis zu den Wechseljahren mit dauernden Schwangerschaften oder jahrelangen Stillzeiten beschäftigt gewesen. Bedingt durch diesen Dauerzustand erlebten Frauen im Laufe ihres Lebens deutlich weniger Menstruationen als heute. Dies sei die wahre weibliche Normalität. Quellen für diese Behauptung gibt es keine. Krankheiten von Endometriose (siehe Seite 112) bis hin zu Krebserkrankungen werden mit diesen vielen »unnötigen« Blutungen und hormonellen Aufs und Abs in Verbindung gebracht und es wird uns angedient, sie hormonell zu unterdrücken. Die Blutungen, die sich zwischen zwei Pillenpackungen einstellen, sind sowieso künstlich ausgelöste Pseudoblutungen, um den Frauen einen Hauch von Normalität zu erhalten. Könnten wir doch zu unserem eigenen Besten ganz darauf verzichten. Die verringerten hormonellen Schwankungen machen das weibliche Geschlecht dann gleich auch ein bisschen berechenbarer.

Schon mal was vom »Post-Pill-Syndrom« gehört? Der Mühe, einen durch jahrelanges Hormonfeuer eingeschlafenen Eierstock wieder aufzuwecken? Und was ist mit den Daten, die regelmäßigen Pille-Nutzerinnen ein höheres Risiko, an Brustkrebs zu erkranken, attestieren? Also noch einmal von vorn: Die Monatsblutung erinnert die meisten Frauen und Mädchen zwischen zwölf und 55, dass sie weiblichen Geschlechts sind. Mit allen Vor- und Nachteilen, die dieser Umstand mit sich bringt. Und nicht wenige Frauen erleben die Regel als schmerzhaft, zu stark, zu schwach, irgendwie nicht richtig. Weder

Die Menstruation – ein Zivilisationsphänomen?

24

kraftvoll noch visionär, wie wir's gerne hätten und wie es, den Quellen nach zu urteilen, für Frauen einst war. »Einst« heißt, in alten Zeiten, in denen Frauen wertgeschätzt wurden und sie nicht an werbewirksamen Abziehbildern ihrer selbst gemessen wurden oder sich selbst daran maßen. Und wenn wir jetzt eins und eins zusammenzählen, verwundert die Tatsache, dass 90 Prozent aller Beschwerden rund um die Menstruation keine organische Ursache haben, überhaupt nicht mehr. Natürlich sollte im Falle von Beschwerden immer gynäkologisch untersucht werden, um Erkrankungen wie Myome oder Endometriose, die ebenfalls Menstruationsbeschwerden verursachen können, auszuschließen. Doch was dann?

90 Prozent aller Menstruationsbeschwerden haben keine organische Ursache

Es lohnt sich, in diesem Zusammenhang sich selbst gegenüber ehrlich zu sein und sich ein paar Fragen zu stellen:

• Wie habe ich das »erste Mal« erlebt?
• Wie war ich auf meine erste Menstruation vorbereitet?
• Wie hat meine Mutter mir vermittelt, dass dieses Geschehen nun regelmäßiger Bestandteil meines Lebens sein wird?

Diese Frage stelle ich gewöhnlich auch in meinen Seminaren zu diesem Thema und meine persönliche, ganz unwissenschaftliche Statistik sagt, dass bei den Frauen meiner Generation etwa fünf Prozent der Frauen eine freudige, positive Einstellung zu Frausein und Menstruation vermittelt bekamen. Der ganze Rest, 95 Prozent aller Frauen, erhielten eine Belehrung, die das Spektrum zwischen sachlich/neutral bis lästig/unangenehm umfasst. Und das vor dem Hintergrund, dass …

… in alten Zeiten, der Eintritt der ersten Mens mit einem rauschenden Fest begangen wurde, die Mädchen gewürdigt und beglückwünscht wurden für den Eintritt in eine

Die Menstruation in alten Zeiten

neue Lebensphase. Ihren Träumen wurde besondere Bedeutung beigemessen für die ganze Gemeinschaft. Sie hatten fortan das Privileg, sich regelmäßig einmal im Monat/Mond mit den anderen Frauen zurückzuziehen in *Menshütten* die Menshütten, um es sich gut gehen zu lassen und sich spirituellen Aufgaben zu widmen. Es war allgemein bekannt, dass menstruierende Frauen besonders hellfühlig sind. Sie waren entbunden von den täglichen Pflichten, die in diesen Tagen von den älteren Frauen und den Männern erledigt wurden. Die meisten Frauen einer Gemeinschaft hatten sich nämlich auf einen gemeinsamen

*Mond-
rhythmus* Rhythmus eingeschwungen: Sie hatten zu Vollmond, der Zeit der Unruhe und der Hinwendung nach außen und zu anderen hin ihren Eisprung, ihre fruchtbarste Zeit, und menstruierten zu Neumond, der Zeit der Dunkelheit und des Rückzugs. Freundinnen und Wohngenossinnen erleben dies bis heute, wenn sie verblüfft feststellen, dass ihr Rhythmus sich angeglichen hat.

*Sind Menstage
Tage wie alle
anderen?* Und nun machen Sie sich klar, welche Beachtung die Monatsblutung heute erfährt. Tage wie alle anderen, keiner darf's merken, suggeriert die Werbung. Na, ist es wieder so weit, wird gefragt, wenn Genervtheit oder gesunde Wut sich Raum verschaffen. Das einstige Privileg der Freiheit von den Haushaltspflichten hat sich im Bewusstsein vieler ins Gegenteil verkehrt: Marmelade gelingt nicht, Milch wird leichter sauer, wenn menstruierende Frauen damit umgehen.

Kein Wunder, wenn Frauen mit sich hadern und der monatliche Ausdruck ihrer Weiblichkeit ihnen Beschwerden bereitet.

Besinnen Sie sich im Zusammenhang mit Mensbeschwerden auf ihr Verhältnis zu Ihrem Frausein, Ihren weiblichen Körper und Ihre Geschichte als Frau. Und erwägen Sie, dass es so etwas wie eine weibliche

Geschichte, weibliche Wurzeln gibt, eine weibliche Eigenheit, die sich auch in Zeiten von Massenmedien und Rollenzuweisungen besinnen und erinnern darf.

Und wie wäre es, wenn Sie übers Nachdenken nicht weiterkommen, in Entspannung die Gebärmutter zu fragen, was sie mit ihrem »sich bemerkbar machen« mitteilen möchte, was sie für ihr Wohlbefinden braucht, sich wünscht? Herauszufinden, mit welchen Mustern oder Verhaltensweisen wir selbst unsere Gesundheit und Entfaltung behindern? Mit dem Körper zu verhandeln, welche alltagstauglichen, gesundheitsförderlichen Schritte möglich sind? *Fragen Sie bei Beschwerden Ihre Gebärmutter doch einmal selbst*

Dann suchen Sie sich eine Begleiterin, die in Imaginationstechniken ausgebildet ist, oder nutzen die Visualisierungen, die Angelika Koppe, die Begründerin der »Methode Wildwuchs«, auf CD gesprochen hat (siehe Adressen). Möchten Sie eine solche »Körperreise« für sich allein machen, kann es sinnvoll sein, anschließend mit einer Person Ihres Vertrauens über das Erlebte zu sprechen, es aufzuschreiben oder ein Bild zu malen. *Reise zur Gebärmutter*

Stellen Sie sich ein mögliches Vorgehen so vor, dass Sie zunächst für Ungestörtheit (Klingel, Telefon) sorgen und sich ein bequemes Plätzchen im Sitzen oder Liegen schaffen. Eine Entspannung hilft Ihnen, den Alltag außen vor zu lassen und abzuschalten. Sie kreieren sich eine kleine »Doppelgängerin«, die behutsam über eine Körperöffnung in den Körper hineingeht und z.B. die Gebärmutter besucht. Diese zeigt sich vielleicht ganz anatomisch, oder symbolhaft als Höhle, kuschelige Kammer oder erhabene Halle. Sie können als Ihr kleines Ich Ihre Gebärmutter mit allen Sinnen erkunden und sie fragen, was ihr fehlt, was sie braucht. Manchmal gelingt es bereits bei einem einmaligen Kontakt, wichtige Informationen zu erhalten und Schritte daraus

27

.

abzuleiten, die Sie im Alltag für Ihre Gebärmutter tun können.

Aber was tun, wenn alle Bewusstseinsprozesse geleistet, das Frausein freundlich begrüßt wird, wenn Unlust aufkommt über diese ewige Auseinandersetzung mit sich selbst und einfach nur Linderung von Beschwerden möglichst ohne Chemie gefragt ist?

Regel 1 bei Ratschlag Nr. 1 ist altbekannt und ist auf Nachfrage von
Beschwerden: vielen zu hören:»Ja, wenn ich mich einfach einen Tag mit
Ruhe und einer Wärmflasche ins Bett legen könnte und für nieman-
Wärme den ansprechbar sein müsste, dann ginge es mir gut!«

Warum eigentlich nicht? Ist es wirklich so erstrebenswert, die »Tage« zu Tagen wie alle anderen zu machen? Zu funktionieren? Wie immer an alle anderen zu denken und zuletzt an mich selbst?

Ich hatte mir eine Auszeit von der Praxis genommen, um, hoch über dem Luganer See, ein Unterrichtsskript fertig zu stellen. In Erwartung meiner Tage, heimlich spekulierend, ob es nicht noch angenehmere Tätigkeiten geben könnte, als im Schatten des Maulbeerbaumes am Laptop zu arbeiten, just beim Kapitel Menstruation, gingen mir durch einen falschen Tastendruck drei Stunden hart erarbeiteten Textes verloren. Sie waren trotz hektischen Telefonierens mit meinem Computerspezialisten nicht zu rekonstruieren. Ich ärgerte mich, war für Tage blockiert weiterzuschreiben und gestand mir irgendwann endlich zu, einen Ausflug zu machen, einmal nichts zu tun und der Pflicht zu entsagen.

Warum nicht gleich, sagen Sie? Nun, wie steht es mit Ihrer Gewissenhaftigkeit?

Die naturheilkundliche Behandlung von Beschwerden rund um die weiblichen Organe ist grundsätzlich mit jedem Naturheilverfahren möglich. Sind Sie Anhängerin der Homöopathie, der Traditionellen Chinesischen Medizin, von Körpertherapien – bleiben Sie dabei. Jedes Naturheilverfahren hat auch Ideen zu frauenspezifischen Erscheinungen.

Haben Sie dennoch schon einmal von der Kraft heilender Pflanzen gehört, der Phytotherapie, der ältesten aller Heilkünste? Davon, dass für jedes Weh ein Kraut gewachsen ist? Dass unsere Ahninnen, die Hexen und Hebammen alter Zeiten, diese Pflanzen zu nutzen wussten und es allerhöchste Zeit ist, dieses Wissen wieder auszugraben und es um die Erkenntnisse der modernen Phytotherapie zu erweitern? Lassen Sie sich anstecken von meiner Liebe zu den Heilpflanzen und erfahren Sie im Folgenden, wie sie eingesetzt werden.

Heilpflanzen bei Mensbeschwerden – altbekannte Kraft nutzen

Die Tage vor den Tagen – prämenstruelle Beschwerden

Frauen beschreiben sich in den Tagen vor den Tagen sehr verschieden: empfindlich, kratzbürstig, unausstehlich, anlehnungsbedürftig, aufgedunsen, putzwütig, streitlustig, sensibel, depressiv, sehen alles grau in grau, vorwurfsvoll … Die Brüste sind vielleicht schmerzhaft und vergrößert, der Bauch auch, die Beine schwer, der Kopf schmerzt.

Ich empfehle, die verschiedenen Gefühle zunächst einmal ernst zu nehmen. Es ist immer etwas dran, auch wenn es übertrieben erscheint. Die britische Kräuterkundige Elisabeth Brooke nennt diese Zeit »prämenstruelle Bewusstheit« im Gegensatz zu dem schulmedizinisch verwendeten Begriff »prämenstruelles Syndrom«, das die Vielzahl möglicher Beschwerden vor dem Einsetzen der Mens (prä = vor der Mens) umfasst. Und tatsächlich: Die

Prämenstruelles Syndrom oder prämenstruelle Bewusstheit?

meisten Frauen fühlen sich rund um die Tage wie »näher dran an sich«, auch wenn der Zustand als belastend empfunden wird. Doch ist er tatsächlich belastend für Sie selbst oder jammert nur die Familie, dass Sie schlechter funktionieren als sonst?

Fragen Sie nach dem Sinn der Beschwerden und sorgen Sie gleichzeitig für Linderung
Wir fragen bei der Behandlung prämenstrueller Beschwerden, wie bei allen »körperlichen« Beschwerden, also nach dem Hinweis, dem Sinn, der darin verborgen sein könnte, und überlegen gleichzeitig, wie Linderung durch Naturheilmittel möglich ist.

Da das menstruelle Geschehen der Punkt des Körpers sein kann, über den sich eine allgemein belastete Stoffwechsellage auswirken kann, ist es eine Möglichkeit, auf Beschwerden Einfluss zu nehmen, die Leber zu entlasten und ihre Funktion zu fördern.

Ersteres erreichen Sie zum Beispiel, indem Sie Ihre Ernährungsgewohnheiten anschauen und herausfinden, ob sich der Kaffeekonsum verschlimmernd auswirkt

Menstruation und Ernährung
oder Sie bestimmte Nahrungsmittel gerade in diesen Tagen ausgesprochen schlecht vertragen. Am besten ausprobieren, wenn's keine Veränderung bringt, hat es Ihnen auf anderen Ebenen gut getan und Sie können sich überlegen, ob Sie zu Ihrem früheren Verhalten zurückkehren wollen oder nicht.

Leberentlastungskur

Eine Leberentlastungskur über vier bis sechs Wochen könnte folgendermaßen aussehen:

Die Leber entlasten
Genussgifte wie Kaffee, Schwarztee, Alkohol, Nikotin für diese Zeit weglassen oder stark einschränken. Auf den Körper hören, was bekommt ihm und was nicht. Dreimal täglich eine Tasse Lebertee trinken.

Lebertee

- 40 g geschnittene Löwenzahnwurzel
- 20 g Schöllkraut
- 40 g zerstoßene Mariendistelsamen

Zu einer Mischung zusammenstellen lassen, 1 TL pro Tasse,
10 Min. zugedeckt ziehen lassen, vor dem Essen, warm,
schluckweise und mit Bedacht trinken.

Der Lebertee schmeckt leicht bitter. Wenn es für Sie ungewohnt ist, Bitteres zu sich zu nehmen, so hat das sehr stark
speziell mit deutschen Essgewohnheiten zu tun. Schon für
unsere französischen Nachbarn ist der Löwenzahnsalat
eine selbstverständliche Delikatesse, der bittere Aperitif
vor dem Essen oder Digestif nach dem Essen ein Ritual.
Bitterstoffe sind die Bestandteile unserer Nahrung und *Bitterstoffe*
auch der Heilpflanzen, die die Magensäure regulieren, *sorgen für*
die Verdauungssäfte anregen. In dem Maße, wie bittere *eine gute*
Nahrung wie Endivien oder Löwenzahnblätter aus unse- *Verdauung*
rer Nahrung verschwinden, stimmt bei vielen Menschen
die innere und äußere Verdauung nicht mehr. Innerlich
kann der Körper die Nahrung nicht mehr fein zerlegen
und die Bausteine den Zellen zur Verfügung stellen,
äußerlich sind Völlegefühl, Trägheit, Verlust an Vitalität,
Gewichtszunahme, Probleme mit dem Stuhlgang die
Folge. Eine Kaskade setzt sich in Gang, die den ganzen
Menschen belastet. »Was bitter fürn Mund, ist [nicht nur]
fürs Herze gesund«, wussten unsere Großmütter. Wenn
Ihnen die Vorstellung von »bitter« schon unangenehm ist,
probieren Sie es trotzdem einmal aus. Der Geschmack
»bitter« wird individuell sehr unterschiedlich wahrge-
nommen, man kann sich gut daran gewöhnen. Sie können eventuell den Tee auch etwas dünner zubereiten.

Darüber hinaus können Sie der Leber mit einem Leberwickel viel Gutes tun.

Leberwickel

Nach der Hauptmahlzeit des Tages bereiten Sie einen starken Schafgarbentee (3 TL auf eine große Tasse) zu, tränken damit ein Geschirrhandtuch, wringen es aus und legen es so warm wie möglich auf den rechten (!) Rippenbogen auf. Wickeln Sie ein warmes Wolltuch drumrum und legen Sie eine Wärmflasche auf. Bleiben Sie so 20 Minuten liegen und ruhen Sie dann ohne aufgelegten Wickel noch 10 Minuten nach.

Für Eilige: Nach dem Essen nur mit einer Wärmflasche auf der rechten Seite eine Viertelstunde lang ruhen.

Sie werden eine allgemein erhöhte Vitalität bemerken, eine problemlose Verdauung und eben eine Harmonisierung Ihres weiblichen Zyklus erreichen. Nebeneffekt dieser Leberunterstützung ist die Förderung der Leberfunktion, die für den Abbau der im Blut zirkulierenden Eierstockhormone, allen voran des Östrogens, zuständig ist. Die Leberkur hilft, überschüssig zirkulierendes Östrogen abzubauen.

Prämenstruelle Beschwerden als Ausdruck eines Progesteronuntergewichts

Im vorherigen Kapitel war bereits von Östrogenübergewicht die Rede. Hohe Östrogenspiegel, begleitet von östrogenwirksamen Umweltgiften, bewirken ein hormonelles Ungleichgewicht zuungunsten des Progesterons. Es entsteht ein relatives Progesteronuntergewicht, das in Zusammenhang gebracht wird mit prämenstruellen Beschwerden.

Frauenmantel- oder Schafgarbentee können, wenn sie mehrere Zyklen lang getrunken werden, einer hormonellen Schieflage entgegenwirken.

Eine der kräftigsten Pflanzen jedoch, die über die Hypophyse, die Hirnanhangsdrüse, das Gelbkörperhormon harmonisiert, ist der Mönchspfeffer, auch Keuschlamm genannt. Er wurde von den Mönchen zur Bändigung der sexuellen Lust eingesetzt, daher der Name. Beim weiblichen Geschlecht wirkt er ausgleichend auf Hormone und Gefühle, zyklusregulierend und fruchtbarkeitsfördernd. Er sollte nur in der zweiten Zyklushälfte als Tee oder Tinktur eingenommen werden, z.B. vom 12.–26. Tag 3-mal tgl. eine Tasse Tee oder 3-mal tgl. 15 Tropfen der Tinktur in Wasser.

Mönchspfeffer fördert Progesteron

Bei einigen wenigen Frauen funktioniert die Regulation besser, wenn sie Mönchspfeffer über drei bis vier Zyklen durchgehend einnehmen, wie es auf der Packungsbeilage der meisten Mönchspfeffer-Fertigpräparate empfohlen wird. Die meisten Frauen erfahren jedoch bei dem durchgehenden Einnahmemodus eine anfängliche Verbesserung ihrer Symptome, die sich schnell wieder gibt. Der Körper ist auf Progesteronimpulse eben nur in der zweiten Zyklushälfte eingestellt, bei einer Dauergabe hört er auf zu reagieren.

Bei sehr wenigen Frauen bewirkt Mönchspfeffer eine Verschlimmerung ihrer Beschwerden. Wenn dies bei Ihnen der Fall sein sollte, ist diese Pflanze für Sie nicht geeignet, lassen Sie sich nichts anderes einreden. Frauen reagieren unterschiedlich auf Heilpflanzen ebenso wie auf andere Medikamente, und speziell bei Hormonpflanzen bedarf es manchmal ein wenig Getüftel, bis das richtige Heilmittel gefunden ist.

Die Überlegungen zum Mönchspfeffer gelten auch für eine weitere Heilpflanze, die jedoch in unseren Breiten noch wenig erforscht ist, die Yamswurzel (Dioscorea villosa). Bis zu zehn Prozent Diosgenin, eine Progesteronvorstufe, enthält diese tropische Wurzelknolle. Ihre Schwester, Dioscorea batatas, ist ein in Südamerika und

Diosgenin aus der Yamswurzel als Progesteronvorstufe

Afrika weit verbreitetes Gemüse. Man serviert dem Körper die Unterstützung des Progesterons sozusagen auf
dem Silbertablett. Yamswurzel, auch unter Wild Yam bekannt, kann als Creme oder Gel direkt auf die Haut aufgetragen werden. Das hat den Vorteil, dass über den
Magen-Darm-Trakt nichts verloren geht, mit geringen
Mengen also ein großer Effekt erzielt wird. Der Einnahmemodus gleicht dem des Mönchspfeffers und die ge-
ringste Menge Creme oder Gel, die Ihre Beschwerden
lindert, ist die richtige. Yamswurzelpräparate sind in
Deutschland als Heilmittel nicht zugelassen, dürfen jedoch als Nahrungsergänzung vertrieben werden. Fragen
Sie Ihren Apotheker oder suchen Sie im Internet nach
Yams-Präparaten. Auch Diosgeninöl ist erhältlich, auf
acht bis neun Prozent angereichert.

Das Wichtigste bei allen Therapien ist, auf den Körper
zu hören, seine Signale verstehen zu lernen und herauszufinden, was individuell am besten wirkt. Ansonsten ist kein Zyklus wie der andere. Stellen sich »mal«
Beschwerden ein, kann im nächsten Monat schon wieder alles anders sein. Wie wäre es, dem Körper und
seinen Selbstheilungskräften mehr zu vertrauen?

Einer der wichtigsten therapeutischen Ansätze bei prämenstruellen Beschwerden ist, wie wir gesehen haben,
der hormonelle Ausgleich, die Wiederherstellung des
Gleichgewichts zwischen Progesteron und Östrogen.
Dies ist einerseits möglich durch die Erhöhung des Pro-
gesteronspiegels. Eine weitere Möglichkeit liegt in der
segensreichen Eigenschaft mancher Heilpflanzen wie
dem Leinsamen, einen Östrogenausgleich zu bewirken.
Er hat einerseits östrogenähnliche Eigenschaften, die z.B.
bei wechseljahresbedingt trockenen Schleimhäuten Linderung bringen, andererseits ist er in der Lage, bei prä-
menstruellem Brustspannen, die Östrogenrezeptoren im

Brustgewebe zu blockieren. Der Fachbegriff für diese Eigenschaft des Leinsamens heißt SERM (selective estrogen receptor modulation). Er kann also je nach Erfordernis des Körpers östrogenähnlich oder östrogenwidrig wirken.

Die Pharmaindustrie versucht bei manchen Wechseljahrespräparaten zur Knochenstabilität einen ähnlichen Effekt zu erzielen. Beim Leinsamen haben wir den Östrogenausgleich billig und ohne Nebenwirkungen: Einfach 1–2 EL geschroteten Leinsamen täglich ins Müsli oder in den Kräuterquark eingerührt zu sich nehmen.

Leinsamen schafft Östrogenausgleich

Wichtig ist beim Genuss von Leinsamen, genügend dazu zu trinken, pro Esslöffel Leinsamen eine große Tasse Tee oder ein großes Glas Wasser. Er quillt im Verdauungstrakt sehr stark auf, was seine verdauungsfördernde Wirkung ausmacht, dafür braucht er jedoch viel Flüssigkeit, sonst bewirkt er das Gegenteil, entzieht dem Darm Wasser und verursacht Verstopfung! Neben den östrogenausgleichenden Inhaltsstoffen, den Ballast- und Schleimstoffen enthält der Leinsamen auch größere Mengen Omega-3-Fettsäuren, die nachgewiesenermaßen den Cholesterinspiegel senken und krebswidrig (als so genannte Radikalfänger) wirken können. Er macht seinem Namen Linum usitatissimum, höchst nützlicher Lein, also alle Ehre!

Auch von den Himbeerblättern, die sonst als Östrogendroge eingesetzt werden, wird eine solche hormonausgleichende Wirkung angenommen, es fehlen allerdings bislang die wissenschaftlichen Beweise.

Obwohl ein Gutteil der Forschungsgelder in der medizinischen Forschung in die Entwicklung pharmazeutischer Präparate gesteckt wird, fällt für die Erforschung naturheilkundlicher Heilmittel nur ein geringer Teil ab. Bleibt zu hoffen, dass die neueren Forderungen nach einer »evidence based medicine«, einer Medizin, die ihren Einsatz ausschließlich ihren nachgewiesenen heilsamen Effekten und keinem Lehrbuchwissen verdankt, auch der Naturheilkunde zu breiterem Ansehen verhilft. Neben den Heilpflanzen, die Hormonwirkung haben, können wir bei prämenstruellen Beschwerden jedoch auch ganz symptomatisch, auf das Beschwerdebild abgestimmt, behandeln:

Gute Nerven mit Melisse, Hafertee und Passionsblume
Gegen Unruhe und Gereiztheit helfen Melissenblätter, Saathafer und Passionsblume. Trinken Sie nach Bedarf, jedoch nie mehr als drei bis vier Tassen am Tag einer einzelnen Teedroge, oder mischen Sie die genannten Pflanzen in einen Heiltee, wie er beispielhaft weiter unten aufgeführt wird.

Johanniskraut hilft an grauen Tagen
Stimmungsaufhellend wirkt das Johanniskraut, wenn Sie in den Tagen vor den Tagen alles grau in grau sehen. Auch wenn die besten Wirkspiegel erst nach Wochen erreicht werden, setzt die antidepressive Wirkung des Johanniskrauts nach meiner Erfahrung durchaus unmittelbar ein. Wenn Sie Ihren Zyklus so weit kennen, dass Sie abschätzen können, wann Ihre Stimmung vermutlich wieder in den Keller rutscht, trinken Sie Johanniskrauttee bereits ein paar Tage vorher. Dies gilt im Übrigen für alle Heiltees oder Tinkturen rund um die Menstruation: Beginnen Sie mit Ihren heilenden Maßnahmen immer vier bis fünf Tage vor den zu erwartenden Beschwerden! Fängt doch bei manchen Frauen prämenstruelles Unwohlsein pünktlich unmittelbar mit dem Eisprung an, während andere nur einen Tag vor der Blutung sich ein wenig merkwürdig fühlen.

Rosmarin regt den Kreislauf an
Belebend, aber auch blutungsanregend und blutdrucksteigernd wirkt der Rosmarin, einzusetzen bei Kreislaufproblemen, Konzentrationsschwäche und Mattigkeit.

Brennnessel gegen Wassereinlagerungen
Gegen Wassereinlagerungen hilft die Brennnessel, auch der Frauenmantel hat eine gewisse ausschwemmende Wirkung. Im Gegensatz zu synthetischen Entwässe-

rungsmitteln wirken Heilpflanzen immer mineraliensparend (aquaretisch), wenn sie die Harnmenge erhöhen.

Teemischung für prämenstruelles Wohlgefühl

- 35 g Mönchspfefferfrüchte
- 20 g Himbeerblätter
- 30 g Löwenzahnwurzel
- 15 g Brennnessel
- 30 g Johanniskraut

Lassen Sie sich diese Mischung in der Apotheke oder in
Ihrem Kräuterhaus zusammenstellen und trinken Sie
sie, wie oben beschrieben, rechtzeitig, aber in Maßen,
höchstens drei bis vier Tassen pro Tag. Wenn z.B. die
Brüste ab dem Eisprung schon schmerzen, die Regel
dagegen beschwerdefrei ist, wird der Tee vom 10. Zyklustag bis zum Einsetzen der Blutung getrunken.

Falls es Ihnen nicht möglich ist, sich 3-mal täglich einen
Tee frisch zuzubereiten, bitten Sie Ihren Apotheker, im
selben Verhältnis eine Tinktur (einen alkoholischen Auszug) herzustellen, von der sie 3-mal 10–20 Tropfen in
Wasser einnehmen.

Teetrinken lässt Sie inne-halten

Bedenken Sie, dass das Teeritual noch eine andere Qualität hat, als sich nur ein Heilmittel zuzuführen. Gerade
wenn es um Bewusstheit im Umgang mit dem eigenen
Körper geht, sind Momente des Innehaltens von un-
schätzbarem Wert.

Die zu starke Blutung

Vielleicht bestehen Ihre Beschwerden in einer sehr
starken Blutung, einer Hypermenorrhoe. Ab wann spre-

chen wir von einer zu starken Blutung? Es gibt keine Definition in Form von »Verbrauch von soundso viel Binden am Tag«. Wenn Sie jedoch feststellen, dass sich Ihre Blutung verändert, und das über einen längeren Zeitraum hinweg, und Ihr Eindruck ist: »Es ist zu viel«, dann sollten Sie etwas unternehmen.

Manche Frauen bemerken nach einigen starken Blutungen ein Abnehmen ihrer Kräfte, Erschöpfbarkeit, große Müdigkeit als Hinweis auf eine Blutarmut (Anämie) aufgrund des Blutverlustes. Dann sollte zunächst ein Myom (eine gutartige Gebärmuttergeschwulst, die in *Keine* einem eigenen Kapitel behandelt wird), ein Gebärmut- *Therapie ohne* terpolyp oder ein anderes Körpergebilde, über dem sich *Diagnose* die Gebärmutter nicht richtig zusammenziehen kann, durch eine gynäkologische Untersuchung ausgeschlossen werden, da sonst eine andere Behandlung infrage kommt.

Kraftlosigkeit Liegt keine offensichtliche Ursache vor, stellt sich die *als Ursache* Frage nach dem Beginn der Beschwerden und nach Belastungen. Sind Sie vielleicht im Haushalt und bei der Kindererziehung weitgehend allein verantwortlich? Versuchen Sie, diese Verpflichtungen mit Berufstätigkeit unter einen Hut zu bringen? Dann muss nur noch etwas hinzukommen wie Einschulung der Kinder, Pubertät, Arbeitslosigkeit des Mannes, und Sie stehen mit dem Rücken zur Wand. Dies ist ein Klischee, gewiss, aber ich will die Grundkonstellation erklären, die den Hintergrund dafür bilden kann, dass die Gebärmutter buchstäblich keine Kraft mehr hat, sich zusammenzuziehen. Frauen können »ausbluten« unter einer Mehrfachbelastung, wie sie ihnen leider immer noch oft genug zugemutet wird. »Was ist das schon, das bisschen Haushalt!« Infolge der verstärkten Blutung rutschen Sie in eine Blutarmut, haben noch weniger Kraft – ein Teufelskreis.

Die erste Frage könnte also dem Thema Entlastung gelten. Wer kann entlastend helfen, in der Familie, in der
Nachbarschaft? Haben Sie schon einmal die Einstellung
einer Putzhilfe erwogen oder den Anspruch hinterfragt,
was Sie alles leisten sollten?

Auch wenn Sie jede Ihrer Tätigkeiten gerne tun, gerne
für andere da sind, kann die Summe der Verpflichtungen einfach zu viel sein. Dazu kommt, dass die meisten
Frauen nie gelernt haben, direkt um Hilfe zu bitten. In
der Erziehung zur Weiblichkeit, wie wir sie von unseren
Müttern gelernt haben, kommt Diplomatie vor, ver-
steckte Aufforderungen, Vorwürfe, Schmollen, Verwei-
gerung und eine Haltung, die leider nur unter Frauen
funktioniert und die besagt: »Das musst du mir doch an
den Augen ablesen, dass ich etwas von dir brauche.«
Lernen Sie, direkt zu sein und hartnäckig, was über-
nommene Verpflichtungen Ihrer Familienmitglieder betrifft. Und seien Sie dabei geduldig, denn manches muss
sich erst einspielen, auch wenn Sie es in der Zwischenzeit schon zweimal selbst erledigt hätten.

Natürlich können sich auch andere Lebensthemen hinter einer verstärkten Blutung verbergen, wie in dem Ro-
man »Schattenmund« von Marie Cardinal gezeigt wird,
dessen Protagonistin mit diesem Symptom auf erlebte
sexuelle Gewalt reagierte.

Einen weiteren Aspekt brachte eine Seminarteilnehmerin ein: Da die Menstruation zu den Ausscheidungs-
prozessen im weiblichen Körper gehört, kann sie sich
auch bei einer toxischen Belastung verstärken, z.B. einer
Belastung des Organismus mit Quecksilberverbindun-
gen durch amalgamhaltige Zahnfüllungen oder durch
Wohn- und Umweltgifte. Gibt es einen solchen Verdacht, kann er umweltmedizinisch oder mit kinesiologi-
scher Hilfe abgeklärt werden. Die Behandlung besteht

dann in einer systematischen Entgiftung mithilfe einer erfahrenen Behandlerin, die verstärkte Blutung sollte in diesem Fall nicht einfach unterdrückt werden.

Blutstillende Kräuter

Betrachten wir nun die wichtigsten Heilpflanzen, die uns zur Blutstillung zur Verfügung stehen. An erster Stelle sei das Hirtentäschelkraut genannt. Mehrmals täglich 10–50 Tropfen einer Tinktur in Wasser einnehmen, bis die Blutung ein verträgliches Maß angenommen hat.

Die Nummer 1: Hirtentäschel- kraut

Wie das Hirtentäschel die Blutstillung bewirkt, wissen wir nicht genau. Es wird angenommen, dass einerseits die Gebärmutter angeregt wird, sich zusammenzuziehen; deswegen darf das Hirtentäschel in der Schwangerschaft nicht angewandt werden. Andererseits scheint der Gehalt an Botenstoffen (Cholin, Acetylcholin) den Blutgefäßen in der Basalschicht der Gebärmutterschleimhaut den Impuls zur Kontraktion zu geben, die oberste Schicht wird abgestoßen, die Blutung steht.

Blutwurz

Hilft Hirtentäschel ausnahmsweise nicht, kommt Blutwurz zum Einsatz, ebenfalls als Tinktur. Als eine unserer stärksten Gerbstoffdrogen vermindert sie die Haut- und Schleimhautdurchblutung, »gerbt« und verschließt.

Beide Tinkturen sind in der Apotheke erhältlich oder können selbst hergestellt werden (siehe Anhang). Möglich ist auch, eine der beiden Pflanzen in einen Tee zu mischen, der ein paar Tage vor der zu erwartenden Regel getrunken wird. Es eignet sich eine Mischung, die gleichzeitig Blut bildende Pflanzen enthält wie Brennnessel oder Vogelknöterich, und allgemein stärkende Pflanzen wie Schafgarbe oder Engelwurz. Sowohl die Blut bildende als auch die tonisierende (stärkende) Wirkung haben die Bitterstoffpflanzen wie Enzian, Tausendgüldenkraut u.a. gemeinsam, die, wie wir weiter oben gesehen haben, wegen ihres starken Geschmacks behutsam eingesetzt werden müssen.

Blutungsregulierende, stärkende Teemischung

- 20 g Frauenmantel
- 20 g Schafgarbe
- 25 g Hirtentäschel
- 35 g Engelwurz
- 20 g Vogelknöterich
- 20 g Brennnesselkraut

Nicht selten kommen solche starken Blutungen auch in den beginnenden Wechseljahren vor, wo die Schleimhaut aufgrund der hormonellen Umstellung gelegentlich zu stark und unregelmäßig aufgebaut wird. Diese Tatsache kann ein Hinweis darauf sein, dass ein relatives Östrogenübergewicht vorliegt, das wie weiter oben beschrieben behandelt werden muss. An dieser Stelle soll darauf hingewiesen werden, dass natürlich auch der Wechsel seine speziellen Themen und Herausforderungen hat, die in Kapitel 11 behandelt werden.

Zu viel Blut – manchmal steckt ein Östrogenübergewicht dahinter

Eine Beobachtung von Seminarteilnehmerinnen möchte ich noch weitergeben: Fällt die Menstruation mit dem Vollmond zusammen, kann sie sich verstärken und eher Beschwerden machen. Die »natürliche« Zeit der Mens ist eben der Neumond, die stille Zeit, im Gegensatz zur quirligen, lebhaften bis unruhigen Qualität des Vollmondes. Möchten Sie Ihren Zyklus in diesem Sinne verschieben, finden Sie Ansätze dazu im Kapitel 3.

Die zu schwache Blutung

Empfinden Sie Ihre Blutung als zu schwach, sprechen wir von einer Hypomenorrhoe und in der Einschätzung des Geschehens gilt wieder Ihr Wort. Haben Sie das Gefühl, »es fließt nicht mehr richtig« oder »früher hatte ich so ein gereinigtes Gefühl«, dann sollten Sie aktiv werden. Die erste Frage heißt: Haben sich Ihre Bewegungsgewohnheiten verändert, sitzen Sie mehr als früher? Die zweite: Haben Sie die Pille oder ein anderes Hormonpräparat genommen? Die dritte: Rauchen Sie? Dies alles sind Faktoren, die das »Fließen« behindern können. Umgekehrt bewirkt alles, was Schwung ins Becken bringt, dass die Eierstöcke angeregt werden und sich ein gewohntes Maß wieder einstellt. Bewegungsarten können sein: Beckenbodentraining, Luna-Yoga, Bauchtanz, afrikanischer Tanz etc., je nach Geschmack und Temperament. Finden Sie ein Angebot in Ihrer Nähe, wenden Sie sich an das nächstgelegene Frauengesundheitszentrum. Auch Hebammen, im Branchenbuch zu finden, wissen um Bewegungsangebote vor Ort. Den Einwand: »Ich bewege mich so viel, ich jogge, walke und renne zwischen Küche und Keller hin und her« kann ich leider nicht gelten lassen, denn es geht hier ganz gezielt um die Bewegung der weiblichen Organe.

Heilpflanzen, die die Durchblutung kräftig fördern, sind Rosmarin oder Beifuß. Milder wirken: Liebstöckel, Basilikum, Majoran, Melisse sowie alle »hitzigen« Gewürze wie Zimt, Ingwer, Nelken, Pfeffer etc.

Diese Pflanzen dürfen im Falle einer Schwangerschaft wegen ihrer potenziell abtreibenden Wirkung nicht angewendet werden! Mehr dazu im Kapitel 10.

Die ausbleibende Blutung

Mit den stark wirksamen Pflanzen ist es möglich, eine Blutung auszulösen, also eine Amenorrhoe, eine ausbleibende Menstruation zu behandeln. Die Blutung kann, außer in der Schwangerschaft, bei starkem Stress ausbleiben, manchmal auf Reisen (wenn Sie sie aufgrund mangelhafter hygienischer Bedingungen vielleicht gar nicht brauchen können), im Zusammenhang mit Essstörungen, polyzystischen Ovarien (der krankhaften Umwandlung der Eierstöcke) oder hormonellen Störungen.

Auch Chemotherapie nach einer Krebserkrankung oder die Eierstockfunktion unterdrückende Medikamente, die im Zusammenhang mit verschiedenen gynäkologischen Erkrankungen eingesetzt werden, bringen den Zyklus zum Erliegen.

Liegt eine Grunderkrankung vor, sollten Sie sich eine erfahrene Behandlerin suchen.

Bei mehrmonatigem Ausbleiben der Menstruation ohne offensichtliche Ursache muss jedoch nicht gleich zu Hormonen gegriffen werden. Diese stellen niemals eine ursächliche, sondern bestenfalls eine symptomatische Behandlung dar. Stellen Sie sich immer die Frage nach dem Beginn der Beschwerde und einem zeitlichen Zusammenhang mit äußeren Ereignissen. Der Verlust einer wichtigen Bezugsperson, sexuelle und andere Gewalterfahrungen in der Vorgeschichte können Ereignisse sein, die den natürlichen Rhythmus einer Frau durcheinander bringen oder vollständig abstellen. Geben Sie sich einige Monate Zeit, »Ursachenforschung« zu betreiben, z.B. mit inneren Bildern oder mithilfe einer Psychotherapeutin.

Eine junge Frau, die in ihrer Kindheit sexuelle Übergriffe erlebt hatte, litt darunter, dass ihre Menstruation im Erwachsenenalter nur äußerst sporadisch kam. Sie wollte keine Hormone einnehmen und ahnte, dass es zwischen beidem einen Zusammenhang geben könnte. Bei einer Reise zu ihren weiblichen Organe stellten diese sich wie eine steinige, wüstenartige Landschaft dar. Auf die Frage, was diese Landschaft brauchen könnte, erhielt sie die

Keine Panik, wenn die Blutung schlummert

Ursachenforschung ist wichtig

Antwort: Wasser sowie eine Gärtnerin, die sich um die Erde kümmert, sie bepflanzt und pflegt. Übersetzt in alltagstaugliche Schritte fand sie heraus, dass ausgiebige, regelmäßige Bäder das Richtige wären. Die Gärtnerin sei sie wohl selbst, die durch liebevolle Hinwendung zu ihrer Weiblichkeit, durch Tanzen und Eincremen ihres Bauches, ihren weiblichen Organen die nötige Pflege zukommen lassen könnte. Zusammen mit durchblutungsfördernden Heilpflanzen wie Beifuß und einem »Imitieren« des Zyklus mit Hormonpflanzen wie Himbeerblätter und Frauenmantel erreichte sie regelmäßige Zyklen von 35–40 Tagen, mit denen sie zufrieden war. Gibt es neben äußeren Ereignissen »gute« Gründe, die eigene Weiblichkeit abzulehnen? Was verbinden Sie mit dem Frausein? Wie wurde Weiblichkeit in Ihrer Herkunftsfamilie bewertet? Wurden die Brüder bevorzugt behandelt? Wurden Sie als Mädchen aufgrund Ihres Geschlechts herabgewürdigt? Sind Frauen ein gefährdetes, benachteiligtes Geschlecht oder finden Sie weibliche Eigenheiten, die Sie mit Ihrem Geschlecht aussöhnen könnten? Wie wäre es, als Mann zu leben? Stellen Sie sich vor, Sie hätten die Wahl! Stellen Sie sich vor, wir lebten in einer Gesellschaft, in der Frauen mit ihren Eigenheiten mehr Wertschätzung erfahren, wie sähe Ihre Wahl dann aus?

Heilpflanzen, die die weibliche Seite in uns fördern und stärken, gehören zur Grundbehandlung der Amenorrhoe wie der Frauenmantel oder der kräftigere Beifuß. Diese einst verehrte Heilpflanze darf, nach dem Willen des Bundesgesundheitsamtes, nicht mehr verschrieben werden und ist entsprechend in den Apotheken kaum mehr zu bekommen.

Ein schönes und sanftes Präparat ist Alcea Alchemilla (Frauenmantel) Urtinktur, 3-mal 3 Tropfen am Tag, auch

Alcea Ribes Nigrum (Schwarze Johannisbeere) in derselben Dosierung über drei bis vier Monate eingenommen. Oder einfach nur Beifußtee, einfühlsam dosiert, denn Beifuß, Artemisia vulgaris, benannt nach der Göttin Artemis, der Beschützerin der Frauen, ist eine mächtige Frauenpflanze. Sie bewirkt eine starke Beckendurchblutung und dieser Blutandrang kann als unangenehm empfunden werden. Beginnen Sie also mit 2 Tassen am Tag, über drei bis vier Monate, und spielen Sie mit der Stärke des Tees.

Beifuß ist eine mächtige Frauenpflanze

Die schmerzhafte Blutung (Dysmenorrhoe)

Sie ist die häufigste Beschwerde im Zusammenhang mit der Menstruation. Die Grundmaßnahmen heißen Ruhe und Wärme, bei manchen Frauen allerdings auch Bewegung, Tanz, Spazierengehen, Ablenkung, frische Luft. Sie selbst wissen am besten, was Sie während Ihrer Tage am besten brauchen können, Gesellschaft oder Rückzug, Ruhe oder Bewegung. Bitten Sie einen Ihnen nahe stehenden Menschen um eine entspannende Massage, nehmen Sie ein warmes Vollbad oder ein schönes Fußbad. Lassen Sie sich von einer Physiotherapeutin gebärmutterentspannende Reflexzonen am Fuß oder Akupressurpunkte zeigen, die Sie in Selbsthilfe behandeln können. Gönnen Sie sich einen Tag Auszeit, beschäftigen Sie sich mit den Fragen auf Seite 25 und suchen Sie sich Unterstützung, wenn Sie allein nicht weiterkommen. Beraterinnen in Frauengesundheitszentren, Psychotherapeutinnen, Visualisierungstherapeutinnen stellen einen Rahmen zur Verfügung, in dem Sie sich auch an unangenehme Fragen herantrauen können. Kontaktadressen finden Sie im Anhang. Vor allem die Arbeit mit inneren Bildern, im

Lassen Sie sich verwöhnen

Kapitel 8 näher erläutert, ist geeignet, die Signale des Körpers besser verstehen zu lernen. Der Körper gibt nur zu gern Aufschluss, welches Thema er hütet, was er sich wünscht, was er braucht. Wie wir spätestens seit der Untersuchung von Rosemary Rodewald wissen, die sie in den 70er-Jahren in ihrem Buch »Magie, Heilen, Menstruation«, einem Klassiker der Frauengesundheitsbewegung, veröffentlicht hat, zählt zu den möglichen Ursachen schmerzhafter Menstruation, wie aller chronischer Krankheiten der weiblichen Organe, auch erlebte sexuelle Traumatisierung. Der Begriff »sexuelle Gewalt« gilt in Fachkreisen als überholt, da Täter gegenüber ihren Opfern aufgrund der Abhängigkeitsstruktur der Beziehung meist keine Gewalt anwenden »müssen«. Die Zumutung für die zu 90 Prozent weiblichen Opfer, den Schmerz über das Erlittene im Laufe ihres Heilungsprozesses noch einmal konfrontieren zu müssen, oft jahrelang therapeutische Hilfe in Anspruch nehmen zu müssen, um wieder ein vollständiges, lebenswertes Leben führen zu können, gehört zu den dunklen Kapiteln dieser patriarchalen Gesellschaft. Haben Sie den Verdacht, auch bei Ihnen könnte eine sexuelle Traumatisierung zu den Ursachen Ihrer Menstruationsbeschwerden gehören, erfahren Sie Unterstützung bei einer auf dieses Thema spezialisierten Beratungsstelle wie »Wildwasser«, die Selbsthilfegruppen und in Traumatherapie erfahrene Psychotherapeutinnen vermittelt, Adressen im Anhang.

Für alle körperlichen Maßnahmen wie Massagen, Homöopathika, Heilpflanzenanwendungen bis hin zu Schmerzmitteln gilt: Fangen Sie rechtzeitig damit an. Warten Sie nicht, bis der Schmerz da ist. Eine verkrampfte Gebärmutter zu entspannen ist weitaus schwieriger als ihr im Vorfeld den Impuls zu geben, sich gar nicht erst zu verkrampfen.

Auch sexuelle Traumatisierung kann Schmerzen verursachen

Naturkundliche Regel Nummer 1 bei Schmerzen: rechtzeitig behandeln

Teemischung für schmerzhafte Blutung

- Schafgarbe
- Frauenmantel
- Gänsefingerkraut

Zu gleichen Teilen, 3 Tassen täglich, 5 Tage vor der Mens getrunken. Bei Einsetzen der Blutung eventuell steigern auf maximal 5 Tassen. Selbst Frauen mit schmerzhafter Menstruation aufgrund eines Gebärmuttermyoms erfahren Linderung und können einer naturheilkundlichen Behandlung ihres Myoms durch die neugewonnene Beschwerdefreiheit erstmals gelassen entgegensehen.

Auch die Pestwurz (als Fertigpräparat, z.B. Petudolor) hat schon vielen Frauen die Mensschmerzen genommen. Und denken Sie auch an die gute, alte Kamille bei jeder Art von Bauchweh.

Eine homöopathische Möglichkeit ist die »Heiße 7«, *Die »Heiße 7«* Magnesium phosphoricum D6 (die Nr. 7 in der Reihe der Mineralsalze nach Dr. Schüssler, fragen Sie in der Apotheke danach). 10 Tabletten in einem Glas heißem Wasser mit einem Plastiklöffel aufgelöst und dann heiß und löffelweise eingenommen. Wichtig ist, das Aufgelöste nicht gleich hinunterzuschlucken, sondern eine Weile im Mund zu behalten wegen der Resorption durch die Mundschleimhaut.

Und wenn alles nichts hilft und der Weg der Ursachenerforschung mithilfe Ihrer Therapeutin Ihnen noch weit und steinig erscheint, dann scheuen Sie sich nicht, auch zu gängigen Schmerzmitteln zu greifen. Ihre Frauenärztin kennt die neuesten Präparate. Leiden hilft der Erkenntnis nicht auf die Sprünge, Leiden ist schlicht unnütz!

KAPITEL 3

Die Geschichte mit Mond und Ei

Zyklusunregelmäßigkeiten,
Fruchtbarkeitsförderung

Es war einmal in alten Zeiten, als das Wünschen noch geholfen hat und die Erde noch nicht mit künstlichem Licht überschüttet war, als die lichtempfindlichen Zentren im Gehirn noch die Möglichkeit hatten, auf Mond und Sterne als alleinige nächtliche Lichtquellen zu reagieren, dass Frauen ihren Zyklus synchron mit dem Mondrhythmus erlebten. Frauen menstruierten mit dem

Die Gezeiten der Frau

Neumond (Schwarzmond), eine Zeit, die einen dunklen, in sich gekehrten Charakter hat, und sie hatten ihren Eisprung rund um den Vollmond, den auch wir Frauen der Neuzeit als unruhig, quirlig und nach außen gerichtet empfinden, also als ideale Zeit für Kontakte und Begegnungen.

Es wird berichtet, dass die Frauen eines Stammes, einer Gemeinschaft, dieses Geschehen gleichzeitig erlebten, sich gemeinsam in die Menshütten zurückzogen, es sich gut gehen ließen und sich den spirituellen Aufgaben des Stammes widmeten. Die Zeit rund um die Menstruation schien prädestiniert für diese Aufgaben, die ein hohes Maß an Hinwendung zu sich selbst, an feiner Wahrnehmung erfordert. Diese vor allem dem weiblichen Geschlecht zugeschriebenen Fähigkeiten wurden hoch geschätzt, die in dieser Zeit anfallenden Arbeiten wurden gern von Männern, älteren Frauen und Jungen erledigt. Ammenmärchen, sagen Sie? Vielleicht. Doch Reste der Synchronizität mit dem Mondrhythmus oder dem Rhythmus von nahe stehenden Frauen kennt jede von uns, die feststellen musste, dass ihr Zyklus sich mit der Zeit auf den der besten Freundin oder der Mitbewohnerin der Wohngemeinschaft einstellte.

Der alte Mondrhythmus scheint jedoch verloren. Mond und Sterne sind nicht mehr die einzigen nächtlichen Lichtquellen. Frauen berichten, wenn sie eine Mondabhängigkeit ihres persönlichen Rhythmus beobachten, dann am ehesten eine umgekehrte: vermehrt Blutungsbeginn zu Vollmond. Verkehrte Welt – oder eine Art natürlicher Verhütung, da die quirlige (sexuell aktive) Zeit sich auf die verhütungstechnisch sichere Zeit der Mens einpendelt in Zeiten, wo das Kinderkriegen wenig selbstverständlich ist und oft mit einer kaum zu schaffenden Mehrfachbelastung der Mutter einhergeht. *Das Mond-licht macht's*

Und welche Rolle spielen diese Beobachtungen, Märchen und Sagen heute überhaupt noch? Sind sie zu nutzen? Die Antwort lautet Ja. Wir können zur Zyklusregulierung Lunazeption anwenden, eine Methode, die die amerikanische Autorin Louise Lacey beschrieben hat. Sie ist ganz einfach. Die meiste Zeit des Zyklus wird das Zimmer, in dem Sie schlafen, verdunkelt. Mit wirklich dichten Vorhängen, einschließlich der Türritzen etc. Rund um den Zeitpunkt, an dem der Eisprung erwünscht ist, darf wieder Licht einfallen, eventuell sollte sogar ein kleines Lämpchen im Schlafzimmer brennen. Das ist alles. Und es funktioniert, wie Generationen von Frauen erprobt haben. *Lunazeption*

Warum aber überhaupt eine Zyklusregulation, wo 20 Prozent aller Frauen einen unregelmäßigen Zyklus haben und die meisten dieser Gruppe, wenn sie es wollen, keine Schwierigkeiten haben, schwanger zu werden? Weil auf der anderen Seite 20 Prozent aller Paare ungewollt kinderlos bleiben und die Zyklusregulation eine Möglichkeit ist, den Weg zu einer Schwangerschaft zu ebnen. Und weil es Frauen gibt, die sich gern, auch verhütungstechnisch, auf eine gewisse Rhythmizität verlassen würden.

Eisprung oder kein Sprung

Auf dem Weg zu einem einigermaßen regelmäßigen Zyklus stellt sich als erste Frage: Findet überhaupt ein Eisprung statt?

Wenn wir dies herausfinden wollen, wissen wollen, wie lang die beiden Zyklushälften (siehe Kapitel 1) sind, ob die Gelbkörperphase im Falle eines Kinderwunsches die Eieinnistung ermöglicht, d.h. mindestens zwölf Tage misst, macht in den wenigsten Fällen die Messung der Bluthormonspiegel einen Sinn. Diese stellt immer nur eine Momentaufnahme dar und erlaubt aufgrund der selbst innerhalb eines Tages starken Schwankungen der Eierstockhormone keine genaue Aussage. Hinzu kommt, dass die in Deutschland gebräuchlichen Messmethoden anscheinend zu einem Gutteil inaktive Hormone erfassen. Die Messung der freien Hormone oder die aussagekräftigere Messung der Hormonkonzentrationen im Speichel ist derzeit nur in wenigen Labors möglich.

Temperaturmessung ist besser als Bluthormonspiegel

Die einfachste Möglichkeit, den weiblichen Zyklus genau zu beurteilen, ist das Führen einer Basaltemperaturkurve. Die Messung der Körpertemperatur unmittelbar nach dem Erwachen am Morgen ist Ausdruck der hormonalen Situation einer Frau insofern, als die Ausschüttung von Progesteron nach dem Eisprung die Temperatur um durchschnittlich ein halbes Grad Celsius ansteigen lässt. Der Eisprung selbst zeigt sich bei vielen Frauen als kleiner Temperaturtiefpunkt. Werden die morgendlichen Mes-

sungen in eine Tabelle eingetragen, erkennen wir also, ob
ein Einsprung stattgefunden hat, ob eine Zyklushälfte ver-
längert oder verkürzt ist und ob genügend Progesteron in
der zweiten Hälfte ausgeschüttet wird. Darüber hinaus
entwickeln Frauen mit dieser Methode ein gutes Gefühl
für ihren Zyklus, sie sind informiert und in Kontakt zu
ihrem Körper, der das wiederum honoriert mit Beeinfluss-
barkeit. Gerüchte, es gäbe nur verwertbare Kurven bei regelmäßigem Lebenswandel und Messung zu immer derselben Uhrzeit, treffen nur auf einige wenige Frauen zu.
Wichtig ist, die Temperatur vor dem Aufstehen, unmittelbar nach dem Aufwachen zu messen, immer am selben
Ort (am besten Anus oder Vagina) und mit immer dem-
selben Thermometer. Zu vermerken sind fiebrige Infekte,
überdurchschnittlicher Alkoholgenuss und weniger als
sechs Stunden Schlaf. Natürlich auch Nachtdienste oder
Zeitverschiebungen durch Reisen. Ebenso vermerkt werden Blutungen, eventuell die Beobachtung des Vaginal-
schleimes. Frauen, die sich regelmäßig selbst untersuchen, vermerken die Öffnung des Muttermundes, seine
Konsistenz. Natürlich können Sie sich eigene Kriterien
schaffen, die Sie gern beobachten möchten, wie sexuelle
Lust, musikalische Vorlieben, die Farben, in die Sie sich
kleiden, Gesprächigkeit, Zurückgezogenheit, der Fantasie sind keine Grenzen gesetzt, Ihre eigene Rhythmizität
festzustellen. Selbst kreierte Tabellen auf schönem Papier,
so groß, wie Sie es gern hätten, unterstützen Sie dabei,
sich besser kennen zu lernen.

Beispiele für Zyklusverlauf

Auf den folgenden Seiten finden Sie drei Beispiele für
charakteristische Temperaturkurven:

Klassische, normale Temperaturkurve mit steilem Anstieg nach dem Eisprung und langem Plateau in der zweiten Zyklushälfte

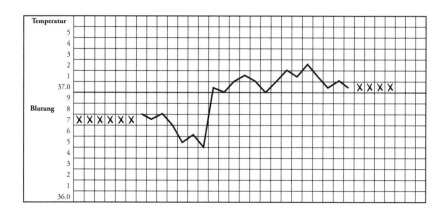

Temperaturkurve ohne Eisprung, d.h. kein Niveauunterschied zwischen der ersten und der zweiten Zyklushälfte

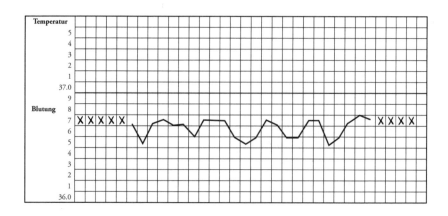

Treppenartiger Anstieg der Temperatur nach dem Eisprung und zu kurze zweite Zyklushälfte als Ausdruck eines Progesteronuntergewichtes

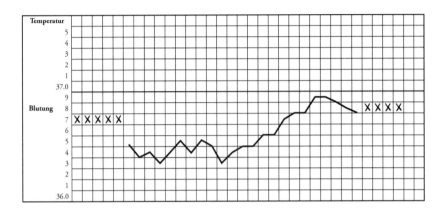

Die häufigsten Zyklusveränderungen

• Unregelmäßige Zyklen mit unterschiedlicher Länge (18 – 45 Tage oder länger). *Zyklen dürfen verschieden sein*
• Es findet kein oder kein regelmäßiger Eisprung statt.
• Die zweite Zyklushälfte ist verkürzt (weniger als zwölf Tage).
• Die Temperatur steigt nach dem Eisprung nur zögerlich an.
Mit all diesen unterschiedlichen Zyklen kann man leben, gut leben! Zwanzig Prozent aller Frauen haben unregelmäßige Zyklen, bekommen Kinder oder auch keine, wie sie es wünschen. Den weiblichen Zyklus normieren zu wollen ist Unsinn und führt zu nichts.

Behandlungsbedarf besteht erst, wenn ein unerfüllter Kinderwunsch besteht, d.h. wenn es trotz regelmäßigem Liebesleben ein Jahr lang zu keiner Schwangerschaft kommt, oder wenn Frauen mehr Regelmäßigkeit aus anderen Gründen wünschen.

Pflanzen-hormone – Hormon-pflanzen

Da die beiden Zyklushälften, wie wir im ersten Kapitel gesehen haben, auf der Eierstockebene von den Hormonen Östrogen und Progesteron reguliert werden, liegt es nahe, zur Behandlung von Zyklusunregelmäßigkeiten neben der erwähnten Lunazeption, die für manche Frauen schwer durchzuführen ist, Heilpflanzen einzusetzen, die das eine oder andere Hormon unterstützen und hormonähnlichen Charakter haben. Einige Heilpflanzen wie Hopfen, Salbei oder Yams enthalten tatsächlich messbare Konzentrationen von hormonähnlichen Inhaltsstoffen, andere wie der Frauenmantel wirken hormonregulierend, ohne dass bislang ein solcher Inhaltsstoff nachgewiesen worden wäre. Das kann einerseits daran liegen, dass sich noch niemand die Mühe gemacht hat, nach einem solchen Stoff zu suchen, weil eine industrielle Vermarktung nicht attraktiv erscheint. So ging es lange Zeit dem Roten Wiesenklee, der seit alters her bei den nordamerikanischen Ureinwohnern als Fruchtbarkeitsmittel bekannt ist, wie Susun Weed

Rotklee, Soja und Co.

berichtet. Erst in jüngster Zeit wurde im Roten Wiesenklee ein Isoflavon, ähnlich dem der Sojabohne, isoliert und es fand sich ein Hersteller, der ein Isoflavon-standardisiertes Präparat herstellt und vertreibt. Dieses darf nach den restriktiven Arzneimittelgesetzen in Deutschland, die wenig Flexibilität gegenüber Neuentdeckungen kennt, allerdings nur als Nahrungsergänzung verkauft werden, ebenso wie die Yamspräparate.

Interessant ist auch folgende Tatsache: Selbst bei nachgewiesenem Phyto(=Pflanzen)hormongehalt liegen die

Konzentrationen bei normaler Dosierung immer noch im verschwindend geringen Bereich verglichen mit synthetischen Hormonpräparaten wie der Pille. Dennoch setzt eine Hormonwirkung ein.

Warum wirken Hormonpflanzen also trotz geringer Konzentration hormonähnlicher Stoffe? Die ehrliche Antwort muss lauten: Wir wissen es bisher nicht! Wir gehen davon aus, dass die hormonähnliche Wirkung der Heilpflanzen keine ersetzende (substituierende) ist, sondern dass bislang unbekannte Wirkmechanismen im Körper in Gang gesetzt werden, die die körpereigene Hormonproduktion ankurbeln. Sie sind demnach eine wirkliche Hilfe zur Selbsthilfe, eine Regulationstherapie, wie wir sie von einem Naturheilverfahren erwarten. Schön wäre es, wenn diese Hypothese eines Tages wissenschaftlich erhärtet werden könnte.

Ergibt die Temperaturmessung, dass kein Eisprung stattfindet, geben wir in der ersten Zyklushälfte, eventuell auch durchgehend Östrogenpflanzen, stimmt etwas mit der zweiten nicht, Progesteronpflanzen.

Hormonpflanzen dem natürlichen Zyklus entsprechend einnehmen

Zum Beispiel:

1. Hälfte: Roter Wiesenklee, Himbeerblätter, Schwarze Johannisbeerblätter oder Traubensilberkerze (Indianische Frauenwurzel, Cimicifuga racemosa);

2. Hälfte: Mönchspfeffer, Yams, Frauenmantel oder Schafgarbe.

Diese Vorgehensweise »imitiert« den natürlichen Zyklus und signalisiert dem Körper, wie es sein sollte. Die Basler Frauenpraxis Paradies empfiehlt dieses zyklusbezogene Vorgehen, kombiniert mit einem innerlichen »Sichdranhängen« an den (stabilen) Zyklus einer Freundin. Rina Nissim gibt Östrogenpflanzen durchgehend und kombiniert sie in der 2. Zyklushälfte mit Progesteronpflanzen. Im Grunde zielt jede dieser Vorgehensweisen auf die Erzeugung eines Eisprunges und die darauf folgende Erhaltung einer vernünftigen, genügend hohen Progesteronkonzentration.

Rezept für mehr weiblichen Rhythmus

• Roter Wiesenklee

3-mal tgl. 1 Tasse, 3 Zyklen oder 3 Monate lang.
Ab dem 10. Tag, bei längeren Zyklen ab dem 14. Tag nach Beginn (!) der Blutung zusätzlich 3-mal 15 – 20 Tropfen Frauenmanteltinktur in den Tee dazu.

Denken Sie neben den Hormonpflanzen auch an Pflanzen, die die Durchblutung fördern, wie Rosmarin (nicht bei erhöhtem Blutdruck!), Beifuß oder Majoran. Die ersten beiden »Power«pflänzchen sind uns schon bei der Blutungsauslösung begegnet und sollten zart dosiert angewendet werden. Majoran fördert zudem Lust und Liebe. Und was regt die Beckendurchblutung besser an als aktive Sexualität, mit und ohne Partner/in? Mehr dazu im entsprechenden Kapitel.

Schwung ins Becken Unterstützt werden kann die durchblutungsfördernde Wirkung der Heilpflanzen durch jede Art von Beckenbewegung, z.B. mit Luna-Yoga. Adelheid Ohlig beschreibt in ihrem gleichnamigen Buch ein richtiggehendes Programm zur Eisprung- als auch zur Blutungsauslösung sowie ihre berühmten »sanften Spürübungen« zur Förderung der Beckenkraft.
Für Frauen, die ihre Weiblichkeit stärken wollen, ist der Bauchtanz sehr geeignet. Er wurde von den arabischen Frauen nicht etwa erfunden, um die weiblichen Reize wirkungsvoller zu präsentieren, sondern zur allgemeinen Stärkung der weiblichen Organe, zur Förderung

der Fruchtbarkeit und zum Vergnügen im Frauenkreis. Entsprechend sind die meisten Bauchtanzgruppen geeignet für Frauen jeden Alters, für Große, Kleine, Dicke, Dünne. Und sollten die Üppigen unter Ihnen noch Scheu haben, zitiere ich an dieser Stelle meine Freundin, die Gärtnerin und Heilpflanzenfachfrau Inge Sponsel aus Lindau: »Eine Frau ohne Bauch ist wie ein Himmel ohne Sterne!« Also los.

Hätte es eine gern temperamentvoller, suche sie sich eine African-Dance-Gruppe.

Beckenbodentraining, die regelmäßige Anwendung des Reibesitzbades (siehe Kapitel Vaginalinfekte), kurz alles, was Schwung ins Becken bringt, ist geeignet, die Eierstöcke anzuregen und eine angenehme, individuelle Regelmäßigkeit des Zyklus herbeizuführen.

Besteht im Zusammenhang mit Zyklusregulation auch ein unerfüllter Kinderwunsch, kommen noch einige andere Aspekte hinzu. *Kinderwunsch*

Beginnen wir mit der simplen Frage: Wie entstehen überhaupt Kinder? Es braucht zwei dazu und wenn der Kinderwunsch sich nicht erfüllt, liegen die Ursachen, statistisch gesehen, gleichmäßig verteilt bei beiden Partnern.

Also Regel Nr. 1: Beide Partner sollten körperlich untersucht werden. Keine fruchtbarkeitsfördernden Maßnahmen ohne ein vorliegendes Spermiogramm. Liegen bei der Frau keine anatomischen Hindernisse vor, empfehle ich zuerst die Temperaturmessung. Nicht etwa, um nach dem Kalender miteinander zu schlafen, Kinder entstehen zu allen möglichen und unmöglichen Zeitpunkten, sondern um den Zyklus besser beurteilen zu können. *Bei nicht erfülltem Kinderwunsch immer die Männer mit untersuchen*

Das Thema Kinderwunsch ist insofern heikel, als es sich beim Kinderkriegen auch um einen gesellschaftlichen Mythos handelt. Zur Geschlechtsidentität der meisten Frauen gehört ihre Fähigkeit, Kinder zu bekommen, ob *Müssen alle Frauen Kinder kriegen?*

dies ihr innerster Wunsch ist oder nicht. Innerhalb einer Paarbeziehung wird das Thema selten verhandelt ohne (gegenseitige) Schuldzuweisungen – eben weil es sich um einen Mythos handelt und die Wogen der Gefühle nicht selten hochschlagen. Ich sage dies mit all meinem Respekt und auch meinem Mitgefühl für die Frauen und Paare, die oft unter hohem Leidensdruck schwanken zwischen entspanntem »Wir nehmen's, wie es kommt«, Traurigkeit oder gar verkrampfter Unbedingtheit. Kinder entstehen in guten und weniger guten Beziehungen, unter guten und weniger guten materiellen Bedingungen. Sie sind ein Geschenk und bringen uns an den Rand der »Machbarkeit«, trotz der Versprechungen der Reproduktionsmedizin.

Die Grenzen der Mach-barkeit

Jede Frau muss für sich selbst nachspüren und entscheiden, welche Möglichkeiten sie für sich ausschöpfen möchte. Das ist wichtig, gerade in Hinblick auf In-vitro-Fertilisation, ICSI und die Versprechungen und Erfolgsquoten, die genannt werden. Was betroffene Frauen, die diese Möglichkeiten mit oder ohne Erfolg genutzt haben, übereinstimmend berichten, ist, dass sie neben der medizinischen Behandlung unbedingt eine seelische Unterstützung und Betreuung gebraucht hätten. Einerseits um eventuelle Nebenwirkungen der hormonellen Stimulation oder Nachwirkungen der Narkosen besser einordnen und verkraften zu können, aber auch, um mit Fehlschlägen und Enttäuschungen umzugehen, wenn dann doch wieder eine Menstruation einsetzt oder es trotz eingetretener Schwangerschaft zu einer (nicht seltenen) Fehlgeburt kommt – kurz, um mit den nicht ausbleibenden Kümmernissen nicht allein zu sein. Wenn Sie von diesem Thema betroffen sind, halte ich es für wichtig, dass Sie Ihren Partner sowohl in eine Behandlung wie in eine eventuelle psychosoziale Be-

Suchen Sie sich Unter-stützung

ratung miteinbeziehen. Die Hauptfaktoren, die die männliche Fruchtbarkeit beeinträchtigen, sind Stress, östrogenähnliche Umweltgifte und Genussmittel wie Kaffee und Alkohol, sie setzen die Spermienqualität herab. Dies gilt in geringerem Maße auch für Frauen. Ansonsten ist die Förderung der weiblichen Fruchtbarkeit ein vielschichtiges Unterfangen.

Es gehören zwei dazu

Mögliche Hinderungsgründe liegen eventuell in

• einer Belastung des Körpers mit Nahrungs- und Umweltgiften;

• einem hormonellen Ungleichgewicht (kein oder zu seltener Eisprung, Gelbkörperschwäche);

• einem Rollenkonflikt (Wie habe ich meine Mutter erlebt? Berufstätigkeit, Ja oder Nein? Habe ich mir schon immer Kinder gewünscht oder fühle ich eine Erwartungshaltung von außen? Wer wäre ich als Frau ohne Kinder?);

• Partnerschaftsfragen (Fühle ich mich durch meinen Partner unterstützt? Gibt es eine Regelung für die Zeit nach einer Geburt, wer darf wann wieder arbeiten gehen? Wer sorgt wann fürs Familieneinkommen? Halte ich es aus, materiell eine Zeit abhängig zu sein und wenn nein, wie managen wir es dann?).

Entsprechend komplex sollte eine Begleitung/Behandlung sein: Lassen Sie sich nicht auf einen der o.g. Punkte festnageln, wenn Sie selbst anderer Meinung sind, aber erwägen Sie ruhig und gelassen einen nach dem anderen. Halten Sie psychosomatische Faktoren zwar für denkbar, sehen Sie jedoch nicht klar, können körperorientierte Visualisierungen (siehe Kapitel Endometriose) Licht ins Dunkel bringen.

Innere Bilder bringen Sie in Kontakt mit Hindernissen

Suchen Sie sich neben der naturheilkundlichen Behandlung einen »neutralen Dritten« in Form einer kompetenten Beratung bei einem so emotionsgeladenen Thema.

Lassen Sie sich bei der gegenseitigen Verständigung helfen, sich die verschiedenen Möglichkeiten genau erklären. Verhandeln Sie mit sich und mit Ihrem Partner sowohl über Zeit als auch darüber, wie weit Sie mit Ihren Maßnahmen gehen wollen.

Können Sie sich nicht entscheiden oder sich nicht einigen, gibt es viele gute Methoden aus verschiedenen therapeutischen Richtungen, die es Ihnen einfacher machen. Dies sind nur einige Aspekte, bei denen eine Beratung hilfreich sein kann.

Unabhängig von der Wahl der Maßnahmen ist zu jedem Zeitpunkt eine naturheilkundliche Unterstützung möglich.

Erstmal entgiften
Sie kann beginnen mit dem, was Margret Madejsky »das Nest säubern« nennt. Einer Entgiftung und Entschlackung beider Partner, eventuell einer Amalgamsanierung.

Wichtige Pflanzen sind hierbei wieder unsere Leberpflanzen: Odermennig, Löwenzahn, Mariendistel, Benediktenkraut. Entgiftende Pflanzen, die auf die Niere wirken, wie Ackerschachtelhalm, Brennnessel, Gundelrebe, Goldrute.

Entgiftender Tee zur Einleitung eines fruchtbarkeitsfördernden Programmes für Frauen und Männer:

- 30 g Löwenzahnkraut und -wurzel
- 30 g Mariendistelsamen, zerstoßen
- 20 g Brennnesselblätter
- 25 g Gundelrebenkraut
- 25 g Goldrutenkraut

Mischen lassen, 3-mal tgl. 1 Tasse vor den Mahlzeiten, 1 TL pro Tasse.
Warm, schluckweise, mit Bedacht und im Sitzen zu trinken!

Die Behandlung kann sich nach ca. sechs Wochen Entgiftung und Entschlackung fortsetzen mit einem Heilpflanzenprogramm zur Zyklusregulierung, wie Sie es weiter oben kennen gelernt haben.

Ergänzen können Sie den »Hormontee« mit Vogelbeere und Hagebutte als Kraft-, Energie- und Vitaminspenderinnen, mit Khella (Ammi visnaga) oder Hopfen zur Entspannung der glatten Muskulatur und zur Unterstützung der Gelassenheit.

Ist bei Ihnen der Zyklus wunderbar, gesunde Ernährung, stressarmes, freudiges Leben keine Frage, aber es kam hin und wieder zu einem verspäteten und sehr starken Einsetzen der Menstruation als Hinweis, dass Eisprung und Befruchtung nicht das Problem sind, sondern ein Sich-nicht-Festsetzen, Sich-nicht-halten-Können eines befruchteten Eies, dann stellt sich die Frage nach dem Tonus in der Gebärmutter. Er kann zu hoch sein, vielleicht im Zusammenhang damit, dass die Kinderfrage sie schon ganz verspannt hat oder Sie eine temperamentvolle Frau sind, die gern mit dem Kopf durch die Wand geht. *Zu viel oder zu wenig Spannung?*

Er kann jedoch auch zu niedrig sein, wenn Sie eine Person sind, die zu Bindegewebsschwäche neigt, zu niedrigem Blutdruck und die immer so ein bisschen braucht, um sich zu etwas aufzuraffen.

Im ersten Fall lernen Sie, sich zu entspannen: gern täglich 15 – 20 Minuten Yoga, Meditation, Tai Chi. Fahren Sie einmal täglich Ihre Drehzahl herunter! Die Heilpflanze, die Sie dabei unterstützt, ist das Gänsefingerkraut, als Tee oder Tinktur, die oben erwähnte Khella oder der Hopfen.

Sollte die Gebärmutter dagegen ein bisschen matt sein, dann wirken viele der Pflanzen, die wir als blutungsauslösend kennen gelernt haben, tonisierend und darüber hinaus aphrodisisch, sie fördern die Liebesdinge: Eisenkraut, Rosmarin, Salbei, Liebstöckel, Basilikum, Damiana, Engelwurz. Aber Vorsicht, sie müssen zart dosiert werden. Sie spüren, wann Ihre Gebärmutter angeregt wird und wann aus der sanften Tonisierung ein kräftiges, wehenartiges Zusammenziehen wird, das dann wieder das Gegenteil, die Ausstoßung der Frucht, bewirken kann. Die Tonisierung der Gebärmutter bewegt sich auf einem Grat, den nur Sie erspüren können.

Die Pulsatilla-Kur zur Fruchtbarkeitsförderung eines alten, erfahrenen Heilpraktikers will ich zum Schluss noch nennen: Am 1. Zyklustag eine Gabe von 5 Globuli Pulsatilla D200, dann Pause. Vom 14.–21. Zyklustag täglich 5 Globuli Pulsatilla D12. Sie sorgt für eine gute Schleimhautsituation und erhöht die Empfänglichkeit. Besonders geeignet für hellhäutige Frauen, denen leicht die Tränen kommen, auch beim Thema Kinderwunsch, im Gegensatz zu denen, die eher kämpferisch reagieren.

Hoch unge-sättigte Fett-säuren fördern die Frucht-barkeit

Auch wird berichtet, dass die ausreichende Versorgung mit essenziellen Fettsäuren in Form guter Öle als Nahrungsergänzung, wie Nachtkerzenöl oder Leinöl, schon zum Erfolg geführt hat. Zweimal täglich 1 TL, eventuell auf ein Stück Brot oder über den Salat getropft, wenn die Vorstellung, pures Öl zu schlucken, unangenehm ist. Beide Öle oxidieren leicht an der Luft, sollten deshalb kühl und dunkel aufbewahrt und schnell verbraucht werden. Tipp einer Seminarteilnehmerin: Bei längerer Anwendung den Luftgehalt in der Ölflasche durch das Hinzufügen von Glasmurmeln minimieren. Die Alternative ist, teurere Ölkapseln zu besorgen.

Schlussbemerkung: Überlegen Sie über den Kinderwunsch hinaus, was Sie in Ihrem Leben noch verwirklichen wollen, was Ihre ureigenste Aufgabe auf dieser Erde ist. Entwickeln Sie einen Plan B für den Fall des Falles. Sprechen Sie mit Ihrem Partner, Ihrer Partnerin darüber, ob eine glückliche Beziehung auch ohne leibliche Kinder möglich erscheint und was Sie in einem solchen Fall miteinander unternehmen würden. Und bereiten Sie diese Pläne (Weltreise, Ausbildung, Adoption) getrost parallel zu einer Behandlung vor. Gewinnen Sie Freiheit in Ihren Gedanken!

Plan B – was will ich vom Leben außer Kinder?

KAPITEL 4

Was tun, wenn's brennt?

Blasen- und Vaginalinfekte

Entzündungen von Blase oder Harnröhre sind eine unangenehme Sache. Aufsteigende Bakterien treffen auf ein wodurch auch immer geschwächtes Milieu, vermehren sich und greifen die zarte Schleimhaut von Harnröhre oder Blasenwand an, was zu Brennen und krampfartigen Schmerzen, besonders beim Wasserlassen, führt. Ist die Blase einmal gereizt, signalisiert sie auch bei geringen Füllständen »Entleer mich!« Frauen können sich wegen des dauernden Harndranges meist nicht weit von der Toilette wegbewegen. Kommen solche Entzündungen einmal vor, sind sie mit viel trinken, Wärme und einem guten Blasen- und Nierentee meist in den Griff zu bekommen.

Schwieriger haben es diejenigen, die, manchmal schon von Kindesbeinen an, gefährdet sind, immer und immer wieder, mehrmals im Jahr einen Harnwegsinfekt zu erleiden.

Und wie sollen diejenigen verfahren, die trotz eines normalen Urinbefundes Beschwerden haben?

Nur das »Wegputzen« der Keime behebt nicht die Ursache und ist keine Lösung bei immer wiederkehrenden Beschwerden.

Blasenentzündungen

Das A und O bei Harnwegsinfekten ist die Vorbeugung!
Die meisten gefährdeten Frauen wissen sehr genau, was
die Blase zum »Bitzeln« bringt und dass sie, wenn sie
nichts unternehmen, binnen weniger Stunden mit hölli-
schen Schmerzen im Bett liegen. Das Wichtigste ist, rechtzeitig zu erkennen, wenn sich etwas anbahnt, und Mutters
Regeln zu befolgen, nämlich immer für warme Füße und
warme Lenden zu sorgen. Und ist der laue Abend im
Freien doch länger geworden als gedacht, gilt: Wärmflasche, warmes Fußbad, Bettruhe, warme Getränke.
Diese Maßnahmen gelten für alle Fälle, die Sie für sich als
heikel, weil gefährdend erkannt haben. Es ist nicht immer
eine Blasen»erkältung«, manchmal sind es Liebesdinge,
manchmal Stress, manchmal etwas ganz anderes.

Vorbeugung ist die beste Behandlung

Helfen diese vorbeugenden Maßnahmen nicht, ergibt
die Untersuchung des Urins, dass eine Infektion im Gan-
ge ist, sollten Sie mithilfe einer erfahrenen Behandlerin
neben den oben genannten auch noch spezifischere
Maßnahmen ergreifen. Eine wichtige Regel aus der
Praxis lautet: Es gibt Beschwerden mit Befund, sprich
»positivem« Abstrich (positiv bedeutet in der Sprache
der Medizin paradoxerweise, dass Keime gefunden wurden, also eigentlich eine schlechte, negative Nachricht),
und solche ohne und es gibt bedenkliche Abstriche
ohne Beschwerden.

Bedenken Sie des Weiteren, dass eine Entzündung sich
nur auf der Basis eines geschwächten Organismus,
eines darniederliegenden Immunsystems, einer individuellen konstitutionellen (anlagebedingten) Schwäche
ausbreiten kann. Hinzu kommen Faktoren aus der
persönlichen Geschichte einer Frau und ungünstige
Bedingungen, wie sie weiter unten aufgeführt sind.

Nicht nur die Keime verantwortlich machen

Was uns die Mahnung Louis Pasteurs, eines der Gründerväter der Bakteriologie, in Erinnerung bringt: »Der Keim ist nichts, das Milieu ist alles«, und der bereits mahnte, die Behandlung von Infektionen nicht bei der Keimbekämpfung zu belassen.

Bei Blasen-
infekten:
Durchspülung
und Harndes-
infizierung

Die Behandlung von Blaseninfekten besteht aus zwei Teilen: Durchspülungstherapie und Harndesinfizierung. Einerseits muss die Blase mit viel Trinken und aquaretischen, harntreibenden Pflanzen »durchgespült« werden, damit Keime sich schlechter festsetzen können. Andererseits kann mit einigen Kräutern der Urin desinfiziert werden.

Durchspülende Heilpflanzen, die im Gegensatz zu synthetischen Diuretika mineraliensparend arbeiten, sind Goldrutenkraut, Ackerschachtelhalm (auch Zinnkraut genannt), Brennnesselblätter, Löwenzahnkraut, Birkenblätter.

Mischen Sie aus diesen Kräutern zu gleichen Teilen einen Heiltee und trinken Sie von dieser Mischung 3 – 5 Tassen am Tag, daneben nur warmes, kohlensäurefreies Mineralwasser.

Zur Harndesinfizierung sind am besten geeignet Bärentraubenblätter, die ihre Wirkung jedoch nur in einem alkalischen Harn entfalten. Deshalb muss parallel zur Behandlung mit Bärentraubenblättertee oder -tinktur der Harn mit Natron alkalisiert werden, 1 TL auf $\frac{1}{2}$ l Wasser, über den Tag verteilt trinken. Trinken Sie nichts, was säurebildend wirkt wie Kaffee, Schwarztee, Fruchtsäfte, kohlensäurehaltiges Mineralwasser. Bärentraubenblättertee muss kalt angesetzt werden, damit der hohe Gerbstoffanteil nicht allzu sehr zum Tragen kommt, der sonst zu Magenreizungen, schlimmstenfalls zu Übelkeit und Erbrechen führen kann. Nicht mehr als 3 – 5 Tassen am Tag trinken, max. 40 g pro Tag und nicht länger als eine Woche! Bärentraubenblätter dürfen wegen ihrer wehenauslösenden Wirkung nicht in der Schwangerschaft angewendet werden!

Neben der Teeanwendung gibt es auch einige gute Fertigpräparate. Ebenfalls desinfizierend wirken Preiselbeeren, Kapuzinerkresse und Meerrettich. Die letzten beiden finden sich in einem hervorragenden Fertigpräparat: Angocin. Mit dieser Therapie sollte der Harnwegsinfekt binnen acht Tagen ausgeheilt sein. Bleiben Sie in dieser Zeit in jedem Fall in ärztlicher Kontrolle und greifen Sie auf eine antibiotische Therapie zurück, wenn die o.g. Maßnahmen nicht greifen. Essen Sie dann zur Darmpflege viel Joghurt und behandeln Sie prophylaktisch auch die Vagina mit einem guten, biologischen Joghurt (siehe Vaginalinfekte), da die Antibiotika auch unsere »freundlichen« Keime abtöten.

Pflanzliche Antibiotika

Wird der Harnwegsinfekt von Krämpfen begleitet, wirken Gänsefingerkraut, Kamille, Goldrute entkrampfend. Heiße Heublumensäckchen auf die Blasengegend aufgelegt, verstärken die reine Wärmewirkung durch ihre durchblutungsfördernden und krampflösenden Inhaltsstoffe.

Tee zur Nachbehandlung und Vorbeugung von Harnwegsinfekten

- 20 g Breitwegerich
- 20 g Schafgarbe
- 30 g Ackerschachtelhalm
- 30 g Bockshornkleesamen
- 20 g Meisterwurz

Über 4 Wochen 3-mal tgl. 1 Tasse trinken, 1 TL/Tasse, 10 Min. zugedeckt ziehen lassen. Warm, schluckweise und mit Bedacht zu trinken!

Ist der akute Infekt überstanden, sorgen Sie für eine Blasenstärkung. Breitwegerich, Schafgarbe, Löwenzahn und Ackerschachtelhalm stärken die Schleimhaut und verbessern die Durchblutung auf sehr feiner Ebene. Allgemein stärkend bei angeschlagener Gesundheit wirken Meisterwurz und Engelwurz. Immunstärkend wirken Sonnenhut (Echinacea), Wasserdost und Bockshornkleesamen.

Erwägen Sie Ursachen auf verschiedenen Ebenen Fragen Sie sich bei immer wiederkehrenden Blasenentzündungen, wie bei allen chronischen Beschwerden, worauf Sie reagieren. Gibt es ähnliche Auslöser, die einen Hinweis geben können, und wann haben die Beschwerden eigentlich angefangen? Befragen Sie Ihren Körper, was er Ihnen mitteilen möchte (siehe Körperorientierte Visualisierungen im Kapitel 8).

Sowohl Blasen- als auch Vaginalinfekte flammen oft im Zusammenhang mit Sexualität auf, z.B. in neuen Beziehungen, wenn sich doch eigentlich alles bestens anfühlt. Aber vielleicht ging irgendetwas zu schnell, gibt es unverarbeitete Reste aus alten Beziehungen oder gar alte Verbote aus der Herkunftsfamilie, sich als sexuell aktive Frau zu zeigen. Frauen berichten, dass ein Infekt ihnen hilft, ihr Tempo wiederzufinden, oder sie vor unbefriedigender Sexualität schützt, einen Ausweg eröffnet, nicht verfügbar sein zu müssen.

Infekte entstehen jedoch auch in Stresssituationen, sei es in Beziehung oder Beruf, wo das Immunsystem schlicht darniederliegt und die »Schwachstellen« des Körpers reagieren. Ich höre, besonders bei Harnwegsinfekten, immer wieder von einer langen, in die Kindheit reichenden Geschichte mit dieser Erkrankung, wo konstitutionelle Faktoren vielleicht mit traumatischen Erfahrungen zusammenkommen. Lesen Sie weiter unten von weiteren Faktoren, die eine Entzündung von Blase oder Vagina auslösen oder begünstigen können.

Vaginalinfekte

Ein Vaginalinfekt, ausgelöst durch Hefepilze (Candida), Bakterien oder beides, flammt häufig im Zusammenhang mit Sexualität oder nach der Menstruation auf, wenn das saure Scheidenmilieu durch Blutfluss oder Ejakulat leicht alkalisiert wurde. Es müssen jedoch immer noch weitere Faktoren hinzukommen, bis der Schutzwall des milchsauren Milieus ins Wanken kommt.

Das Milieu ist alles

Begünstigende Faktoren für Vaginalinfekte:

• Die »Pille« kann mit ihren Hormonen das Scheidenmilieu schwächen.

• Der Rückholfaden der Spirale kann die Schleimhaut reizen.

• Beengende Kleidung kann die Schleimhaut irritieren.

• Synthetikwäsche oder kunststoffverstärkte Slipeinlagen bewirken ein dauerfeuchtes, infektionsbegünstigendes Klima.

Beachten Sie Ihre Gewohnheiten

• Farbstoffe in Unterwäsche oder farbigen Slipeinlagen können reizen bis allergisieren.

• Schlechte Ernährung mindert die Abwehrkräfte und behindert den Zellstoffwechsel.

• Manche Frauen reagieren allergisch auf Latex oder Silikon in Kondomen, Diaphragma etc. oder auf Begleitstoffe wie Gleitmittel.

• Mangelnde Hygiene der Männer verstärkt nachweislich die Infektionsgefahr.

• Tampons trocknen die Schleimhaut aus und nehmen ihr so den schützenden Film.

• Jede Art von Stress schwächt das Immunsystem.

• Überforderung, Sex trotz Lustlosigkeit oder Grenzüberschreitungen in der Sexualität können das Milieu über die Stressschiene binnen Stunden zum Kippen bringen.

- Unerkannte Darmpilzerkrankungen »schwappen« auf die Vagina über und müssen zuerst behandelt werden.
- Sexuelle Übergriffe in der Geschichte einer Frau können (auch ohne ersichtlichen akuten Anlass) diesen sensiblen weiblichen Bereich schwächen.

Spielt einer der psychsomatischen Faktoren in Ihrem Leben eine Rolle, muss immer »ursächlich« und nie nur auf der symptomatischen Oberfläche behandelt werden. Haben Sie den Verdacht auf seelische Stressfaktoren, sind diese mithilfe von Visualisierungen meist genau auszumachen. Selbstheilungswege, die das Bedürfnis des Körpers beantworten, lassen sich mithilfe einer erfahrenen Begleiterin in alltagstaugliche Maßnahmen und Handlungsschritte übersetzen. Tauchen weitreichendere Themen auf, kann eine psychotherapeutische Behandlung das einzig Sinnvolle sein, wenn Sie einen langfristigen Heilerfolg erreichen wollen.

Woran erkenne ich einen Vaginalinfekt?

Charakteristische Symptome Pilzinfektionen zeichnen sich durch die typische weißlich-bröckelige Konsistenz des Ausflusses aus, der Geruch ist hefeartig, der äußere Bereich ist gerötet und juckt fürchterlich.

Bakterielle oder Mischinfektionen bewirken gelblichen, flüssigeren Ausfluss, der oft unangenehm riecht. Gardnerellen, spezielle, hartnäckige Keime, machen einen fischigen Geruch, die Beschwerden sind dagegen meist weniger heftig. Auch sie sind gut natürlich zu behandeln. Bei den berüchtigten Chlamydieninfektionen, deren Gefährlichkeit darin besteht, dass sie oft ohne Beschwerden einhergehen, aber in die Gebärmutter aufsteigen und zu Verklebungen der Eileiter führen können, gibt es meines Wissens keine Alternative zur antibiotischen Behandlung.

Auch bei Vaginalinfekten gibt es das Phänomen, dass Befund und Befindlichkeit nicht zusammenpassen. Behandeln Sie Ihre Scheide, wenn Sie das Gefühl haben, es ist etwas nicht in Ordnung!

Stufe 1 der Infektionsbehandlung

Die erste Stufe des Behandlungsprogrammes ist immer, die freundlichen, physiologischen Bakterien, die die Scheide ansäuern und schützen, die Milchsäurebakterien, zu unterstützen. Dies ist möglich in Form von Joghurt und funktioniert ganz einfach. Frau nehme eine kleine Injektionsspritze (ohne Nadel natürlich) und ziehe 1 ml eines guten Bio-Joghurt (nature natürlich, weder Himbeer noch Erdbeer) auf. Vor dem Schlafengehen, bereits im Liegen, wird die Spritze vorsichtig in die Vagina eingeführt, der Joghurt appliziert, fertig. Die Behandlung des äußeren Bereiches reicht nicht aus. So können sich über Nacht die Milchsäurebakterien massenhaft vermehren und werden durch ihre Überzahl mit eventuell vorhandenen krankhaften Keimen spielend fertig. Darüber hinaus kühlt und beruhigt der Joghurt die gereizte Schleimhaut. Eine geniale Behandlung. Manche Frauen bevorzugen die im Handel erhältlichen, im Kühlschrank aufzubewahrenden Vaginaltabletten auf Milchsäurebasis, auch die funktionieren gut.

Ist der äußere Bereich stark gerötet, kann äußerlich bei jedem Toilettengang Johanniskrautöl aufgetragen werden. Fühlen Sie sich durch den Ausfluss beeinträchtigt, ist es angenehm und reinigend, vor der Joghurtanwendung

Das Milieu unterstützen mit Joghurt

eine Obstessigspülung zu machen. Dazu werden 2 EL eines guten Obstessigs in $1/2$ l abgekochtes, körperwarmes Wasser gegeben und mithilfe einer Birnenspritze (ein im Sanitätshaus erhältlicher Gummiball mit einer Hartplastikspitze) die Vagina gespült. Dazu suchen Sie sich eine Position in Bade- oder Duschwanne, bei der das Spülwasser bequem wieder herausfließen kann. Spülen Sie ein paarmal und wenden Sie anschließend Joghurt an. Wiederholen Sie diese Behandlung an 5 – 7 aufeinander folgenden Tagen.

Verspüren Sie während oder nach dieser Therapie keine Besserung oder gar eine Verschlimmerung, gehen Sie über zu

Stufe 2 der Infektbehandlung

Dazu kann der Joghurt zunächst ergänzt werden durch ätherische Öle wie Thymian, Lavendel oder Palmarosa. Achten Sie beim Einkauf des ätherischen Öls auf höchste Qualität (siehe Adressen). Mischen Sie 10 Tropfen ätherisches Öl in 50 g Joghurt, verwenden Sie diese Mischung wie gehabt oder tränken Sie ein Trägermedium damit. Möglich ist ein 30 cm langes Stück Mullbinde, eventuell mit einem Fädchen zum leichteren Herausziehen versehen, oder ein Minitampon, den Sie mindestens 5 Minuten in die Joghurtmischung hängen sollten, damit er sich damit voll saugen kann und nicht etwa der gereizten Schleimhaut Feuchtigkeit entzieht. Verwenden Sie aus diesem Grund keine normal großen Tampons, auch nicht während Ihrer Mens. Mit einem solchen Träger aus Mull können Sie die Behandlungsfrequenz erhöhen und diese »Tamponade« morgens und abends erneuern.

Oder die Apotheke mischt:
- 30 ml Johanniskrautöl
- 20 ml Aloe-Vera-Gel
- 5 Tropfen äth. Öl Thymian
- 5 Tropfen äth. Öl Lavendel

Statt Thymian- kann auch Teebaumöl verwendet werden, einige Frauen machen sehr gute Erfahrungen damit, aber es gibt auch Rückmeldungen, nach denen Teebaumöl von minderer Qualität oder wenn es schon länger lagert zu massiven Verschlimmerungen geführt hat.

Ein einfacher Behandlungsweg ist auch, eine naturheilkundlich ausgerichtete Apotheke zu bitten, Scheidenzäpfchen mit ätherischen Ölen herzustellen.

Thymian-Vaginalzäpfchen

20 g Hartfett werden im Wasserbad aufgelöst, mit 0,4 g ätherischem Thymianöl (entspricht ungefähr 20 Tropfen) vermengt und in 2-g-Gießformen verteilt. Geben Sie diese Anweisung Ihrer Apotheke oder lassen Sie sich ein paar dieser einfachen Kunststoffgießformen verkaufen und machen Sie sich selbst ans Werk. Nach dem Auskühlen »duftdicht« aufbewahren.

Für die Vaginalzäpfchen kann die Apotheke einfache Zäpfchenmasse (Hartfett) nehmen, die zwar auf synthetischer Basis ist, sich dafür aber ideal auflöst und verteilt. Die »Bio«-Variante ist, statt Hartfett zu $2/3$ Kakaobutter und zu $1/3$ Sheabutter (ebenfalls ein Pflanzenfett) zu nehmen.

Die Anwendung ist wieder abends vor dem Schlafengehen. Stellen Sie sich auf ein angenehmes Wärmegefühl und auf duftende Bettwäsche ein. Empfindliche Frauen nehmen statt des handelsüblichen Thymianöls vom Thymol-Typ den Linalol-Typ oder reduzieren die Menge des ätherischen Öls.

Bei chronischen oder immer wiederkehrenden Vaginalinfekten lohnt es sich, mit der Stufe 3 eine länger an-
dauernde Behandlung mit ätherischen Ölen anzugehen
und die Abwehrkräfte auch innerlich zu unterstützen.
Vaginalzäpfchen werden drei Zyklen lang, jeweils nach
Ende der Blutung an sieben aufeinander folgenden
Tagen abends angewendet, ergänzt durch einen Heiltee
oder eine Tinktur über ebenfalls drei Zyklen.

Heiltee zur Stärkung bei immer wiederkehrenden Vaginalinfekten

- 10 g Weiße Taubnesselblüten
- 10 g Ringelblumenblüten
- 20 g Brennnesselblätter
- 20 g Schafgarbenkraut
- 20 g Hohlzahnkraut
- 20 g Thymiankraut
- 20 g Frauenmantelkraut

Tee mischen, 3 Tassen täglich, 1 TL/Tasse, 10 Min. ziehen lassen.
Warm, schluckweise und mit Bedacht trinken.

Eine bewährte Rezeptur ist auch die folgende, nach meiner lieben, verstorbenen Berliner Freundin und Heil-
praktikerkollegin Dorisa Schadow:

Stärkungstropfen

Schafgarbentinktur (durchblutungsfördernd)
Brennnesseltinktur (kieselsäurereich, schleimhautstärkend)
Bockshornkleesamentinktur (abwehrstärkend, kräftigend)
Berberitzenrindentinktur (antibakteriell)
Löwenzahnwurzeltinktur (leberstärkend, ausscheidungsfördernd)
Mischen zu gleichen Teilen auf 50 ml, 3-mal tgl. 10 – 20 Tropfen
in Wasser.

74

Und damit nach überstandenem Infekt die Vagina stabilisiert und sanft umhüllt wird, empfehlen sich die wunderbaren Rosenzäpfchen nach Margret Madejsky.

Rosenzäpfchen

- Rosae flores pulv.
- Lamii albi e. flor. Tct
- Alchemilla vulg. Tct
- Echinacea Tct
- Majorana Tct aa ad 2,0
- Oleum Rosae verum gtt. III
- Massa supp. ad 20,0
- M. f. supp., divid. in part. aequ. Nr. X

Dies ist die korrekte Anweisung für den Apotheker, mit der Rosenzäpfchen auch ärztlich verordnet und rezeptiert werden können.

Allgemein verständliche Variante zur Herstellung von 10 Rosenzäpfchen für experimentierfreudige Frauen:
0,4 g pulverisierte Rosenblüten, je 0,4 g Taubnessel-, Frauenmantel-, Sonnenhut- und Majorantinktur werden im Wasserbad mit 18 g Hartfett (oder $2/3$ Kakao- und $1/3$ Sheabutter) verrührt. Kurz vor dem Abfüllen in 2-g-Gießformen (Menge reicht für 10 Stück) werden 3 Tropfen reines ätherisches Rosenöl zugesetzt. Nach dem Aushärten die Zäpfchen mit oder ohne Förmchen in Kunststoff- oder Glasbehältern (z.B. Salbenkruken) aufbewahren, damit ihr Duft nicht verfliegt.

Die Rosenzäpfchen können selbstverständlich auch nur zum reinen Vergnügen verwendet werden, um sich etwas Gutes zu tun oder in Liebesdingen statt Gleitmittel. Ihre Herstellung ist bereits eine Lust und das Abmessen dieser kleinen Mengen wird vermieden, wenn Sie sich mit Freundinnen zusammentun, die Menge entsprechend vervielfachen und gemeinsam im Rosenduft schwelgen.

Wichtig, besonders bei immer wiederkehrenden Infekten, ist die Ernährung. Hoher Konsum an Weißzucker, Weißmehl und sonstiger degenerierter Nahrung fördert das Pilzwachstum und schwächt das Scheidenmilieu. Getreidebetonte, vollwertige Ernährung, ergänzt durch milchsaure Säfte, stabilisiert Haut und Schleimhäute sowie den Säuremantel.

Auch kann es sinnvoll sein, den Stuhlgang auf Pilze untersuchen zu lassen, um zu verhindern, dass Pilze aus dem After in die Scheide einwandern. Auch Darmpilze können biologisch behandelt werden, neben diätetischen Maßnahmen z.B. mit Myrrhilin-Intest und anschließendem Aufbau der Darmflora mit Omniflora, Mutaflor, Rephalysin o.ä. Präparaten. Ein Bittertee sorgt dafür, dass die Verdauungssäfte harmonisiert werden und die Darmflora stabil bleibt.

Sorgen Sie außerdem für eine gute Beckendurchblutung, bringen Sie Schwung und liebevolle Aufmerksamkeit ins Becken durch gezielte Bewegung wie Luna-Yoga, Bauchtanz, afrikanischen Tanz, Beckenbodentraining.

Eine Maßnahme, die weder bei Blasen- noch bei Vaginalinfekten zur Stärkung der Schleimhaut vergessen werden darf, ist das Reibesitzbad.

Das Reibesitzbad

Diese Kneipp'sche Anwendung hat vielfältige positive Auswirkungen auf den weiblichen Unterleib. Sie wird angeraten bei:
- Zyklusstörungen;
- chronischen Blasen- und Vaginalentzündungen;
- Zysten in der Brust und am Eierstock;

- unerfülltem Kinderwunsch;
- Wechseljahresbeschwerden etc.

Durch eine aktive Durchblutungsverbesserung der weiblichen Organe und des gesamten kleinen Beckens vermag das Reibesitzbad:
- die Stabilität von Haut und Schleimhaut zu verbessern;
- die Eierstöcke anzuregen;
- den Hormonhaushalt auszugleichen;
- die Lust zu fördern.

Und so wird's gemacht
Sorgen Sie für warme Füße (Wollsocken) und finden Sie eine Konstruktion, wo Sie nicht in, sondern über einem Gefäß mit kaltem Wasser sitzen können. Pfarrer Kneipp empfahl einen Eimer mit einem darüber gelegten Brett. Dann schöpfen Sie mit der hohlen Hand oder mit einem Waschlappen das kalte Wasser und reiben mit kleinen, kreisenden Bewegungen den gesamten Genitalbereich, die Innenseite der Oberschenkel, nach vorn bis oberhalb der Haargrenze und hinten bis zum Anus ein paar Minuten lang. Dann trocknen sie sich ab, packen sich warm ein, ruhen nach und genießen das Wärmegefühl, das sich reaktiv schnell einstellt.

WOHL BEKOMM'S!

Trotz all dieser wunderbaren Ideen kommt es auch vor, dass Sie eine Reise vorhaben oder aus anderen Gründen den »blöden Pilz« einfach nur weghaben wollen. Dann lassen Sie sich gerne und ohne Bedenken von Ihrer Ärztin konventionelle Antipilzzäpfchen verschreiben. Das darf sein – Bio hin oder her. Reicht eine einmalige Behandlung nicht aus, empfehle ich dann allerdings, den pflanzlichen, nachhaltigen Weg zu gehen.

KAPITEL 5

Irgendetwas stimmt hier nicht

Zellveränderungen am Muttermund,
Dysplasien

Zellveränderungen am Muttermund, auch Dysplasien genannt, sind nicht zu spüren. Sie machen keine Beschwerden, sondern werden meist bei der routinemäßigen alljährlichen Krebsvorsorgeuntersuchung entdeckt. Das zarte Gewebe am Übergang zwischen Scheiden- und Gebärmutterhalsschleimhaut hat sich verändert, ist »irritiert«. Dieser Übergang (Grenze) liegt individuell verschieden, aber auch abhängig vom Alter einer Frau, direkt am Muttermund oder etwas innerhalb des Gebärmutterhalskanals.

Wie werden Zellveränderungen festgestellt?

Diagnostik

Veränderte Zellareale sind bei der gynäkologischen Untersuchung z.T. mithilfe eines Kolposkops, einer Art Lupe, erkennbar. Aber selbst wenn Irritation erkennbar ist, gibt erst die mikroskopische Untersuchung eines entnommenen Abstrichs Sicherheit. Mit einem Watteträger oder einem Bürstchen, dem so genannten Zyto-Brush, wird Zellmaterial »abgestrichen«, im Labor gefärbt und von in Pathologie ausgebildeten Ärzten untersucht. Diese Untersuchungsmethode wurde von dem griechischen Arzt Papanikolaou entdeckt, nach ihm wird das Ergebnis »Pap-Wert« genannt. Er wird eingeteilt, je nach Schweregrad der Veränderungen, von 1 = normal bis 4b = Verdacht auf ein Carcinoma in situ, ein oberflächlicher, noch auf die Schleimhaut begrenzter Krebs. Werden zudem Krebszellen gefunden, spricht man von PAP 5.

Was bedeutet »Pap«?

Manchmal wird auch die CIN-Einteilung benutzt (cervicale intraepitheliale Neoplasie = Zellveränderung der Gebärmutterhalsschleimhaut).

CIN I-II (leichte bis mittelschwere Dysplasie) = Pap 3d
CIN III (schwere Dysplasie) = Pap 4a.

Diese Untersuchung ist in der Gynäkologie zurzeit die einzige wirkliche Krebsvorsorgeuntersuchung, weil dabei veränderte Zellen festgestellt werden können, noch bevor sich ein Krebs daraus entwickelt hat. Alle anderen Untersuchungen dienen ehrlicherweise bestenfalls der Krebsfrüherkennung. Wir werden jedoch sehen, dass es von einem veränderten Abstrich bis zu einer Krebserkrankung meist noch ein weiter Weg ist und sich bei weitem nicht alle auffälligen Abstriche zwangsläufig mit der Zeit weiter verschlechtern. Statt mit Bangen auf die nächste Untersuchung zu warten, kann in der Zwischenzeit einiges getan werden. Auffällige Befunde können sich wieder normalisieren, wir befinden uns auf keiner Einbahnstraße.

Zellveränderungen können sich zurückbilden

Was sollten Sie rund um diese Untersuchung bedenken?

Wenn Sie eine Krebsvorsorgeuntersuchung durchführen lassen, ist der beste Zeitpunkt rund um den

Eisprung. Der Muttermund ist leicht geöffnet, die Grenze leichter zu erfassen.

Gestalten Sie
den Kontakt
zu Ärzten
aktiv mit

Ein auffälliger Befund ist für alle Beteiligten, auch für die Untersucherin, Besorgnis erregend. Frauen haben gute Erfahrungen damit gemacht, bereits bei der Untersuchung festzulegen, dass Ihnen ein auffälliger Befund nicht am Telefon durchgegeben wird. Auffälligkeiten sollten persönlich besprochen werden und vielleicht nehmen Sie sich für ein solches Gespräch eine Person Ihres Vertrauens mit, damit in der ersten Aufregung nichts Wichtiges vergessen wird. Sie müssen sich bei diesem Gespräch noch nicht auf das weitere Vorgehen festlegen.

Ab einem PAP-3d-Befund wird oft bei der nächsten Untersuchung, die erst nach vier Wochen möglich ist, noch nach Papilloma-Viren gefahndet. Gelegentlich wird von fachlicher Seite eine routinemäßige Virenfahndung gefordert, die mit ebensolcher Regelmäßigkeit wieder zurückgenommen werden muss, da festgestellt wurde, dass Viren kommen und gehen, mit und ohne Behandlung. Eine Untersuchung macht also nur Sinn, wenn eine Zellveränderung vorliegt. Man unterscheidet verschiedene Viren-Typen, die in »high-risk«- und »low-risk«-Gruppen eingeteilt werden.

Schulmedizinische Therapie

Werden neben der Zellveränderung High-risk-Viren gefunden, wird oft schon bei einem PAP 3d eine Konisation empfohlen. Vor jedem operativen Vorgehen ist jedoch zu erwägen, ob nicht ein weiterer Abstrich von einem zweiten Pathologen beurteilt werden sollte. Ein zweites Urteil einzuholen, ist durchaus üblich geworden.

Der Eingriff als solcher geht so vor sich: Es wird der erkrankte Bereich kegelförmig rund um den Muttermund herausgeschnitten. Methodisch kann mit Laser gearbeitet werden, was den Nachteil hat, dass die Ränder nicht exakt untersucht werden können. Die konventionelle chirurgische Technik hat eine höhere Nachblutungsgefahr, aber den Vorteil, dass bei dem entnommenen Gewebe genau festgestellt werden kann, ob auch alles im Gesunden entfernt wurde. Die Idee dieser Operation, die inzwischen auch schon ambulant möglich ist, ist es, den erkrankten Bereich zu entfernen und gleichzeitig das Gewebe noch genauer mikroskopisch untersuchen zu können, also Diagnostik und Therapie in einem.

Vor einer Operation immer ein zweites Urteil einholen

Dennoch sollte der Eingriff nicht verharmlost werden. Es gibt auch die Nachteile der Konisation: Leider ist der Gebärmutterhals danach nicht mehr so stabil, was sich nachteilig auf eine Schwangerschaft auswirken kann. Er kann sich früher öffnen als erwünscht, was im Extremfall zu einer Fehlgeburt führen kann. Auch treten die Zellveränderungen nicht selten am Narbenrand wieder auf, wenn das zugrunde liegende Problem nicht gelöst ist. Ob Sie sich trotz einem Pap-4a-Befund noch Zeit für eine naturheilkundliche Behandlung geben möchten, ist eine Entscheidung, die leider nur Sie treffen können. Einigen Frauen ist es gelungen, ihre Zellveränderungen auf natürlichem Wege wieder zu normalisieren. Anderen ist das Risiko zu groß, sie fühlen sich mit einer Konisation auf der sichereren Seite.

Nachteile der Konisation

Eine bedenkenswerte Schrittfolge vor Therapieentscheidungen hat Susun Weed entwickelt. In Anlehnung an sie könnten Sie:

Schritt 1:
Zunächst gar nichts tun, tief durchatmen und das Signal Ihres Körpers einfach nur wahrnehmen.

Schritt 2:
Informationen sammeln über die verschiedenen Behandlungs-möglichkeiten.

Schritt 3:
Energie sammeln, meditieren, mit Menschen sprechen, visualisie-ren, mit Ihrer inneren Heilerin, mit Ihrem Muttermund sprechen.

Schritt 4:
Behandlerinnen finden, von denen Sie sich unterstützt fühlen, und mit sich und ihnen über Zeit verhandeln. Wenn Sie es wünschen, überspringen Sie Schritt 5 und 6.

Schritt 5:
Sich durch verbesserte Ernährung und Naturheilmittel nähren und stärken.

Schritt 6:
Einen Behandlungsplan für eine vereinbarte Zeit sorgfältig einhalten und eine gute Entscheidung treffen, ob und wann Sie zum nächsten Schritt übergehen wollen.

Schritt 7:
Eventuell naturheilkundlich gut vorbereitet, die Möglichkeiten der Schulmedizin nützen und eine Konisation vornehmen lassen.

Begünstigende Faktoren

Zu den Ursachen und Risiken zählen in erster Linie chronische oder immer wiederkehrende Infektionen, gleich ob durch Bakterien, Viren oder Pilze ausgelöst.

Hormoneinnahmen, auch die Pille, erhöhen das Risiko, ebenso wie die Spirale, die, obwohl immer wieder geleugnet, mit ihrem in die Vagina hängenden Rückholfaden das umliegende Gewebe verändern kann. Auch Spermien, Spermienzerfallsprodukte sowie mangelnde Hygiene der Männer stören das (vielleicht schon vorher) empfindliche Gewebe. Um eine weitere Irritation veränderter Zellen zu vermeiden, kann ein erster Schritt darin bestehen, für die Zeit der Behandlung Kondome zu benutzen.

Begünstigende Faktoren ausschalten

Gebärmutterhalskrebs ist die Erkrankung, die bei Nonnen sowie bei Partnerinnen beschnittener Männer signifikant seltener vorkommt. Inwieweit auch lesbisch lebende Frauen ein geringeres Erkrankungsrisiko haben, ist meines Wissens noch nicht untersucht worden. Bedenken Sie, dass Statistiken über Ihren individuellen Fall nichts aussagen. Individuelle Risikofaktoren herauszufinden kann jedoch nützlich sein im Hinblick auf Ihre Selbstheilungsschritte.

Nach Ursachen und Zusammenhängen befragt, stellen Frauen oft selbst fest, dass es erhebliche Stressfaktoren in den vergangenen Monaten gegeben hat. Die Psychoneuroimmunologie als relativ neuer wissenschaftlicher Zweig bestätigt diese Beobachtung und kennt die Schwächung des Immunsystems durch Stress jedweder Form. Die Festlegung auf einen Zeitraum ist hierbei manchmal schwierig, da gewöhnlich nur einmal im Jahr ein Abstrich untersucht wird.

Stress schwächt das Immunsystem

Beziehen wir, wie bei allen Erkrankungen, noch weitere, eventuell frauenspezifischere psychosomatische Faktoren mit ein, so könnte ein Denkanstoß vielleicht die Information sein, wo sich das Geschehen denn eigentlich abspielt: an der Grenze zwischen innen und außen. Wie sieht es denn aus mit der Wahrung Ihrer

Grenzen? In Bezug auf Sexualität, auf Ihre Verpflichtungen und Freiräume, auf den Ausgleich zwischen Geben und Nehmen usw. Fühlen Sie sich angesprochen und wenn ja, wo könnte der Hinweis, die Herausforderung für Ihren Heilungsprozess liegen?

Wie gut wahren Sie Ihre Grenzen?

Ich bin weit davon entfernt, einer Krankheit eine eindeutige psychosomatische Ursache zuzuschreiben. Krankheit entsteht immer durch das Zusammenspiel mehrerer Faktoren, wovon nur ein Teil seelischer Natur ist. Hinzu kommen immer Umwelt- und Ernährungsfaktoren, konstitutionelle Belastungen und jede Menge Bedingungen, von denen wir noch keine Ahnung haben. Falls diese Aufzählung bei Ihnen dazu führt, sich in irgendeiner Weise an Ihrer Erkrankung schuldig zu fühlen, so möchte ich betonen, dass dies nicht in meiner Absicht liegt.

Krankheits- ursachen sind keine Schuld- fragen

Menschen verschulden ihre Krankheiten nicht. Ursachenforschung sollte immer nur ein Ziel haben: Faktoren herauszufinden, auf die Sie Einfluss haben und auf die Sie in Zukunft Einfluss nehmen möchten.

Dieser Grundgedanke wird bei der körperorientierten Visualisierungsarbeit entschieden berücksichtigt. Wie im Kapitel Endometriose ausführlicher dargelegt, handelt es sich um ein Drei-Stufen-Programm, mit dem Sie die körperlich-seelisch-spirituellen Zusammenhänge einer Erkrankung aufdecken können. Herausfinden können, wo Faktoren in Ihrem täglichen Leben das Krankheitsgeschehen eher fördern, und zusammen mit Ihrer »inneren Heilerin« Selbstheilungsschritte entwerfen, mit denen Sie die Hinweise des Körpers in alltagstauglicher Weise beantworten können. Solche Hinweise sind im Zusammenhang mit Dysplasien oft der Wunsch des Körpers nach mehr Licht, Luft, Bewegung, liebevoller Zuwendung zu den weiblichen Organen, Annahme der eigenen Weiblichkeit. Und dann können Sie loslegen und werden sehen, dass sich der Wunsch des Körpers vielfach deckt mit den naturheilkundlichen Ideen.

Naturheilkundliche Behandlung

Vergegenwärtigen wir uns, wie diese veränderten Zellen stoffwechseln: in einem mit Sauerstoff unterversorgten Milieu, wenig vital. Und das Immunsystem hat, aus welchen Gründen auch immer, nicht die Kraft, die erkrankten Zellen zu vernichten. All diese Informationen führen zu therapeutischen Schritten, aus denen Sie sich mit Unterstützung durch Ihr Team einen Behandlungsplan zusammenstellen, den Sie für die von Ihnen gewählte Zeit durchführen. Seien Sie dabei jedoch auch realistisch: Ein naturheilkundliches Konzept braucht mindestens sechs Wochen, um dem Körper die Information zu geben, die er braucht, um sich umstimmen zu lassen. Finden Sie aus den folgenden Ideen die heraus, die Ihnen plausibel, passend und herausfordernd erscheinen, von denen Sie überzeugt sind.

Entwerfen Sie sich einen Selbstheilungsplan

1. Ernährung

anschauen und verändern in Richtung vollwertig, getreidebetont, arm an tierischem Eiweiß. Alles, was an Umweltgiften, wie an Genussgiften, vermieden werden kann, vermeiden. Positiv gesprochen: mehr Obst und Gemüse (»five a day«, fünf Mal täglich eine kleine Portion und sei es ein Möhrchen zwischendurch), morgens Frischkornmüsli oder Budwig-Creme (s.u.), verwenden Sie nur gute, kaltgepresste Öle. Zur Nahrungsergänzung: Leinöl oder Nachtkerzenöl und Mineralien, z.B. Neukönigsförder Mineraltabletten. Rote Säfte, besonders Rote-Beete-Saft, verbessern die Sauerstoffzufuhr des Gewebes.

Budwig-Creme (nach Dr. med. Johanna Budwig)

Täglich 100 g Magerquark anrühren mit 1 EL Leinöl (in kleinen
Portionen kaufen, dunkel, kühl und lichtgeschützt aufbewahren
und binnen 4 Wochen verbrauchen), 1–2 EL frisch geschrotetem Leinsamen. Mit Früchten als Müsli genossen oder mit
Kräutern und etwas Kräutersalz als leckerer Brotaufstrich.
Die Forscherin J. Budwig erkannte schon in den 50er-Jahren die
Bedeutung der essenziellen Fettsäuren für den Menschen und
entwarf eine gesunde, krebsabgewandte Ernährungsweise, die sie
in ihrem Buch »Öl-Eiweiß-Kost« darlegt. Der Lein, einst selbst-
verständlicher Bestandteil der Ernährung in Mitteleuropa, bietet
neben Schleimstoffen, die Haut und Schleimhaut schützen, unge-
sättigte Fettsäuren, die den Cholesterinspiegel ausbalancieren
und als Radikalfänger krebswidrig wirken, Ballaststoffe, die die
Darmperistaltik anregen und damit den Darm in seiner entgiften-
den Funktion unterstützen. Über hormonähnliche Inhaltsstoffe,
sog. Lignane, und über die Harmonisierung des Fettstoffwechsels
beeinflusst der Lein die Geschlechtshormone in Richtung Ausge-
wogenheit, einem Östrogenübergewicht wird entgegengewirkt.

2. Infektionen durch lokale Maßnahmen ausheilen
entsprechend den Hinweisen im Kapitel Vaginalinfekte.
Handelt es sich um eine Virusinfektion, z.B. Papilloma-
Viren, sollte die Muttermundregion in jedem Fall lokal mit
Niaoulizäpfchen behandelt werden. (Die Rezeptur ist dieselbe wie bei Thymianzäpfchen, nur wird statt dem ätherischem Öl aus Thymian das aus Niaouli, einer Teebaumart,
verwendet.) 30 Tage lang abends ein Zäpfchen tief in die
Scheide einführen. Dann eventuell ein erneuter Abstrich.

3. Die irritierte Schleimhaut beruhigen
durch einen auf Körpertemperatur erwärmten Kaltan-
satz von geschrotetem Leinsamen. Mithilfe einer Bir-

nenspritze aus dem Sanitätshaus wird diese Spülung in die Vagina befördert, Becken hochlagern, eine halbe Stunde liegen.
Eventuell nachbehandeln mit Niaouli-Zäpfchen oder mit Sanddornfruchtfleischöl (mit dem Finger auf den Muttermund auftupfen).

4. Die Beckendurchblutung fördern
durch Bewegung, Bauchtanz, aktive Sexualität, Reibesitzbad, Luna-Yoga, Majorana/Melissa-Vaginaltabletten von Weleda.

5. Heiltee unter den folgenden Aspekten
schleimhautschützend: Taubnesselblüten, Ringelblume
strukturierend: Labkraut, Ackerschachtelhalm, Schafgarbe
leberstärkend: Enzian, Marien-, Benediktendistel
ausleitend: Brennnessel, Hohlzahn, Löwenzahn
zentrierend: Wegwarte, Engelwurz, Meisterwurz
beruhigend: Passionsblume, Johanniskraut, Herzgespann
antiviral/proteolytisch: Melisse, Schöllkraut
wärmend/durchblutungsfördernd: Majoran, Beifuß

Dysplasietee

- 25 g Frauenmantelkraut
- 15 g Taubnesselblüten
- 15 g Schöllkraut
- 30 g Ackerschachtelhalm
- 25 g Schafgarbenkraut

6 Wochen lang 3-mal täglich 1 Tasse, 1 TL pro Tasse, vor oder außerhalb der Mahlzeiten warm, schluckweise, mit Bedacht zu trinken. Es ist auch möglich, aus diesen Pflanzen im selben Verhältnis eine Tinktur herzustellen, davon 3-mal 20 Tropfen in Wasser.

6. Das Immunsystem stärken
mit Echinacea- oder Propolistinktur 3-mal 20 Tropfen,
Bockshornkleesamen (als Keimlinge in die Nahrung
einbauen, zerstoßen als Gewürz aufs Brot), Spaziergän-
gen in der Natur, gezielten Visualisierungen, Mistel-
Injektionen.

7. Die Sehnsucht des Körpers beantworten
Was Sie als Hinweis in körperorientierten Visualisie-
rungen erhalten haben, können Sie in alltagstaugli-
che Handlungsschritte übersetzen: Schenken Sie Ihrem
Schoß z.B. tägliche liebevolle Aufmerksamkeit durch
Meditationen, Heilvisualisierungen, Handauflegen. Fin-
den Sie Ihre Heilrituale und geben Sie auch negativen
Gefühlen wie Wut und Angst einen Platz.

*In einer Zeit, als eine bestimmte Angst immer wieder
meine Gedanken beherrschte, brachte ich dieses Thema in
meine Supervision ein und meine kluge Supervisorin dreh-
te den Spieß um und fragte mich, was ich denn mit der
Angst tun könne. Spontan dachte ich, ich könnte sie in Ton
formen, was ich noch am selben Abend tat. Voll Dankbar-
keit stellte ich noch beim Formen fest, dass meine Angst
mich vor Unüberlegtheiten beschützt. Diese Tonfigur hat
seitdem einen Platz in meiner Wohnung, im Außen. Im
Innern hat diese ungewohnte Handlung mich befreit.*

8. Weitere Heilmittel
Hochdosiertes Vitamin E (800 IE/Tag)
Enzymtherapie: Wobemugos E Tbl. 3-mal 4 tgl.
Herdsanierung (Zähne, chronische Nebenhöhlenvereite-
rungen)
Erdstrahlen/Störfelder ausschalten
Amalgam sanieren

Haben Sie Ihren Ansatz gefunden? Kompetente Unterstützung und Begleitung erfahren? Wie groß ist Ihre Angst, Ihr Mut, einen naturheilkundlichen Behandlungsversuch zu starten? Ich weiß, es braucht manchmal Löwenmut, sich von der Angst der behandelnden Ärzte nicht anstecken zu lassen. Gehen Sie Ihren Weg! Was möchten Sie? Nur eine aus vollem Herzen getroffene Entscheidung bringt die Heilung voran. Auch eine Operation zu erwägen oder zu wagen, bedeutet nur, dass Sie sich nach reiflicher Überlegung für die beste und Ihnen angemessene Behandlung entschieden haben.

KAPITEL 6

Mein Eierstock, der sonst so brave, ist außer Rand und Band

Ovarialzysten, Eileiterentzündungen

Gebilde am Eierstock werden hie und da aufgrund von Schmerzen diagnostiziert, aber auch immer wieder als Zufallsbefund bei Routineuntersuchungen entdeckt. Sie können, müssen jedoch keine Beschwerden machen.

Eine ganze Reihe von ihnen lässt sich per Ultraschall und Labor mit größter Wahrscheinlichkeit einordnen:

• Zysten;
• akute sowie chronische Entzündungen des Eileiters;
• polycystische Ovarien (PCO-Syndrom).

Zuerst die Diagnose, dann die Therapie Veränderungen am Eierstock gehören zu einem Kapitel der Medizin, über dem mit fetten Buchstaben »Vorsicht! Kann ein Krebs dahinter stecken! Wir haben schon alles Mögliche gesehen!« steht. Ist es doch eine bedenkenswerte Tatsache, dass speziell Eierstockkrebs oft erst erkannt wird, wenn der Tumor eine beachtliche Größe erreicht und mit hoher Wahrscheinlichkeit bereits Metastasen gebildet und Lymphknoten befallen hat. Ärzte haben es also unmittelbar mit einem fortgeschrittenen Krankheitsstadium zu tun und das Leben einer Frau erscheint in hohem Maße bedroht. Hören Sie also vor diesem Hintergrund, warum jedes Gebilde am

Eierstock mit maximalem Misstrauen betrachtet und am liebsten gleich entfernt werden sollte, damit die mikroskopische Untersuchung des Gewebes Sicherheit gibt, worum es sich denn nun handelt.

Zysten

Unter Zysten – cystis (griech.) Blase – versteht man flüssigkeitsgefüllte, dünnwandige Gebilde, die im frauenspezifischen Zusammenhang sowohl in den Brüsten als auch am Eierstock vorkommen können. Im Ultraschallbild lässt sich gut erkennen, ob sie ein- oder mehrkammrig sind oder feste Bestandteile enthalten. Die häufigste (und auch am besten zu behandelnde) Form ist die einfache, mit klarer Flüssigkeit gefüllte Eierstockzyste, meist eine Follikel- oder Retentionszyste. Ein Ei ist nicht gesprungen (vielleicht weil die Pille dies verhindert hat oder weil ein hormonelles Ungleichgewicht vorliegt), der Körper lagert im Eibläschen Flüssigkeit ein, manchmal beträchtliche Mengen.

Nicht selten verschwinden solche Zysten ohne Behandlung. Sie können auch bei der Untersuchung platzen, was bei kleineren Zysten nicht weiter tragisch ist, die austretende Flüssigkeit wird vom Körper resorbiert. Das Platzen einer großen Zyste ist ein seltenes Geschehen, kann allerdings durchaus zu einer akuten Bauchfellreizung führen und einen Krankenhausaufenthalt nötig machen.

Zysten verschwinden manchmal ohne Behandlung

Zysten erheblicher Größe können lange unbemerkt bleiben, während auch relativ kleine Zysten Schmerzen verursachen können, meist unabhängig vom Zyklus, manchmal prämenstruell verstärkt. Manche Frauen spüren ihre Zysten bei bestimmten Bewegungen oder bei der Liebe.

Eindeutige Zysten sind harmlos, manchmal »erdrücken« sie jedoch das anschließende Eierstockgewebe. Akute Unterbauchschmerzen verursacht eine »Stieldrehung«, weswegen bei starken Schmerzen immer eine Klinik aufgesucht werden sollte.

Operation – ja oder nein?

Das schulmedizinische Vorgehen beinhaltet die operative, meist endoskopische Entfernung der Zyste unter Erhaltung des umgebenden Gewebes. Dies ist meist auch möglich. Eine Punktion oder Fensterung der Zyste hat wenig Erfolg, da sie sich gewöhnlich wieder füllt.

Die naturheilkundliche Betrachtungsweise geht davon aus, dass der Körper flüssigkeitsgefüllte Gebilde produziert, wenn ausscheidungspflichtige Substanzen aufgrund einer konstitutionellen oder erworbenen Schwäche der Niere nicht im erforderlichen Maße ausgeschieden werden können. Die Behandlung zielt also innerlich auf eine Stärkung der Nieren und eine Erhöhung der Harnmenge. Dazu stehen uns wunderbare Pflanzen zur Verfügung: in erster Linie die Goldrute als die abendländische Heilpflanze mit der stärksten Wirkung auf das Nierenfunktionsgewebe. Ausscheidungsfördernd wirken Ackerschachtelhalm, Brennnessel, Birkenblätter, Löwenzahn, Frauenmantel. Nutzen Sie aber gern auch die Ausscheidung über die Haut durch Schwitzen (Sauna, schweißtreibende Bewegung, schweißtreibende Tees wie Holunder- und Lindenblüten).

Ausscheidung über die Nieren ankurbeln

Einen weiteren Ansatzpunkt bietet die Hypothese eines hormonellen Ungleichgewichtes zuungunsten des Progesterons. Die Entstehung von Zysten während oder nach der Einnahme hormoneller Verhütungsmittel (»Pille«) legen dies nahe. Geht die Zyste einher mit Zyklusstörungen wie Unregelmäßigkeit oder prämenstruellen Wassereinlagerungen, wird diese Idee noch

Progesteronuntergewicht

verstärkt und es sollten Hormonpflanzen zum Einsatz kommen. Mönchspfeffer, Frauenmantel oder Schafgarbe, aber auch »Phytohypophyson L«, 3-mal 20 Tropfen, hat schon manche Zyste zum Verschwinden gebracht.

Zysten sprechen auch außerordentlich gut auf äußere Anwendungen an wie:

Auflagen mit Heilerde

2–3 EL Heilerde werden angerührt mit temperiertem Wasser oder einem Heiltee. Es ist individuell sehr verschieden, ob warme oder kühle Auflagen als angenehmer empfunden werden. Sie sollten sich ganz auf Ihr Gefühl verlassen und darauf achten, was Ihnen gut tut. Der Heilerdebrei wird direkt auf den Unterbauch oder auf ein dünnes Tuch gestrichen, zuerst mit einem Baumwolltuch darüber, dann mit einem Wolltuch bedeckt. Eine halbe Stunde darf die Auflage einwirken, danach sollte immer noch eine Viertelstunde geruht und nachgespürt werden. Genießen Sie das unmittelbare Gefühl von Erleicherung. Es empfiehlt sich, diese Auflagen über vier Wochen jeden oder jeden zweiten Tag, am besten immer zur selben Zeit (nach Feierabend, vor dem Einschlafen) zu machen.

Homöopathisch kann Apis versucht werden, D6 oder D12, 3-mal tgl. 1 Tbl. oder eine Gabe C30.

Fragen Sie sich natürlich auch bei »simplen« Zysten immer, wann die Beschwerden angefangen haben, wann das Gebilde zuerst diagnostiziert wurde und ob es in dieser Zeit oder in den Wochen bis wenigen Monaten (es ist nicht nötig, weiter zurückzuschauen) davor Belastendes gab in Ihrem Leben.

Auch Zysten haben ihre Geschichte

Was ist Ihnen an die Nieren gegangen?

Löst diese Frage bei Ihnen ein nachdenkliches »Aha« aus, haben Sie einen Ansatzpunkt, einen Hinweis Ihres

Körpers gebraucht, um zu entdecken, dass eine wichtige Lebensqualität in Ihrem Alltag verloren gegangen war und wiedererweckt werden sollte.

 Eine Patientin, bei der sich zwei Monate nach einer Zystenoperation schon die nächste gebildet hatte, steckte z.Z. in einem erheblichen Konflikt mit ihrem Chef. Dieser Konflikt machte wiederum ein Muster deutlich, das sie von Kindesbeinen an kannte. »*Du musst es allen recht machen!*« *hieß die Aufgabe der Frauen im Familiengefüge. Sie entdeckte mithilfe der inneren Bilder auch:* »*Wenn du deine weiche (weibliche, verletzliche) Seite zeigst, bekommst du eins drauf!*« *Die erste Botschaft verlangte, dass sie permanent über ihre Grenzen, im Übrigen auch über ihre Arbeitszeit hinaus arbeitete. Die zweite erwartete, dass das zu schaffen sein muss, wenn eine nur lange genug die Signale ihres Körpers überhört.*
Die Lösung hieß, mit dem Chef Klartext zu reden, was sie zu geben bereit war und was nicht. Ein weiterer Heilungsschritt bestand aber auch darin, die Sprache ihres Körpers wieder zu hören und ihre weibliche Seite zu entdecken, zu leben und Erfahrungen zu sammeln, dass dies von ihrer näheren Umgebung, ihren Freundinnen, ihrem Liebsten anerkannt und gewürdigt wird.
Die Zyste verschwand durch eine Kombination naturheilkundlicher Maßnahmen und der Arbeit mit inneren Bildern, »*einer Entdeckungsreise zu sich selbst*«.

Wichtig: Einfache Eierstockzysten sind abzugrenzen gegen mehrdeutige Gebilde. Enthalten Zysten auch feste Bestandteile oder sind unklar abgegrenzt, ist es schwer einen Rat zu geben. Manche können per Ultraschall zugeordnet werden z.B. als Kystome (schleimgefüllte Zysten) oder Epidermoidzysten (Zysten mit embryonalem Gewebe). Abgesehen von der Überzeugung, dass es im Zusammenspiel von Körper, Geist und Seele oft kein Zufall ist, warum in einer bestimmten Lebensphase ein (fehlgeleiteter) Wachstumsimpuls aus einem verschwindend kleinen Zellhaufen ein Gebilde von oft beachtlicher Größe werden lässt, hatten meine naturheilkundlichen Behandlungsversuche, diese Gebilde wenigstens zu verkleinern, bis dato keinen Erfolg. Die anthroposophische Medizin schlägt einen Versuch mit Iscador vor (Mistel), ist jedoch auch eher zurückhaltend.

Kystome oder Epidermoidzysten

Was will in Ihnen wachsen?

Kann ein unklares Gebilde aber partout nicht eingeordnet werden, tritt eingangs erwähnter Angstschweiß auf die Stirn Ihrer Untersucher und Sie bleiben vielleicht mit Warnungen, Mahnungen und jeder Menge Unsicherheit zurück.

Wenn Sie in einer solchen Situation nicht sofort unters Messer möchten, »Moment mal« sagt Ihre innere Stimme, »so schnell habe ich mich doch noch nie entschieden«, dann gehört eine ordentliche Portion Mut und Eigenverantwortung dazu, dies auch durchzusetzen und andere Wege zu beschreiten. Natürlich ist jenseits genannter Eindeutigkeit nicht jeder Tumor (entmystifizieren Sie dieses Wort, es bedeutet nichts als Schwellung) bösartig. Nicht einmal Tumormarker, im Blut feststellende Eiweißkörper, sind besonders spezifisch. Wenn Sie Glück haben, bringt ein Computertomogramm (eine sehr präzise schichtweise Röntgenaufnahme) oder die Meinung eines geübten Ultraschallexper-

Unklarer Befund?

ten eine gewisse Entwarnung. Dennoch bleiben Unwägbarkeiten, die Sie durch das konsequente Einholen eines zweiten Urteils und durch ein Unterstützerinnenteam (Freundinnen, Naturheilkundige und wem Sie sonst noch vertrauen) tragen können, aber nicht müssen. Macht Unsicherheit Sie verrückt, suchen Sie sich eine/n erfahrene/n Operateur/in in einer Klinik Ihrer Wahl (schauen Sie sich ein Krankenhaus vorher an) und verschaffen Sie sich Gewissheit.

Holen Sie ein zweites Urteil ein

Grundregeln vor einem operativen Vorgehen

• Ein zweites Urteil einholen.
• Zu den Arztbesuchen eine Person Ihres Vertrauens mitnehmen.
• Eine Klinik Ihrer Wahl finden (in kleinen Häusern ist die Atmosphäre oft besser, auch in manchen anthroposophischen Kliniken wird operiert, Informationen über das Frauengesundheitszentrum in Ihrer Nähe, siehe Adressenanhang).
• Lassen Sie sich naturheilkundlich gut auf den Eingriff vorbereiten und bleiben Sie, falls Komplikationen auftreten, mit Ihrer Behandlerin auch während des Krankenhausaufenthaltes in Kontakt.
• Bestehen Sie darauf, ihren Operateur, ihre Operateurin kennen zu lernen.
• Lesen Sie genau durch, was Sie unterschreiben, geben Sie keine Freibriefe. Manchmal ist es besser, eine zweite Narkose auf sich zu nehmen, als unvorbereitet einen Teil der weiblichen Organe einzubüßen.
• Sprechen Sie über Ihre Angst.
• Üben Sie sich in Vertrauen, vielleicht an eine höhere Macht.

Akute Eileiterentzündungen

Sie gehören wegen der Gefahr von Verklebungen und darauf folgender Sterilität in erfahrene Hände. Die naturheilkundliche Behandlung kann ohne Antibiotika auskommen oder diese ergänzen. Die Entscheidung liegt jedoch immer bei Ihnen, wie viel Mut und Selbstpflegebereitschaft Sie mitbringen. Behandlung Nr. 1 besteht nämlich in strikter Bettruhe für ein bis zwei Wochen.

In der akuten Phase kalte Umschläge mit Retterspitz äußerlich (einer bewährten entzündungshemmenden Kräuterlösung), halbstündlich wechseln. Dazu pflanzliche Antibiotika wie Angocin (Meerrettich und Kapuzinerkresse), Thymian, Hirtentäschel- oder Löffelkraut, Immunstimulanzien wie Echinacea, Taigawurzel (Eleutheroforce Dr. Vogel), Propolistinktur, Bockshornkleesamen.

Aus der anthroposophischen Medizin hat sich sehr bewährt: Apis/Belladonna cum Mercurio (Wala) oder Erysidoron 1 und 2 (Weleda), akut halbstündliche Gaben.

Ergänzende Heilpflanzentinktur

- 20 g Hirtentäschelkraut
- 25 g Beinwellwurzel
- 20 g Ringelblumenkraut
- 10 g Weiße Taubnesselblüten
- 25 g Echinaceawurzel

Dosierung: 4–5 Mal tgl. 20 Tr.

Nach 2 Wochen oder im Falle einer chronischen Eileiterentzündung muss o.g. Tinktur im selben Mengenverhältnis als Tee noch 6 Wochen weitergetrunken werden, ergänzt durch Beifußtee und -fußbäder sowie Moorbäder zum Ausheilen.

Polyzystische Ovarien

Einen völlig anderen Hintergrund hat das PCO-Syndrom, die Polyzystischen Ovarien, die gekennzeichnet sind durch eine Durchsetzung meist beider Eierstöcke durch viele kleinere und größere Zysten, was auf dem Ultraschallbild deutlich wird. Der Zyklus ist (oder war schon immer) oft unregelmäßig bis zum zeitweiligen kompletten Ausbleiben der Regel, Eisprünge finden kaum statt. Polyzystische Ovarien sind z.T. anlagebedingt und gehen oft mit einer Erhöhung der Androgene (männlichen Hormone) im Blut einher.

Zu viel Männlichkeit? Macht es Sie nachdenklich, wenn Sie hören, auf der Hormonebene hat sich Männlichkeit durchgesetzt? Bei der Arbeit mit INNEREN BILDERN hat sich herausgestellt, dass bei den meisten Frauen mit dieser Erkrankung ein irgendwie gearteter Konflikt mit ihrer Weiblichkeit besteht. Gründe hierfür können Familienkonstellationen gewesen sein, wo der Tochter die Rolle des »Sohnes« zugewiesen wurde, oder der Mangel an erstrebenswerten weiblichen Vorbildern oder Identifikationsmöglichkeiten. Vielleicht hatten Töchter aufgrund traumatischer Erfahrungen gute Gründe, ihre Weiblichkeit, die sie verletzlich machte, zu verfluchen. Ein anderer Gesichtspunkt dieser Erkrankung ist, dass Frauen damit »gut verhütet« sind, sich also Ambivalenzen bezüglich des Mutterwerdens oder -seins zeigen. Wie immer: Ich möchte Sie keineswegs festlegen auf eine psychosomatische Ursache Ihrer Erkrankung, doch es lohnt sich, diese Aspekte immer mit einzubeziehen.

Den weiblichen Pol stärken Eine phytotherapeutische Behandlung zielt auf die Stärkung des weiblichen Poles. Eine wichtige Pflanze ist der Frauenmantel, als Tee (3-mal tgl. 1 Tasse) oder als Alcea (in der Schweiz: Ceres) Alchemilla Urtinktur (3-mal

3 Tropfen/Tag). Er erinnert Sie auf sanfte Weise an Ihre Weiblichkeit, solange Sie sich verletzt/verletzlich fühlen. Er ist gut geeignet auch für junge Frauen, wenn die Auseinandersetzung mit dem eigenen Frausein noch gar nicht oder auf einer sehr unbewussten Ebene stattgefunden hat.

Die Powerpflanze, die Sie nicht nur erinnert, sondern Sie, da Sie es ja eigentlich wissen, dazu noch ein bisschen provoziert und schubst, ist der Beifuß (Artemisia vulgaris). Trinken Sie 3–4 Tassen am Tag, bis Sie das Gefühl haben, im Bereich der weiblichen Organe tut sich was, da wacht etwas auf, was geschlafen hat. Ihre Sexualität meldet sich, Sie ertappen sich vielleicht dabei, verträumt über Ihre Brüste zu streicheln. *Beifuß provoziert Beckenkraft*

Dazu kommen Östrogenpflanzen wie Himbeer- und Schwarze Johannisbeerblätter, Rotklee, Salbei oder Hopfen. Die Anwendung folgt dem bewährten Rhythmus, wie Sie ihn aus dem Kapitel Zyklusregulation kennen: eine Zeit lang durchgehend z.B. Tee oder Tinktur Schwarze Johannisbeerblätter (3 Tassen oder 3-mal 20 Tropfen täglich), bis aus der Temperaturkurve ersichtlich ist, dass Eisprünge stattfinden. Die Eisprungauslösung sollte durch Luna-Yoga oder eine ähnliche Bewegungsart, die Schwung ins Becken bringt, unterstützt werden. Findet ein Eisprung statt, beobachten wir die zweite Zyklushälfte. Ist sie genügend lang, ist der Temperaturanstieg nach dem Eisprung steil genug? Sonst kann mit Mönchspfeffer oder Yamswurzel nachgeholfen werden. *Zaubern Sie einen Zyklus herbei*

Die Anregung der Eierstöcke hat natürlich Rückwirkungen auf das Gesamtsystem der Hormonregulation, die Hypophyse, den Hypothalamus, das limbische System (Zentrum unserer »emotionalen Intelligenz«) bis zur Hirnrinde, dem Teil des Gehirns, der durch Bewusstheit Einfluss nimmt, von dem aus wir alte Glaubenssätze beeinflussen, neue Entscheidungen für unser Leben, für gelebtes Frausein treffen können.

Und wie immer: Sollten Sie mit Ihrem Selbstversuch keinen Erfolg haben, suchen Sie sich Unterstützung. Der Selbsterkenntnis steht oft so manches Unliebsame im Weg, was wir lieber nicht anschauen. Wenn dagegen eine uns an der Hand nimmt und wir gemeinsam hingucken, ist vieles möglich. Dies gilt auch für die naturheilkundliche Behandlung. Wirklich zu erfassen, wo im Körper »es hängt«, welche Impulse, welche Informationen zu welchem Zeitpunkt die richtigen sind, welches Organsystem (z.B. die Schilddrüse) noch mit einbezogen werden sollte, kann einer erfahrenen Behandlerin vorbehalten bleiben.

Suchen Sie sich Unterstützung

Sie haben sich schon auf den Weg gemacht, indem Sie dieses Buch lesen, indem Sie Informationen sammeln, welche Sichtweisen es gibt, und das ist der erste Schritt auf einem eigenverantwortlichen Weg.

Vergessen Sie nicht, sich ab und zu zu loben!

KAPITEL 7

Was wächst denn da?

Myome

Gebärmuttermyome sind ein außerordentlich häufiges Phänomen besonders bei Frauen von 35 an bis zu den Wechseljahren. Sie sind nur behandlungsbedürftig, wenn sie Beschwerden bereiten und: die gute Nachricht, sie hören nach den Wechseljahren auf zu wachsen bzw. bilden sich zurück. Mit Myomen kann frau (meistens) leben, oft gilt es nur die Symptome, z.B. eine verstärkte Blutung, für ein paar Jahre in den Griff zu bekommen. Und Sie waren schon dabei, Ihre Gebärmutter zu verlieren? Moment! Selbst, wenn es nicht gelingen sollte, die Beschwerden zu mindern und Sie eine Operation erwägen, gibt es eine Menge zu bedenken. Nur Mut, lesen Sie weiter!

Zunächst: ein Myom ist eine gutartige Geschwulst an der Gebärmutter, besteht aus Muskel- und Bindegewebe und bleibt in den allermeisten Fällen gutartig. Die Wahrscheinlichkeit, dass ein Myom »entartet«, sich zu einem Sarkom entwickelt, liegt unter einem Promille. Das Risiko, die Komplikationen einer Gebärmutterentfernung nicht zu überleben, liegt laut der amerikanischen Gynäkologin Christiane Northrup sogar darüber. Der Unterschied zwischen beiden Erkrankungen kann

Myome sind nur behandlungsbedürftig, wenn sie Beschwerden bereiten

durch die Wachstumsgeschwindigkeit und auch durch die Konsistenz auf dem Ultraschallbild erkannt werden. Ein Gebilde, das nach einem Vierteljahr immer noch dieselbe Größe hat oder minimal gewachsen ist, ist und bleibt ein Myom. Diese Tatsache bringt schon eine Menge Ruhe in die Diskussion.

Wo genau sitzt Ihr Myom? Man unterscheidet Myome, die außen auf dem Gebärmuttermuskel aufgelagert sind, subseröse Myome, die meist keine Beschwerden machen, lange unentdeckt bleiben und vielleicht erst ab einer ansehnlichen Größe auf Blase oder Darm drücken, von solchen, die in die Gebärmutterhöhle hineinwachsen, submuköse Myome genannt werden, und solchen, die sich in der Muskelwand der Gebärmutter selbst, intramural bilden. Die letzten beiden Arten können zum Teil unabhängig von ihrer Größe erhebliche Beschwerden machen: meist über einen längeren Zeitraum zunehmend schmerzhafte, verstärkte Regelblutungen bis hin zu blutsturzartigen Zuständen. Myome können einzeln auftreten, solitär, oder auch zu mehreren, multipel. Eine Gebärmutter, die von vielen Myomen durchsetzt ist, nennt man Uterus myomatosus.

Myome können, je nach Größe und Lage, ein Hindernis sein, schwanger zu werden, müssen aber nicht. Die Schwangerschaft selbst kann behindert werden, die Fehlgeburtsrate ist bei Myombesitzerinnen etwas höher. Myome wachsen in einer Schwangerschaft unter den erhöhten Hormonspiegeln zunächst oft mit. Sie tun dies etwa bis zur zwölften Woche, dann hört das Wachstum gewöhnlich auf. Das ist gut zu wissen.

 Eine Schweizer Kollegin, darauf angesprochen, ob eine meiner Patientinnen, der während der Schwangerschaft eine Myomentfernung geraten worden war, dies wirk-

lich tun sollte (ich hatte da so meine Bedenken, allerdings noch nicht so viel Erfahrung), antwortete: »Im
Buuch isch viel Platz!« Und so war es dann auch. Die
Frau entschied sich gegen die Operation und hatte eine
komplikationslose Schwangerschaft und Geburt.

Schulmedizinische Behandlung

Die schulmedizinische Behandlung besteht aus der Entfernung einzelner Myome (Enukleation) bei Frauen, die
noch Kinder möchten oder die entschieden genug sind,
für den Erhalt ihrer Gebärmutter zu kämpfen. Die Entfernung der Gebärmutter wird im Allgemeinen Frauen
»nach der Familienplanungsphase« vorgeschlagen. Es
gibt auch den Versuch, durch die zeitweise hormonelle
Unterbindung des Östrogens (»künstliche Wechseljahre«) Myome zu verkleinern, um sie dann operativ entfernen zu können. Frauen berichten als Nebenwirkungen
der Antihormontherapie von Hitzewallungen, Depressionen, Haarausfall, Akne, Schwindel, Abnahme der sexuellen Lust, Vermännlichungserscheinungen wie Tieferwer-
den der Stimme. Letzteres kann sogar irreversibel sein.
Myome sind die häufigste Ursache, warum Frauen ihre
Gebärmutter verlieren. In den USA ist jede zweite Frau
über fünfzig hysterektomiert, d.h. ihr wurde die Gebärmutter entfernt. Für einen Teil dieser Frauen stellt dies
eine echte Erleichterung dar. Aber was ist mit denen, die
nach der Operation beeinträchtigt sind durch Schmerzen, verfrühte Wechseljahre und OP- und Narkosekom-
plikationen?
Die Gebärmutter ist in jedem Lebensalter ein erhaltens-
wertes Organ! Sie ist für viele Frauen wichtiger Bestandteil ihres sexuellen Erlebens und nicht zuletzt

Operationen

*Hormonbe-
handlung*

*Kämpfen Sie
für den Erhalt
Ihrer Gebär-
mutter*

103

auch ihrer weiblichen Identität. Viele ihrer Funktionen (z.B. die Bildung von Gewebshormonen) sind noch weitgehend unerforscht.

 Interessante Zahlen fand die so genannte »Tessiner Studie« aus den 1980er-Jahren heraus: Operierende Gynäkologen empfehlen doppelt so häufig eine Hysterektomie wie nicht operierende. Frauenärztinnen raten nur halb so oft zu diesem Eingriff wie ihre männlichen Kollegen. Die Rate der Gebärmutterentfernungen bei den Ehefrauen von Ärzten beträgt nur 50 Prozent im Vergleich zu Frauen, die zufällig nicht mit einem Mediziner verheiratet sind.

Operation ist nicht gleich Operation

Entscheiden Sie sich für eine Operation, wofür es gute Gründe geben kann, sollten Sie sorgfältig nach einem Operateur suchen, der gewillt ist, die Gebärmutter, wenn irgend möglich, zu erhalten. Auch die OP-Technik hat sich in den letzten Jahren sehr verbessert. Inzwischen können subseröse Myome bis zu einem Durchmesser von 10 cm endoskopisch, über eine Bauchspiegelung, entfernt werden. Sie werden peu à peu abgetragen und abgesaugt, wofür eine längere Narkose notwendig ist, aber ein Bauchschnitt vermieden werden kann. Submuköse Myome sind z.T. über eine Gebärmutterspiegelung (Hysteroskopie) zugänglich.

Selbst wenn die beschriebenen Möglichkeiten aufgrund der Lage oder Größe des Myoms nicht möglich sind und die Gebärmutter entfernt werden muss, sollten Sie darüber sprechen, ob der Gebärmutterhals nicht belassen werden kann (supracervicale Hysterektomie). Es verlangt vom Operateur viel technisches Können und wird vielleicht in einer Klinik abgelehnt, weil das Knowhow nicht vorhanden ist. Ein Argument dagegen ist manchmal, dass der verbleibende Gebärmutterhals mit der Zeit einen Gebärmutterhalskrebs entwickeln könnte, nach dem Motto, was raus ist, kann nicht erkranken. Der Vorteil dieser Technik: Bleibt der Gebärmutterhals erhalten, wird die Scheide besser befeuchtet, der Beckenboden bleibt stabiler und der Erhalt der kleinen Blutgefäßverbindungen zu den Eierstöcken vermindert das Risiko verfrühter Wechseljahre. Die Folgen des Eingriffs scheinen insgesamt besser verkraftet zu werden. Es ist wichtig, sehr individuell Vorteile und Risiken der verschiedenen Operationsmethoden abzuwägen. Ausführlichere Informationen über die verschiedenen Möglichkeiten finden Sie bei A. Zimmermann (s. Literatur).

Wenn Sie sich für eine Operation entscheiden, lesen Sie gern die allgemeinen Hinweise zur Vorbereitung auf Operationen im Kapitel Ovarialzysten (s. Seite 96).

Naturheilkundliche Behandlung

Aus ganzheitlicher Sicht entstehen Myome unter bestimmten Bedingungen, die allesamt behandelt oder in Selbsthilfe angegangen werden können. Wenn Myome in der Schwangerschaft wachsen und nach den Wechseljahren ihr Wachstum einstellen, ist der Gedanke nahe liegend, dass sie hormonabhängig wachsen. Genauer gesagt: östrogenabhängig. Myombesitzerinnen sollten also weder die »Pille« nehmen noch eine Hormontherapie in den Wechseljahren machen.

Wie ich im ersten Kapitel beschrieben haben, leben wir alle, Frauen wie Männer, mit einem tendenziellen Östrogenübergewicht, dem mit Progesteron(pflanzen) entgegengewirkt werden kann. Doch die Hormonebene ist nur eine mögliche, die nicht immer funktioniert. Haben wir doch gelernt, dass Frauen auf Hormonpflanzen sehr

Hormone ausgleichen

unterschiedlich und manchmal gar nicht ansprechen. Das gilt auch für die ansonsten hervorragenden Progesteroncremes, wie sie von Naturheilärzten (weil verschreibungspflichtig) eingesetzt werden.

Zu den progesteronartig wirkenden Pflanzen gehören, wie bereits erwähnt, Mönchspfeffer und Yamswurzel, die nur in der zweiten Zyklushälfte, vom 10. bis zum 26. Tag gegeben werden: als Tee, Tinktur, Fertigpräparat oder, bei der Yams, auch über die Haut. Leinsaat, Frauenmantel und Schafgarbe gleichen aus und können eine Zeit lang durchgehend eingenommen werden.

Des Weiteren wurde beobachtet, dass Myome ihr *Ernährung* Wachstum durch veränderte Ernährungsgewohnheiten *beachten* und/oder eine Entlastung der Leber einstellen können. Bildlich gesprochen haben Myome oft die Funktion einer zweiten Leber. Der Körper deponiert Stoffe – »organisiert« sie, wenn man so will, die durch eine geschwächte Leberfunktion nicht ausgeschieden werden können. Dies ist meines Wissens noch nie wissenschaftlich untersucht worden, wir bewegen uns auf dem Terrain der Erfahrungsheilkunde. Eine wichtige Aufgabe bei der Myombehandlung besteht also darin, die Leber zu unterstützen. In diesem Zusammenhang kann es *Zuerst einmal* sehr sinnvoll sein, erst einmal zu entschlacken, »die *entschlacken* Depots zu leeren«, in Form einer Fasten- oder Entgiftungskur. Dorisa Schadow, eine erfahrene, heilpraktische Freundin und Kollegin, empfahl hierfür besonders:

Die Hirsekur

Mindestens 7 Tage lang zu 70 Prozent nur gekochte Hirse zu sich zu nehmen und zu 30 Prozent rohes oder gedünstetes Obst oder Gemüse. Dazu hie und da einen Esslöffel gutes Öl, ein paar Kräuter, etwas Kräutersalz. Die Hirse ist sehr einfach zuzubereiten, sie ist nach 10 Minuten Köchelns gar und kann süß oder salzig genossen werden. Morgens zum Beispiel einen klein geschnittenen Apfel und ein paar Rosinen mitkochen, abends eine Tomate, einige Pilze dazu, fertig. Die Hirse wirkt mild entwässernd und entsäuernd.

Wer es gewöhnt ist, komplett zu fasten mit Säften oder Tee – wunderbar. In der warmen Jahreszeit empfehle ich auch Rohkostwochen. Eine 7-Tage-Körnerkur, bei der jeden Tag ein anderes Getreide gegessen wird, ergänzt durch frisches Obst und Gemüse, kann unter diesem Namen im Reformhaus erstanden und jederzeit durchgeführt werden, ähnlich der Hirsekur. Manche Frauen machen gute Erfahrungen mit der darmreinigenden »Semmel-Milch-Diät« nach F.X. Mayr. Dieser längst verstorbene ärztliche Pionier der Entgiftung entwickelte eine weit verbreitete Kur, bei der Sie sich von speziell ausgebildeten Ärzten unterstützen lassen können.

Parallel zu einer Kur kann schon mit einem Lebertee begonnen werden oder mit den entsprechenden Pflanzen in Form von Frischpflanzensäften. Erinnern Sie sich an den Lebertee aus dem zweiten Kapitel: 40 g Mariendistel, 40 g Löwenzahnwurzel und 20 g Schöllkraut. Daneben sollte auch die Ernährung verändert werden. Vor allem mit der Reduktion von tierischem Eiweiß *Weniger* haben Frauen gute Erfahrungen gemacht. Wenn Sie *tierisches* dann noch eine Zeit lang Genussmittel wie Alkohol, *Eiweiß* Kaffee, Nikotin einschränken, auf viel Frisches achten, nur gute biologische, kaltgepresste Öle verwenden, entlasten Sie die Leber auf der Zufuhrseite.

Doch was tun, wenn eine sich schon bestens biologisch-vollwertig ernährt und trotzdem ein Myom entwickelt? Gerade bei Myomen ist es wichtig, das individuelle Thema einer Frau zu erwischen, herauszufinden, was ist

107

bei ihr ganz persönlich der Punkt, die Qualität, die es gilt, ins Leben zu holen.

 In den Anfängen meiner Beratungstätigkeit im Frauen- und Mädchen-Gesundheitszentrum in Freiburg las ich in der Zeitschrift »Clio« von Erfolgsberichten bei Myomen mit Umstellung auf makrobiotische Ernährung, eine für westliche Schnellköchinnen relativ aufwändige, an den fünf Elementen orientierte fleischlose Kost. Diesen Tipp gab ich begeistert weiter. Nun kam ich in Kontakt zu einer an einem Myom erkrankten Frau, die diesen Rat gerne aufnahm. Nach einem Vierteljahr war das Myom weitergewachsen und wir berieten erneut. Wir fanden heraus, dass sie eine Person ist, die sich ohne Probleme den strengsten Diäten unterwirft, sich aber äußerst schwer tut, das Leben und auch das Essen zu genießen! Also verwarfen wir alle Ernährungseinschränkungen und überlegten stattdessen, wie sie das Genießen lernen kann. Ernährung war einfach nicht ihr Thema.

Der nächste Aspekt, der zur Myombildung führen kann, ist ein verminderter oder auch gestauter Energiefluss im *Schwung ins* kleinen Becken. Also heißt es, Schwung ins Becken zu *Becken* bringen mit Bauchtanz, Luna-Yoga, Beckenbodentraining und allen beckenbetonten Tänzen. Benita Cantieni beschreibt in ihrem anregenden Buch »Tiger Feeling« wunderbare Übungen, und allein der Titel verrät, was es zu gewinnen gibt.

Sie bewegen sich genug, höre ich? Joggen, fahren Rad, sind Speerwerferinnen und Triathletinnen? Sport allein genügt leider nicht, denn es geht hier um die gezielte Beckenbewegung. Bewegung, die ein Gefühl für die weiblichen Organe, Sinnlichkeit und Lust weckt. Exzessive körperliche Betätigung kann sogar das Gegenteil bewirken, strengt den Körper einfach nur an, verdeckt das Körpergefühl und verstärkt die Blutung noch mehr. Dieser »Schwung« kann auch mit Heilpflanzen unterstützt werden. Nur Vorsicht! Wenn die Blutung bereits stark ist, kann sie noch verstärkt werden. Der Zufall will's, dass alle Pflanzen, die die Beckendurchblutung anregen, auch lustfördernd (aphrodisisch) wirken. Auch das ist in unserem Sinne, oder etwa nicht? Sexualität gehört zu den angenehmsten Methoden, die Energie im Becken wieder ins Fließen zu bringen. Aphrodisische, beckendurchblutende Pflanzen, mit denen Sie ausgiebig experimentieren dürfen, sind: Damianablätter, Liebstöckelkraut, Basilikum, Majoran, Rosmarin, Salbei, Rosenblüten, Ingwer …

Sexualität sorgt für guten Energiefluss

M. L. Moeller, dem Erfinder der »Zwiegespräche«, verdanke ich den Aspekt, dass auch das sich Austauschen, das nahe Gespräch, erotisierenden Charakter hat (das sollten die Frauen schonend ihren Männern beibringen). Von Isabel Allende mit ihrem betörenden Kochbuch »Aphrodite« bekam ich einige Anregungen, wie über Gaumenfreuden das Feuer angefacht werden kann. Mehr dazu im Kapitel Lust und Unlust.

Wenn Frauen (mit Myomen) über eine starke Blutung klagen bis dahin, dass sie beinahe »wegfließen« und schon am Ende ihrer Kräfte sind, weil sie so viel Blut verlieren, können wir natürlich nicht abwarten, bis die übrige Behandlung anschlägt, sondern müssen unmittelbar blutstillend und blutbildend wirken.

Wenn nötig: Blutung stillen

Das tun wir mit Pflanzen wie Hirtentäschel oder Blutwurz wie im Kapitel 2 beschrieben.

Die Blut stillenden Pflanzen sind manchmal nicht einfach zu dosieren. Nehmen Sie die Dosierung getrost selbst in die Hand. So hoch wie nötig und niedrig genug, dass der Fluss nicht vollends versiegt. Besorgen Sie sich die Tinktur einer dieser Pflanzen, damit Sie sie immer griffbereit haben, und nehmen Sie, wenn das Blutungsgeschehen zu eskalieren droht, halbstündlich 5 – 10 Tropfen oder bis zu 5-mal täglich 20 Tropfen. Das sollte funktionieren.

Blut bildende Pflanzen

Um auch die Blut bildenden Pflanzen noch einmal zu nennen: Brennnessel, Löwenzahn, Frauenmantel, Vogelknöterich usw. Und vergessen Sie nicht die Blut bildenden Nahrungspflanzen wie Rote Beete, Grüngemüse, Salate und natürlich alle essbaren Wildkräuter. Große Myome können den Körper wirklich anstrengen. Könnten Sie Kräftigung vertragen? Dann denken Sie an

Allgemein stärkende Pflanzen

allgemein stärkende Pflanzen wie Meisterwurz, Engelwurz, Taigawurzel, Ginseng, Bockshornkleesamen. Nicht alle auf einmal. Gibt es eine, mit der Sie schon einmal gute Erfahrungen gemacht haben oder die Sie aus irgendeinem Grund anspricht? Greifen Sie zu! Als Tee, Tinktur, Fertigpräparat.

Und wie immer, spreche ich Sie nicht zuletzt darauf an, ob Sie denn eine Idee zu Ihrer Erkrankung haben. Was dazu geführt haben könnte, dass der Körper so viel Energie in den Aufbau eines Muskelgebildes steckt, statt sie für anderes zu verwenden?

Zweierlei höre ich auf diese Frage überdurchschnittlich oft:

Wo ist Ihre Kreativität geblieben?

»Ich stecke in einer Situation, die meiner Kreativität keinen Platz lässt, ich habe so lange nicht darüber nachgedacht, was denn meine eigentliche Begabung ist, wofür mein Herz schlägt, und jetzt mache ich diesen Job und, na ja … eigentlich wundert's mich nicht …« Dann wäre es eine Freude, Sie begleiten zu dürfen, wenn Sie Ihren verschütteten Lebenswunsch, Ihren Traum wieder ausgraben. Gestehen Sie sich zu, dass Kreativität und Selbstverwirklichung etwas Wichtiges sind, und legen Sie los. Wie Laurence LeShan in einem Beispiel aufführt, beginnt ein neues Leben manchmal

mit dem Kauf einer Briefmarke. Illusion, Zukunfts-
musik? Ja, wenn die Kinder mal größer sind! Nix da!
Wann, wenn nicht jetzt!

Die zweite Aussage könnte so lauten: »Ja, Sie haben *Energiestau*
Recht, das fühlt sich alles so gestaut an, ein riesiger Ener-
gieball, der nicht weiß wohin.« Schon sind wir mitten im
Gespräch. Womit ich nicht sagen will, dies seien die einzigen Themen, die ein Myom seiner Trägerin nahe bringen
will. Körperorientierte Visualisierungen geben Aufschluss,
lassen das Myom »sprechen« und bieten mögliche Handlungsschritte an (siehe Kapitel Endometriose).

Weitere Themen, die oft im Myomzusammenhang auftauchen, sind:

• Die weiblichen Organe fühlen sich vernachlässigt, un- *Beliebte*
beachtet, wünschen sich Zuwendung und Aufmerksam- *Myomthemen*
keit;
• lustvolle Sexualität ist nicht lebbar;
• (bisher unerfüllter) Kinderwunsch;
• Frauen stellen ihre Bedürfnisse zurück zugunsten anderer.

Ziel dieses ganzheitlichen Ansatzes ist es, Myome an
einem Weiterwachstum zu hindern und die Entstehung
neuer Myomkerne zu verhindern. Und das gelingt fast
immer. Ich habe mir angewöhnt, als Heilerfolg weniger
auf die messbare Größe eines Myoms zu starren (obwohl
es natürlich immer wieder schön ist, wenn eines verschwindet), sondern auf die Beschwerdefreiheit Wert zu
legen. Mit Myomen können Sie leben, gut leben! Und
Sie können für Ihre Lebensfreude, Ihren Genuss und Ihre
Beschwerdefreiheit mehr tun, als Sie bisher glaubten. Ich
möchte Behandlerinnen wie Betroffenen Mut machen,
bei Myomen naturheilkundlich-psychosomatische Wege
zu beschreiten. Und da diese Wege noch viel zu wenig
bekannt sind, ist es an uns, sie zu verbreiten.

KAPITEL 8

Das Rätsel – nicht nur für die Wissenschaft

Endometriose, mit einer Einführung in die
körperorientierte Visualisierungsarbeit

Endometriose gibt Rätsel auf Wie können wir uns einer Krankheit nähern, die trotz aller Forschung so viele Rätsel aufgibt? Bei der die medizinischen Angebote und Erfolge so oft unbefriedigend sind, nicht nur für die Betroffenen selbst? Wie wäre es mit systematisch, respektvoll und mutig?

• Systematisch, indem wir alle bekannten Aspekte dieser Krankheit zusammentragen, um zu wirklich neuen Schlüssen zu kommen.

• Respektvoll, indem wir anerkennen, dass diese Krankheit für viele betroffenen Frauen bedrohlich ist aufgrund ihres schmerzhaften Charakters, des damit oft verbundenen unerfüllten Kinderwunsches.

• Mutig, indem wir miteinander neue Wege beschreiten, jenseits der neuesten Nachrichten über Operationstechniken und der letzten Variante eines bereits bekannten Hormonpräparates.

Was ist Endometriose?

Endometriose wird erklärt als das Vorkommen von endometriumähnlichem Gewebe, das heißt Gewebe, das der Gebärmutterschleimhaut ähnelt und das außerhalb der Gebärmutter, meist im kleinen Becken, in Form von gutartigen Wucherungen, Zellinseln, vorkommt. Selten finden sich Endometrioseherde in anderen Teilen des Körpers. Auch bei Männern nach Prostataentfernung kann eine Endometriose vorkommen.

Gebärmutter-schleimhaut außerhalb der Gebärmutter

Was bewirkt Endometriose?

Diese Zellinseln wachsen in den meisten Fällen hormonabhängig und haben die Tendenz, wie die Gebärmutterschleimhaut auch, zyklisch abzubluten. Nur gibt es keinen natürlichen Ausgang, was zum Bluten in die Umgebung und zu einer Reizung des benachbarten Gewebes führt, mit der Folge von Verklebungen und Verwachsungen. Es können sich auch blutgefüllte Zysten bilden, die im Ultraschallbild als solche zu erkennen sind.

Verklebungen und Verwachsungen

Macht Endometriose immer Beschwerden?

Es ist wichtig zu unterscheiden zwischen dem Phänomen Endometriose (dem bloßen Vorhandensein von Endometrioseherden) und der Krankheit Endometriose, bei der Endometrioseherde mit Beschwerden gekoppelt sind. Dies scheint nur bei 50 Prozent der Frauen der Fall zu sein. Ersteres wird oft als Zufallsbefund z.B. bei einer Blinddarmentfernung entdeckt und es gibt Zahlen, nach denen bei bis zu 15 Prozent aller Frauen solche Zellinseln zu finden sind (Keckstein 1998). Diese Unterscheidung ist insofern wichtig, als es anscheinend möglich ist, Endometrioseherde zu haben und dennoch

Nur 50 Prozent der Frauen haben Beschwerden

beschwerdefrei zu sein. Eine weitere Konsequenz aus dieser Erscheinung ist, bei der Therapie das Augenmerk weniger darauf zu haben, ob Frauen nach einer häufig durchgeführten »second-look«-OP ohne Befund sind, als vielmehr auf ihre Beschwerdefreiheit zu achten.

Endometriose-herde müssen keine Beschwerden machen
Endometrioseherde müssen keine Beschwerden machen, sondern es wohnt ihnen das Potenzial inne, »friedlich« oder »aggressiv« zu sein. Wohlgemerkt aggressiv nicht im Sinne einer Entwicklung in Richtung Krebs, sondern im Sinne von Beschwerden und Beeinträchtigungen der Nachbarorgane.

Wie macht sich Endometriose bemerkbar?

Entdeckt wird diese Erkrankung oft erst nach jahrelanger Odyssee der betroffenen Frauen, die über Schmerzen klagen, abhängig oder unabhängig vom Zyklus, Schmerzen beim Geschlechtsverkehr, rund um den Eisprung, über Jahre zunehmende Blutungsstärke oder irreguläre Blutungen. Verdauungsbeschwerden können hinzukommen, wenn der Darm miteinbezogen ist. Es kann im Extremfall sogar zu einem Darmverschluss kommen, der als Notfall sofort operiert werden muss. Endometriosebetroffene müssen also wissen, dass sie sich bei akuten Schmerzen in jedem Fall unmittelbar an die nächste Klinik wenden.
Auch Schmerzen beim Wasserlassen werden beschrieben.
Nicht selten steckt hinter einem Endometriosegeschehen ein unerfüllter Kinderwunsch. Es gibt Zahlen, wonach bei 30 Prozent aller Frauen mit unerfülltem Kinderwunsch bei einer Bauchspiegelung eine Endometriose gefunden wird.

Betroffene Frauen sind oft sowohl durch die Schmerzen als auch durch den eventuellen Blutverlust in ihrem Allgemeinbefinden stark beeinträchtigt, fühlen sich schlapp und ausgelaugt, verlieren die Lebenslust bis hin zu Depressionen. Inzwischen wissen wir, dass eine Frau im Schnitt fünf Jahre hinter sich bringt vom Beginn der Beschwerden bis zur Diagnose. Betroffene werden nicht ernst genommen, in die »Psychoecke« geschoben, für hysterisch erklärt.

Frauen sind oft in ihrem Allgemeinbefinden stark beeinträchtigt

Festzustellen bleibt, dass ein Endometriosegeschehen während einer Schwangerschaft ruht. Aus diesem Grund wird auch sehr jungen Frauen das baldige Kinderkriegen empfohlen, was, wenn es mit ihren Lebensplänen nicht übereinstimmt, ein untauglicher Vorschlag bleibt. Die Endometriose tritt nach einer Schwangerschaft mit großer Wahrscheinlichkeit wieder auf bzw. kann sich auch bei Frauen entwickeln, die bereits Kinder geboren haben.

Früher ging man davon aus, dass die Krankheit mit dem Einsetzen der Wechseljahre, also dem Wenigerwerden der hormonellen Aktivität, verschwindet. Dies hat sich jedoch in einzelnen Fällen als Trugschluss herausgestellt. Nicht jede Endometriose wächst hormonabhängig.

Trotzdem ist die Diagnose Endometriose keine Einbahnstraße. Lassen Sie sich durch diese Aufzählung nicht deprimieren. Immer wieder werden Frauen überraschend schwanger oder finden ihren Weg zu Beschwerdefreiheit.

Wie wird Endometriose festgestellt?

Die Diagnose Endometriose bleibt eine Verdachtsdiagnose, selbst wenn der Krankheitsverlauf, die Untersuchung und der Ultraschallbefund es nahe legen.

Endgültige Sicherheit kann nur die Gewebeentnahme im Rahmen einer Bauchspiegelung bringen, bei der die Herde zu sehen sind, ebenso Zysten und Verklebungen. Meist wird vorgeschlagen, neben der Diagnostik gleich Zysten zu entfernen, Herde zu veröden und Verklebungen zu lösen, besonders wenn ein Kinderwunsch im Raum steht.

Schulmedizinische Therapie

Operation

Das operative Vorgehen wird vor allem bei Kinderwunsch empfohlen, aber auch allgemein zur Entfernung von Herden. Bedenken gegen dieses Vorgehen ergeben sich aus der Erfahrung, dass Operationen zu einer Streuung der Herde führen können. Eine zu starke Fixierung auf die Herde und ihre Entfernung kann eine Operation nach der anderen nach sich ziehen, ohne dass Sie auf längere Sicht beschwerdefrei würden. Selbst die komplette Entfernung von Gebärmutter und Eierstöcken bringt nur 90 Prozent aller Frauen Beschwerdefreiheit.

Dennoch gibt es Situationen, in denen das Eierstockgewebe Gefahr läuft, von einer Zyste »erdrückt« zu werden, oder Sie sich aus anderen Gründen von einer Operation Erleicherung versprechen. Dann blättern Sie zurück zum Kapitel Zysten und lesen alles Bedenkenswerte über Operationen und die naturheilkundliche Begleitung, die dabei möglich ist, nach. Entscheiden Sie erst, nachdem Ihnen alle Möglichkeiten aufgezeigt wurden und Sie ohne Zeitdruck eine freie Entscheidung treffen konnten.

*Die hormo-
nelle Therapie
bewirkt oft
eine Linderung
der Schmerzen*

Die hormonelle Therapie bewirkt, zumindest während sie andauert, oft eine Linderung der Schmerzen, sie hat hingegen keinen Einfluss auf die biologische Fruchtbarkeit. Sie wird manchmal zur OP-Vorbereitung empfohlen, in der Hoffnung, Herde zu verkleinern, um sie besser operieren zu können.

Die Spannbreite der Hormontherapie reicht von der Gabe der Pille über eine reine Gestagentherapie, Antiöstrogene bis zur am häufigsten angewandten Methode, der Gabe von so genannten GnrH-Analoga, die auf der Ebene des Zwischenhirns die Ausschüttung der Eierstockhormone stoppen und Frauen in künstliche Wechseljahre versetzen, was wegen der Nebenwirkungen wie Osteoporose maximal ein halbes Jahr durchgeführt werden kann.

Die Berichte von Frauen über diese Therapie sind sehr unterschiedlich bezüglich der Verträglichkeit. Manche Frauen klagen über massive wechseljahreähnliche Beschwerden, andere scheinen gut damit klarzukommen. Fest steht, dass auch GnrH-Analoga nichts daran ändern, dass 40 Prozent der Frauen nach einem Jahr und 80 Prozent der Frauen nach vier Jahren wieder über massive Beschwerden klagen (für weitere Details gibt es eine Broschüre des FFGZ Berlin, siehe Literatur). Auch möchte ich zu bedenken geben, dass die z.T. vermännlichenden Nebenwirkungen nicht in jedem Fall reversibel zu sein scheinen.

Hormontherapie wird sehr unterschiedlich vertragen

Frauen sollten während der GnrH-Analoga-Gabe wegen zu befürchtender Missbildungen des Kindes auf keinen Fall schwanger werden, was zwar unwahrscheinlich, aber möglich ist. Während einer Hormontherapie gleichzeitig naturheilkundlich zu behandeln ist schwierig, da die Hormone sehr massiv in den Stoffwechsel eingreifen. Möglich ist die Linderung der Wechseljahresbeschwerden durch östrogenausgleichende Pflanzen wie Leinsamen (2 EL/Tag, geschrotet, mit viel Wasser) und durch eine Unterstützung der Leber z.B. mit Carduus marianus Kps. Weleda 2-mal 2/Tag.

Was wissen wir über die Entstehung der Endometriose?

Im Rahmen der Schulmedizin werden verschiedene Entstehungstheorien erwogen, z.B. die der »retrograden Menstruation«. Mensblut gelangt während der Monatsblutung über die Eileiter in den freien Bauchraum, die mitgeschwemmten Endometriumzellen siedeln sich dort an. Da sich die Wahrscheinlichkeit mit jeder Menstruation erhöht, besteht eine der neueren Behandlungsmethoden darin, die Menstruation durch Hormone zu unterbinden, »abzuschalten«, um sie dann im Falle eines Kinderwunsches wieder »anzuschalten«. Allerdings ist dies ein Vorgehen, das mir zutiefst unsympathisch ist und das ich deshalb nicht in den Katalog der Möglichkeiten aufnehmen möchte.

Die Theorie der retrograden Menstruation erklärt nicht das Vorkommen von Endometriose in anderen Teilen des Körpers. Hierfür wird eine »Verschleppung« auf dem Blut- oder Lymphweg angenommen. Spekuliert wird auch, ob Endometriose, deren Zellen ja nur »endometriumähnlich« sind, sich durch ungünstige Einflüsse (Umwelt-Nahrungsgifte, Strahlenbelastung, Stress) aus undifferenzierten Zellen (vielleicht schon im Mutterleib) an Ort und Stelle entwickelt.

Wir wissen nicht, wie diese Krankheit entsteht

Letztendlich wissen wir nicht, wie diese Krankheit entsteht.

Wir können jedoch auf der Suche nach therapeutischen Ansätzen Phänomene beschreiben, die bei an Endometriose erkrankten Frauen beobachtet wurden und auf die wir Einfluss nehmen können. Denn das ist es, was wir wollen. Wege aufzeigen aus Ohnmacht und Hilflosigkeit.

• Es finden sich bei Endometriose signifikant weniger Fresszellen in der Bauchfellflüssigkeit. Dies legt nahe, dass es sich um eine Art Immundefekt handeln könnte. Auf dem Wege der Psychoneuroimmunologie, dem Einsatz von Vorstellungsbildern, kann das Immunsystem beeinflusst werden.

Selektiver Immundefekt?

In ihrem Buch »Mut zur Selbstheilung« beschreibt Angelika Koppe, die Begründerin der körperorientierten Visualisierungsarbeit, der »Methode Wildwuchs«, ein Beispiel: eine an Endometriose erkrankte Frau sah in ihrer Vorstellung die Fresszellen in ihrem Bauch wie Piranhas. Nur waren diese Piranhas desorientiert und wussten nicht, wie und was sie fressen sollten. Es gelang dieser Frau, ihre Fresszellen auf der Symbolebene zu »belehren«. Ein wegweisender Erfolg, der ihr langfristig zu Beschwerdefreiheit verhalf.

• Endometriose geht mit einem Östrogenübergewicht und einem entsprechenden Progesteronuntergewicht einher, was über die Belastung der Umwelt mit Hormonen über die Nahrungskette (Hormone im Grundwasser durch die Ausscheidungen der Pillebenutzerinnen, Hormone in der Tiermast, hormonähnliche Umweltgifte in Kunststoffen und Insektiziden) erklärbar wird.

Zu viel Östrogen

Für einen hormonellen Ausgleich beschreiten wir den regulativen Weg der Heilpflanzen, wie vorher bereits beschrieben.

• Die Kinderwunschsprechstunde der Unifrauenklinik Heidelberg gibt noch eine allgemeine Schwermetallbelastung z.B. durch Amalgam zu bedenken mit den entsprechenden Therapiemöglichkeiten.

Schwermetallbelastung

• Inwieweit Endometriose durch gewisse psychische Grundkonstellationen mitbedingt sein könnte, darüber gibt es nur wenige Forschungsergebnisse. Es wurden Versuche unternommen, herauszufinden, was Endometriose-Betroffene von anderen Frauen unterscheidet. Ein Forschungsprojekt der Universität Jena fand heraus, dass endometriosebetroffene Frauen ein »überdurchschnittlich schlechtes Verhältnis zu ihrer Geschlechtsidentität« haben. Dies überschneidet sich mit Praxisbeobachtungen, dass Endometriosepatientinnen ein *Seelische* großes Bedürfnis nach Unabhängigkeit und Selbstständigkeit in sich tragen und der Spagat zwischen der Sehnsucht nach beruflicher Selbstverwirklichung und Kinderwunsch als besonders belastend empfunden wird. Endometriosepatientinnen gelten als schwierig, kritisch und anspruchsvoll. Überdurchschnittlich oft litten sie an Essstörungen in ihrer Vorgeschichte. Eine Studie aus den 1980er-Jahren fand ein allgemein gesteigertes aggressives Potenzial und eine Neigung zu Depressionen. Ob Letzteres Ursache oder Wirkung der Erkrankung ist, wurde nicht untersucht. Ein über Jahre beeinträchtigtes Allgemeinbefinden kann durchaus auch zu Depressionen führen und nicht umgekehrt. Christiane Northrup beschreibt das innere Milieu, in dem eine Endometriose sich entfaltet, als »blockierte Energie«. Blockierend wirke vor allem »ein starker Konflikt zwischen emotionalen Bedürfnissen und äußeren Erwartungen«.

Seelische Muster (margin note)

Themen im Zusammenhang mit Endometriose

• Unerwünschtes Kind gewesen zu sein, bis hin zu Abtreibungsversuchen;
• als Mädchen nicht willkommen gewesen, sollte als Sohn zur Welt kommen;
• Gefühle von Zerstreutheit, Verzetteltheit, Rastlosigkeit, entsprechend Berufe, die viel mit Unstetigkeit und Reisen zu tun haben;
• große Ambivalenz gegenüber dem Kinderbekommen;

• Gefühle von Unvertrautheit, Fremdheit im eigenen Körper;
• Gefühle von Einsamkeit und Heimatlosigkeit;
• hohe Leistungsanforderungen an sich selbst mit Ignorieren der eigenen Grenzen bis zur völligen Überforderung.

Dies sind im behandlerischen Gespräch Themen, die angeschnitten, angeboten werden können. Ich halte jedoch nichts davon, Endometriosebetroffene in Schubladen zu stecken, wie es noch bis vor einigen Jahren geschah, wo Endometriose als Krankheit der »Karrierefrauen« bezeichnet wurde. Die Konsequenz heißt dann, zurück an Heim und Herd und alles wird gut?

Auf der Suche nach Einflussmöglichkeiten lohnt es sich immer, im Rahmen von Visualisierungen Ihre individuellen Themen herauszufinden. Ob es eine Kränkung oder Verletzung zu überwinden gibt, oder zu erarbeiten, welche Qualität Sie in Ihr persönliches Leben holen möchten. Mehr zu der körperorientierten Visualisierungsarbeit nach der Methode Wildwuchs von Angelika Koppe finden Sie im Abschnitt über psychosomatische Behandlungsansätze (s. Seite 129). *Ihre individuellen Themen herausfinden*

Eine naturheilkundliche Behandlung sollte aus meiner Sicht immer mehrgleisig sein und sich auf folgende Schwerpunkte stützen:
• symptomatische und allgemein regulierende Therapie mit Heilpflanzen (oder mit Homöopathie, TCM, manuellen Therapien etc.);
• Ernährungshinweise;
• Bewegung;
• Psychosomatik.

Die Erfahrung der betroffenen Frauen zeigt, dass sie bestimmen wollen, in was sie Vertrauen haben, und sie über das ganze Spektrum der Möglichkeiten einschließlich der Naturheilverfahren informiert werden sollten.

1. Symptomatische und allgemein regulierende Therapie – grundsätzliche Wirkrichtungen und ihre Heilmittel

Die naturheilkundliche Behandlung einer Endometriose ist eine sehr komplexe Angelegenheit. Einen Teil der Heilmittel, die ich im Folgenden nenne, können Sie in Eigenregie ausprobieren. Greifen Sie, je nach Ihrer individuellen Symptomatik, aus den Pflanzen, die in eine Richtung wirken, eine heraus, stellen einen Heiltee zusammen und ergänzen ihn durch die eine oder andere Maßnahme wie Bewegung, Ernährungsveränderung, Wickel usw.

Verordnen Sie sich eine Kur Verordnen Sie sich eine Kur. Sie werden nicht alle Aspekte auf einmal angehen können. Überdenken Sie einen Heiltee nach sechs Wochen: Worin habe ich Linderung erfahren? Sind die Schmerzen besser? Fühle ich mich insgesamt kräftiger? Dann geben Sie sich weitere sechs Wochen für den nächsten Aspekt.

Da alle Naturheilmittel sehr individuell wirken, kann es sinnvoll sein, sich eine professionelle Begleitung zu suchen (Adressen ev. über Lachesis e.V. im Anhang).

Für eine Misteltherapie oder eine Schwermetallausleitung müssen Sie mehrere Monate rechnen und sollten damit nicht allein sein. Mistelpräparate werden in wechselnder Dosierung in die Bauchdecke gespritzt, können Heil-, aber auch allergische Reaktionen auslösen. Entgiftungen können mit schweren körperlichen und seelischen Krisen einhergehen. Eine Darmsanierung sollte durch Stuhluntersuchungen kontrolliert werden. Und vielleicht tut es ganz einfach gut, eine Begleiterin an der Seite zu haben. Sie müssen nicht alles allein schaffen.

• *Die Leber unterstützen*
Löwenzahnwurzel, Artischockenblätter, Mariendistel oder Benediktendistel in eine Teemischung geben. Oder Fertigpräparate einsetzen wie Carduus-marianus-Kapseln oder Hepatodoron von Weleda, Legalon-Kapseln von Madaus. Feuchtwarme Schafgarbenwickel über der Leber nach der Hauptmahlzeit des Tages und damit eine halbe Stunde ruhen (siehe Stichwort Leberwickel). Die Lebertherapie sollte über mehrere Monate beibehalten werden.

• *Das Endometriosewachstum hemmen*
Mistelkraut oder Schöllkraut in Ihren Heiltee geben oder mit einer Behandlerin eine Injektionsbehandlung mit Mistelpräparaten wie z.B. Iscador beginnen. Auch die anthroposophischen Kliniken verwenden die Mistel im Endometriosezusammenhang. Sollte bei Ihnen einmal ein Krankenhausaufenthalt oder eine Operation notwendig werden, sind Sie vielleicht in einer solchen Einrichtung gut aufgehoben, anthroposophische Ärzte in Ihrer Stadt helfen Ihnen gewiss weiter.

• *Einem Östrogenübergewicht entgegenwirken*
Lesen Sie gern das Kapitel Zyklusregulation, um den Hintergrund des Begriffes genau zu verstehen und die Progesteronpflanzen kennen zu lernen, die in diesem Zusammenhang eingesetzt werden. In manchen Fällen sollte mit reinem Progesteron (als verschreibungspflichtige Creme oder Fertigpräparat) ein deutliches Signal gesetzt und »die Speicher gefüllt« werden. Ein diffiziles Unterfangen, das in erfahrene Hände gehört.

• *Schwermetalle ausleiten und die Ausscheidung von Abbauprodukten fördern*
Brennnessel, Ackerschachtelhalm oder Löwenzahnkraut in Ihren Tee. Bärlauch und Korianderkraut werden zusammen mit Süßwasseralgen (z.b. Chlorella) von Expertinnen der angewandten Kinesiologie eingesetzt. Algen wirken darmstärkend und durch ihren Mineraliengehalt strukturierend. Sie können sie bedenkenlos über längere Zeit in Ihre Therapie einbauen.

• *Darmsanierung/Verdauungsregulierung*
Da der Stuhlgang bei Endometriose eine heikle Angelegenheit sein kann, sollte die Verdauung mit Ballaststoffen wie Leinsamen, Flohsamen, Bitterstoffdrogen oder der Einnahme von Heilerde reguliert werden. Eine eventuelle Besiedelung des Darmes mit Pilzen oder anderen Krankheitserregern sollte durch eine Stuhluntersuchung ausgeschlossen bzw. behandelt werden, z.B. mit Myrrhinil-Intest-Dragees. Eine Nachbehandlung mit gefriergetrockneten physiologischen Darmbakterien, z.B. mit Rephalysin oder Omniflora, ist sinnvoll.

• *Die gereizten Schleimhäute, das Bauchfell beruhigen*
Ringelblume, Kamille oder Taubnessel im Tee oder Leinsamen z.B. als Budwig-Creme (siehe Stichwort) als Nahrungsergänzung.

• *Schmerzen lindern*
Hat der Schmerz einen dumpfen, krampfartigen Charakter – Mutterkraut, Gänsefingerkraut oder Goldrute in Ihren Tee. Fühlt er sich scharf, hell oder schneidend an – Weidenrinde (auch zusätzlich als Tinktur oder Fertigpräparat) oder Mädesüß. Ein gutes Kombinationspräparat ist Phytodolor-Tinktur (Eschenrinde, Goldrutenkraut,

Pappelrinde), von der Sie mehrmals täglich bis zu 40 Tropfen einnehmen können. Unterstützen Sie Ihr körpereigenes Schmerzlinderungssystem, Ihre Endorphine, die hundertmal stärker als Morphin wirken, mit Visualisierungen. Sowohl Carl Simonton als auch Jeanne Achterberg haben Vorschläge für eine wirksame Schmerzbekämpfung mit inneren Bildern (siehe Literatur). Hilft alles nichts, nehmen Sie, bis die übrige Therapie greift, durchaus auch konventionelle Schmerzmittel. Quälen Sie sich nicht und denken Sie besonders bei Krämpfen daran, nicht abzuwarten, sondern rechtzeitig etwas zu nehmen (siehe Kapitel Menstruationsbeschwerden).

Auch Visualisierungen lindern Schmerzen

• *Eine zu starke Blutung stillen*
Hirtentäschel- oder Blutwurztinktur (siehe unter Hypermenorrhoe) bei Bedarf einnehmen, mehrmals täglich 5 – 40 Tropfen, bis die Blutung ein für Sie gutes Maß hat.

• *Bei starker Blutung auch an Blutbildung denken*
Brennnessel, Vogelknöterich oder Löwenzahnkraut in den Tee. Rote Beete (Ranen) oder alle roten Beeren (Trauben, Johannisbeeren, Kirschen) als Gemüse/Obst oder Saft sowie Wildgemüse in die Nahrung einbauen. Kräuterblutsaft oder -dragees als Fertigpräparat ist ein bewährtes Mittel auch bei allgemeiner Kraftlosigkeit.

• *Beruhigung des Beckenbereichs/Verbesserung der Durchblutung*
Melisse, Majoran, Basilikum oder Beifuß in Ihren Tee. Vorsicht, Beifuß kann die Blutung anregen.
Melissa/Phos comp. Weleda (3-mal 10 Tropfen täglich, ab dem 12. Tag steigern auf 3-mal 30 Tropfen vor den Mahlzeiten) ist ein bewährtes Präparat aus der anthro-

posophischen Medizin. Auch alle heißen Gewürze wie Ingwer, Gelbwurz, Kardamom oder Zimt sowohl im Essen als auch im Tee verbessern den Energiefluss.

Frauen machen gute Erfahrungen mit Umschlägen: Retterspitz äußerlich, Heilerde oder Rizinusöl warm auflegen und mit einer Wärmflasche 30 Minuten warm halten. Mindestens 15 Minuten nachruhen.

Manche empfinden kühlende Umschläge als angenehmer oder bevorzugen Sitzbäder z.B. mit Beifuß, Frauenmantel und Ackerschachtelhalm. Probieren Sie aus, was Ihnen am besten bekommt.

• *Seelische Unterstützung*

Baldrian, Johanniskraut, Melisse oder Passionsblume im Tee vermindern Anspannung oder Erwartungsangst bezüglich Schmerzen oder der Entwicklung Ihrer Krankheit. Müde Lebensgeister werden mit Rosmarin geweckt (Vorsicht: Blutdruckerhöhung und Menstruationsanregung).

Ackerschachtelhalm hilft strukturieren (das zerstreute Gewebe und die zerstreute Lebensweise).

Lassen Sie sich auch durch passende Bachblüten unterstützen.

• *Das Immunsystem stärken*

Propolistinktur oder Echinaceawurzel als Fertigpräparat, Bockshornkleesamen im Tee oder als Keimlinge in die Nahrung eingebaut.

Sie können sich allgemein stärken mit Engelwurz oder Meisterwurz im Tee (wenn Sie das Gefühl haben, mit dem Rücken zur Wand zu stehen).

Endometrioseberuhigender Tee

- Frauenmantelkraut
- Ringelblumenkraut
- Löwenzahnwurzel
- Bockshornkleesamen
- Ackerschachtelhalm
- Mistelkraut

Mischen zu gleichen Teilen auf 200 g.
3-mal täglich 1 Tasse, 1 TL pro Tasse, 20 Minuten zugedeckt
ziehen lassen. Vor den Mahlzeiten warm, schluckweise und
mit Bedacht zu trinken, mindestens 6 Wochen lang, dann die
Mischung überprüfen. Begleitend können schmerzlindernde
oder blutstillende Kräuter eingesetzt werden, möglichst rechtzeitig vor dem erwarteten Beginn der Beschwerden.

Die amerikanische Endometriosegesellschaft empfiehlt
außerdem die hoch dosierte Therapie mit Vitaminen
und Mineralien, nachzulesen in der Endometriosebro-
schüre des FFGZ Berlin.
Ich bevorzuge die alleinige Gabe von Magnesium und
Kalzium, z.B. in Form von Dolomit-Tabletten. Auch
Nachtkerzen- oder Leinöl (1 – 2 TL/Tag) kann helfen, die
Schleimhaut zu heilen, Verklebungen zu lösen und den
Hormonhaushalt auszugleichen.

2. Ernährung

Für die meisten Menschen ist es schwer, ihre Ernährungsgewohnheiten zu verändern. »So wie bei Muttern«, darauf sind die Geschmacksknospen geeicht.
Nur dass Muttern ihre eigenen Ansichten über Ernährung hatte und Sie jetzt in der Situation sind, über die

tägliche Nahrung Ihren Gesundheitszustand beeinflussen zu wollen.

»Dein Nahrungsmittel soll dein Heilmittel sein«, wussten schon die Alten. Sie können sich mit dem Essen schaden und Sie können durch geeignete Speisen Heilung unterstützen.

Obst- und gemüsereiche, fleischreduzierte, getreidebetonte Vollwertkost

Eine Ernährungsumstellung in Richtung einer obst- und gemüsereichen, fleischreduzierten, an tierischem Eiweiß armen, getreidebetonten Vollwertkost lohnt sich (nicht nur) bei Endometriose. Ebenso das sorgfältige Bereiten der Mahlzeiten, Slow Food statt Fast Food. Dazu kommt die Vermeidung von Genussgiften, Weißmehl und Weißzucker, allgemein von degenerierter Nahrung. Omega-6-Fettsäuren in Fleisch und Käse fördern das entzündliche Geschehen bei Endometriose, während Omega-3-Fettsäuren in Fisch, Leinsamen, Oliven etc. schleimhautberuhigend wirken. Viele Frauen erfahren allein schon durch die Ernährungsumstellung eine deutliche Besserung ihrer Beschwerden. Suchen Sie sich eine fitte Beraterin.

Seien Sie eine Zeit lang achtsam, schulen Sie Ihr Körpergefühl darauf, was Sie vertragen, was Ihre Verdauung sanft reguliert. Experimentieren Sie mit neuen Rezepten, konzentrieren Sie sich auf die Fülle dessen, was Ihnen bekommt, statt der Schokolade hinterherzutrauern.

Ich empfehle, eine solche Umstellung wie eine Kur für sechs bis acht Wochen auszuprobieren, das erleichtert den Einstieg. Oder konzentrieren Sie Ihre Bemühungen in einer Kur auf eine bestimmte »Ernährungssünde«, die Sie immer schon verändern wollten. Bei einer deutlichen Steigerung des Wohlbefindens werden Sie eine Veränderung Ihrer Gewohnheiten gern beibehalten.

3. Bewegung

Zur Verbesserung der Durchblutung und Erhöhung der Aufmerksamkeit für die eigene Weiblichkeit empfehle ich Luna-Yoga, Bauchtanz, Hula-Hoop oder, wenn es mehr Schwung sein sollte, afrikanische oder lateinamerikanische Tänze. Probieren Sie das eine oder andere aus, Sie werden ein Gespür dafür entwickeln, welches Bewegungs- oder Ruheelement in Ihrem Leben einen Platz finden sollte. Vor dem Hintergrund, dass der Energiefluss im Becken bei Endometriose gefördert werden darf, sollten Sie das Element »Bewegung« nicht unterschätzen.

Den Energiefluss im Becken fördern

4. Psychosomatik

Als ich vor Jahren auf einem der ersten Endometriosekongresse in Deutschland, der von Betroffenen selbst organisiert worden war, über »Endometriose und Phytotherapie« referierte und gespannt lauschte, was die anderen Referentinnen zu sagen hatten, kam auch die Vertreterin einer Selbsthilfegruppe zu Wort. Sie hat mich sehr beeindruckt. Einer ihrer ersten Sätze lautete: Es gibt keine Patentrezepte im Umgang mit Endometriose, die auf jede Frau passen. In dieser Gruppe gab es Frauen, die erfolgreich operiert worden waren, andere, die selbst nach mehreren Operationen noch heftige Beschwerden hatten. Andere hatten Erfolg oder Misserfolg mit Hormontherapien, alternativen Heilweisen, mit diesem und jenem. Die Gemeinsamkeit aller, die einen guten Umgang mit ihrer Krankheit gefunden hatten, war: Sie hatten sich in Psychotherapie begeben und »ihr Leben aufgeräumt« von alten Mustern, Schmerzen

und Verletzungen. *Und sie hatten Kontakt gehalten untereinander in Form dieser Selbsthilfegruppe. Die Gruppe traf sich alle zwei Monate, manche kamen regelmäßig, andere seltener, eine hatte es übernommen, für neue Frauen ansprechbar zu sein. Die Möglichkeit, jederzeit mit einer anderen Endometriosebetroffenen Kontakt aufnehmen zu können, schien allen sehr wichtig zu sein.*

Frauen haben oft selbst eine Idee, wie eine Erkrankung mit ihrem Leben zusammenhängt

Frauen haben oft selbst eine Idee, wie eine Erkrankung mit ihnen und ihrem Leben zusammenhängt. Ich fasse nochmals die Themen aus Forschungsergebnissen und Praxiserfahrungen zusammen: Konflikt mit der eigenen Weiblichkeit, oft als Mädchen unerwünscht, hohe Selbstständigkeit (Angst vor Abhängigkeit), Spagat zwischen Beruf(ung) und Kinderwunsch, kritisch und anspruchsvoll.

Finden Sie sich wieder oder geht es bei Ihnen um etwas ganz anderes? Wie lautet Ihre »Arbeitshypothese«? Was will die Krankheit Ihnen sagen?

Fragen Sie sich, ob Sie offen sind, den Zusammenhang von körperlicher Erkrankung und seelischen Faktoren zu erwägen. Haben Sie Lust, neben anderen möglichen Ursachen einen seelischen Hintergrund Ihrer Erkrankung mit einzubeziehen und, was noch wichtiger ist, Ihre seelischen Kräfte für Ihre Heilung einzusetzen? Dann suchen Sie sich eine Begleitung, die Ihnen genau dies ermöglicht. Eine erfahrene Psychotherapeutin, wenn Sie gerne längerfristig Unterstützung hätten, eine in der Methode Wildwuchs ausgebildete Beraterin, wenn es Ihr Anliegen ist, sich fokusartig Ihrer Erkrankung zuzuwenden, um sie in ihrer seelischen und geistigen Dimension begreifen zu können. Mit Ihrer Vorstellungskraft, mit inneren Bildern können Sie lernen, Ohnmacht und Hilflosigkeit gegenüber Endometriose in Einflussnahme und Handlungsfähigkeit zu verwandeln. Mehr zu diesem Ansatz auf den folgenden Seiten.

Und denken Sie daran, welchen Weg auch immer Sie bei Endometriose beschreiten, es möge Ihr Weg sein!

Körperorientierte Visualisierungsarbeit nach der Methode Wildwuchs

»Heilung oder Gesundheit hängen davon ab, dass eine Krankheit oder ein Problem seinen Sinn enthüllt, dass wir das Geschenk finden können, das darin verborgen ist.«   Susun Weed

»Im Krankheitsfalle hat frau mehr Möglichkeiten ihren Heilungsprozess zu fördern, als sie gewöhnlich zu denken wagt, – und doch ist Heilung immer auch ein Wunder!«   Angelika Koppe

»Frauen-Krankheit berichtet in spezifischer Weise von der Zurichtung und Reduzierung weiblicher Kreativität. Beispielhafte Themen sind: Ablehnung des eigenen Körpers, nichtgelebte Lust und Erotik, Mütterlichkeitsnormen, Entwertung, Isolationsgefühle, Schutzbedürfnisse, sexuelle Gewalterfahrungen, die sich in Krankheit ausdrücken können.«   Angelika Koppe

»Krankheit entsteht da, wo wir vergessen haben, wer wir sind. So ist der Weg zur Gesundheit ein Wiedererinnern, Wiederfinden unseres eigentlichen Selbst. Heilen ist ein Prozess des Erinnerns.«

E. Städter-Friedmann, S. Ahrens-Engemann

Diese Zitate sollen Ihnen einen ersten Eindruck vermitteln, was die Gedanken sind, die hinter einem frauenspezifischen psychosomatischen Ansatz stecken könnten.

Entwickelt wurde diese Arbeit aus der Endometrioseerkrankung ihrer Begründerin, Selbstheilungsberaterin, Pädagogin und Soziotherapeutin Angelika Koppe. Nach den Erfahrungen, die sie als junge Frau mit den einschneidenden Methoden der Schulmedizin machen musste, begann sie ihre jahrelange Forschungsarbeit zu Endometriose und inneren Bildern, *Beratung und* aus der schließlich die »Methode Wildwuchs« als Bera-
Begleitung tung und Begleitung von Frauen in Heilungsprozessen
von Frauen in entstand.
Heilungs- Wichtige Vorläufer dieses Ansatzes waren Dr. Carl. O.
prozessen Simonton und Dr. Jeanne Achterberg in den USA, die bei ihrer Arbeit mit Krebspatienten entdeckten, dass diese das Verhältnis zwischen Krankheits- und Heilungskräften in ihrem Körper mit gemalten oder imaginierten Bildern sehr präzise ausdrücken konnten. Dieses Kräfteverhältnis erwies sich im Behandlungsverlauf als zugunsten der Lebenskräfte durchaus veränderbar und sie konnten in den 1980er-Jahren erste Forschungs-
Krebspatien- ergebnisse vorlegen, die aufzeigten, dass Krebspatien-
ten konnten ten mit ihrer Vorstellungskraft Lebensqualität und
mit ihrer Überlebensdauer verbessern konnten (siehe Literatur-
Vorstellungs- hinweise).
kraft Lebens- Die Methode Wildwuchs greift die Ansätze von Simon-
qualität und ton und Achterberg auf und erweitert sie: Weibliche
Überlebens- Lebensrealität, aber auch spezifisch weibliche Ressour-
dauer cen werden stärker mit einbezogen, drei verschiedene
verbessern Visualisierungstechniken wurden mit ihren Auswertungsmöglichkeiten zu einem Beratungs- und Begleitungskonzept geformt.

Die körperorientierte Visualisierungsarbeit ist
ein Selbstheilungsansatz, mit dem Sie

• die Sprache des Körpers wieder hören und ihr vertrauen lernen;
• erkennen, mit welchen Gewohnheiten oder Lebensumständen Sie Krankheit aufrechterhalten;
• Ihre innere Weisheit zu Wort kommen lassen, um gesundheitsförderliche Schritte im Alltag zu entwerfen.

Die »Sprache des Körpers hören lernen« nimmt Bezug auf die Tatsache, dass Körper und Bewusstsein (Gehirn) in permanentem Austausch sind. Informationen fließen über Nervenbahnen sowie hormonelle Botenstoffe hin und her. Der Körper informiert das Gehirn über seinen Zustand, gibt jedoch auch seine »Meinung« ab, was er von bestimmten Dingen hält. Wir treffen Entscheidungen »aus dem Bauch heraus«, Erlebnisse »schlagen uns auf den Magen«. Gleichzeitig beeinflussen Vorannahmen, Vorurteile umgekehrt den Körper. Menschen, die von einer Krankheit befürchten, dass sie sie nicht beeinflussen können, dass sie immer schlimmer wird, haben große Chancen, tatsächlich eine Verschlechterung ihres Zustandes zu erleiden.

Diese Körper-Geist-Kommunikation kann mithilfe von Imaginationstechniken, inneren Bildern und anderer Sinneseindrücke, die in tiefer Entspannung zugänglich werden, »belauscht« werden. Die Botschaft, der Hinweis, der in einer Beschwerde oder Krankheit verborgen ist, wird verstehbar. Sobald Krankheiten »verstanden« werden, können die Bedürfnisse des Körpers beantwortet werden, das Symptom verliert seinen Sinn und beruhigt sich.

Krankheit entsteht vor dem Hintergrund vieler verschiedener Faktoren: Anlage, Vererbung, Umwelt, viele

Sobald
Krankheiten
»verstanden«
werden,
können die
Bedürfnisse
des Körpers
beantwortet
werden

äußere Faktoren spielen zusammen. Angelika Koppe vergleicht den Körper gern mit einem Garten, auf den viele Einflüsse von außen wirken, der auch historisch eingebunden ist, eine Geschichte hat (in Deutschland z.B. die Reduzierung der Frauen auf ihre Gebärfähigkeit im Faschismus). Gleichzeitig sieht sie Frauen als die Hüterinnen ihres Gartens. Übersetzt heißt das, indem wir dafür sorgen, dass wir in liebevollen Beziehungen leben, einen Beruf ausüben, der uns inspiriert, uns gesund ernähren usw. leisten wir einen Beitrag zu unserer Gesundheit.

Es kann wichtig und vor allem heilsam sein, herauszufinden, wo »unser Garten« von uns selbst noch besser gepflegt werden möchte. Sie werden einwenden, Sie wüssten ja durchaus, was Ihnen gut täte, und dennoch schaffen Sie es nicht, sich zu verändern. Da kommt es darauf an, kleine Schritte zu kreieren, sich kleine Herausforderungen zu schaffen, es sich leicht zu machen, statt immer wieder vor den großen Brocken zu kapitulieren.

Alltags-
tauglichkeit
statt große
Ansprüche ist
das Zauber-
wort

Alltagstauglichkeit statt großer Ansprüche ist das Zauberwort, wenn es um Selbstheilungsschritte geht.

Und das Wissen darum, was Ihnen gut tut, worin genau die nächsten Lernschritte bestehen könnten, ist in Ihnen selbst vorhanden. Dies ist die dritte Prämisse dieser Arbeit. Niemand kennt Sie so gut wie Sie selbst und weiß, was Sie sich zutrauen können, was Sie angehen möchten und was noch etwas Zeit braucht. Ihre innere Beraterin, Ihre »alte Weise«, steht Ihnen zur Seite, wenn es darum geht, eine neue Qualität in Ihr Leben zu holen.

Machen die Grundhypothesen dieser Arbeit Sie neugierig? Das Buch von Angelika Koppe »Mut zur Selbstheilung« kann Ihnen anhand vieler Beispiele noch weiter verdeutlichen, wie Selbstheilungswege unterstützt durch innere Bilder funktionieren können.

Die Visualisierungen der »Methode Wildwuchs« stehen entsprechend unter den Motti:

- Eigen-Diagnose – Worum geht es hier eigentlich?
- Eigen-Verantwortung – Was genau fördert Krankheit?
- Erste Heilungsschritte finden – Wie kann ich die Wünsche und Bedürfnisse des Körpers im Alltag beantworten?

1. Eigen-Diagnose

In diesem Schritt begleiten wir Frauen auf eine Erkundung ins Körperinnere. Sie gewinnen buchstäblich Einblick in ihr Krankheitsgeschehen und erhalten erste Hinweise auf dessen Wesen und Bedeutung. Der Körper wird transparent und zeigt sich ganz praktisch in (un)bekannten Formen, Farben und deren innewohnenden Gefühlen.

Erkundung ins Körperinnere

2. Eigen-Verantwortung

Mithilfe einer Visualisierungstechnik, die im Dialog stattfindet, kann eine Krankheit weiter erforscht und ihre Thematik aufgeschlüsselt werden. Erkrankte Organe berichten von ihren Ängsten, aber auch von ihren Stärken, ihren Wünschen und Bedürfnissen. Ungel(i)ebte Aspekte einer Frau kommen zu Wort. In der Folge wird zunächst auf Symbolebene betrachtet, ob und wie ein Heilungsprozess stattfinden kann und ob es eine Vision gibt von sich selbst als einer gesunden Person, ein äußerst wichtiger Punkt.

Ungel(i)ebte Aspekte einer Frau kommen zu Wort

3. Erste Heilungs- oder Lösungsschritte

Eine weitere Visualisierung führt Frauen zu ihrer inneren Weisheit, ihrer »alten Weisen«. Dieser Kontakt ist meist durch Erziehung, Kultur, Rollenzuweisungen und Alltag verschüttet. Das Wissen, was Frauen für ihre Gesundheit und Selbstentfaltung benötigen, ist jedoch immer vorhanden, es muss nur wieder aufgespürt werden. Die innere Weisheit stellt eine Informationsquelle dar für praktikable Handlungsanweisungen als Antwort auf Körperbedürfnisse und -gelüste.

Die innere Weisheit

Die Methode Wildwuchs ist ein Arbeitszyklus von acht bis zwölf Stunden, die z.T. in Doppelstunden zusammengefasst werden. Die Grundpfeiler der Arbeit sind diese drei etwa einstündigen Visualisierungen, denen ein Vorgespräch vorausgeht und die jeweils vor- und nachbesprochen werden. Das Ergebnis der Arbeit wird in einem Selbstheilungsrezept festgehalten, in dem Frauen ein »Trainingsprogramm« aufstellen, was sie konkret in den nächsten vier Wochen für ihre Gesundheit tun oder lassen möchten, was sie ausprobieren, sich gönnen, sich leisten wollen. Wie sie die vom Körper geäußerten Bedürfnisse in für sie verträglicher und gleichzeitig herausfordernder Form umsetzen wollen. Dieser Phase folgt ein Nachgespräch, bei dem auch besprochen wird, ob die Arbeit auf diese Weise gut abgeschlossen ist oder ob eine weiterführende Begleitung zur Erreichung selbst gesteckter Ziele gewünscht wird.

Frauen stellen ein »Trainingsprogramm« auf

Diese Arbeit hat sich in der Praxis sehr bewährt. Sie ist im Gegensatz zu einer (oft zeitintensiven) Psychotherapie explizit am Körpergeschehen orientiert, sie ermöglicht Frauen, fokusartig ein körperliches Geschehen auf Zusammenhänge mit ihrer seelischen und geistigen Befindlichkeit zu untersuchen und selbstbestimmte

Ein körperliches Geschehen auf Zusammenhänge mit der seelischen und geistigen Befindlichkeit untersuchen

alltagstaugliche Schritte zu entwerfen, die ihre Gesundheit fördern.

Es ist der Verdienst von Angelika Koppe (siehe Literatur), Visualisierungen, wie sie seit den 1980er-Jahren vor allem im Krebszusammenhang entwickelt wurden, geschlechtsspezifisch modifiziert und zu einem auch in der Naturheilpraxis praktikablen Konzept zusammengefügt zu haben. Ausbildungen in dieser Methode gibt es seit 1992 in Deutschland, seit 2001 auch in der Schweiz und in Österreich (siehe Kontaktadresse im Anhang).

»... wie Rehzwillinge, die unter Rosen weiden«

Brustgesundheit

Nehmen Sie Bevor Sie dieses Kapitel lesen, wie wäre es, wenn Sie
sich Zeit für sich einmal Zeit nähmen, eine halbe Stunde, ungestört?
Ihre Brüste Sie schauen an sich hinunter oder benutzen einen Spiegel und betrachten Ihre Brüste. Steigt Wohlwollen in
Ihnen auf, ein liebevolles Gefühl für diese eigenartigen
Gebilde, mit denen Menschenfrauen als einzige Gat-
tung unabhängig von Schwangerschaften und Stillzeiten ausgestattet sind? Möchten Sie Ihre Hände einmal
zu Schalen formen und Ihre Brüste halten, wie es bei
manchen prähistorischen Göttinnenfigurinen zu sehen
ist? Ist das angenehm, überraschend, fremd? Ist die
Berührung durch Sie selbst eine neue Erfahrung, die Sie
bei nächster Gelegenheit gern wiederholen? Oder
sind Ihre Brüste in Ihrer Wahrnehmung, wie bei vielen
Frauen, zu groß, zu klein, zu hoch, zu tief, zu flach, zu
schwer? Der intime Kontakt ungewohnt, die Berührung
sonst eher eine funktionale beim Be- und Entkleiden
oder einem Gegenüber vorbehalten?
Ich möchte Sie ermutigen, diese kleine Übung hie und
da zu wiederholen, ein freundliches Verhältnis zu Ihren
Brüsten zu entwickeln. Sie in tägliche Rituale des Ölens
und Cremens einzubeziehen, ihnen über Ihre Hände

liebevolle Energie zu schicken. Innere Bilder zeigen immer wieder, wie sehr Brüste sich wünschen, von ihrer Besitzerin selbst angenommen und berührt zu werden.

Anatomischer Aufbau und Funktion der Brust

Die weibliche Brust besteht aus einem hohen Anteil an Fettgewebe und einem geringeren Anteil an Drüsenge- webe, das unter dem Einfluss des Hypophysenhormons Prolaktin in der Lage ist, eine süße, nährstoffreiche und fettarme Flüssigkeit zu produzieren, die so genannte Muttermilch. Umhüllt von weicher Haut münden die unzähligen Drüsenläppchen in kleinen Kanälen und diese in klitzekleinen Ausgängen an der dunkler pig- mentierten Brustknospe.

Die Größe und Form der Brüste ist individuell, es gibt keinen Zusammenhang zwischen Größe und »Milch- leistung«, ebenso wenig zwischen Größe und erotischer Sensibilität. Durch den Anteil an Fettgewebe unterliegen die Brüste den Schwankungen des Körpergewichtes, mit dem Älterwerden geben sie der Schwerkraft nach. In den indianischen Kulturen werden die Brüste älterer Frauen geehrt, sie zeugen von gelebtem Leben. In un- seren Breiten sind die »idealen« Brüste sehr der Mode unterworfen, mal gelten kleine knabenhafte Knöspchen, mal volle, schwere Brüste als sexy und erstrebenswert. Operative Korrekturen können gelegentlich Haltungs- schäden vorbeugen oder das Selbstbewusstsein auf- bessern, sind der Sensibilität jedoch selten zuträglich. Die Brüste sind durch ihre Empfindsamkeit, ihre be- sonders an der Brustknospe hohe Dichte an Nerven- endigungen wichtiger Bestandteil weiblicher Lust (siehe Kapitel 13).

In indiani- schen Kultu- ren werden die Brüste älterer Frauen geehrt

Das Wachstum der Brustdrüsen ist östrogenabhängig. Mit dem Einsetzen der Pubertät beginnt der Busen sich auszubilden, selten gleichmäßig, oft eine Seite schneller als die andere, manchmal mit Schmerzen verbunden. Hohe Östrogenspiegel sorgen in der Stillzeit für genügend »Funktionsgewebe«. Über eine längere Zeit künstlich erhöhte Östrogenspiegel, wie sie durch die Einnahme der »Pille«, aber auch durch Umweltgifte und durch eine Hormontherapie in den Wechseljahren entstehen, gefährden das Brustgewebe jedoch durch einen übermäßigen Wachstumsimpuls.

Brüste
»atmen« gern
Brüste »atmen« gern. Zellstoffwechsel, Durchblutung und Lymphabfluss können durch regelmäßiges Weglassen des Büstenhalters gefördert werden. Von regelmäßiger Selbstuntersuchung kann man inzwischen anscheinend abraten. Sie hat keinen Effekt, außer Frauen zu verunsichern, und führt dazu, die Brust als potenziellen Gefahrenherd zu betrachten.

Mastodynie – schmerzende Brüste

Klagen Frauen über Brustschmerzen, medizinisch Mastodynie, so ist dies lästig, aber in den seltensten Fällen gefährlich. Die Schmerzen sind meist zyklusabhängig, das heißt, sie verschlimmern sich nach dem Eisprung oder kurz vor der Periode. Das Spektrum reicht von leichter Berührungsempfindlichkeit bis zu starken Schmerzen, oft auf einer Seite schlimmer als auf der anderen. Es können auch Teile der Brust oder nur die Brustknospen schmerzen.
Trifft eine dieser Beschreibungen auf Sie zu, so beobachten Sie erst einmal, ob Sie eine Regelmäßigkeit in Bezug auf Ihren Zyklus feststellen können. Gibt es eine

Verschlimmerung in der zweiten Zyklushälfte, können Sie von einem Progesteronuntergewicht bzw. einem Östrogenübergewicht ausgehen, wie es im Kapitel 1 genauer beschrieben wurde.

Linderung bringen folgende Maßnahmen, die nur in der zweiten Zyklushälfte angewandt werden, das heißt vom 10. (14.) Tag (je nach Länge Ihres Zyklus) bis zum Einsetzen der Blutung. Starten Sie die Behandlung in jedem Fall einige Tage vor Beginn der erwarteten Beschwerden.

Linderung mit Maßnahmen in der zweiten Zyklushälfte

• Nutzen Sie die progesteronähnliche Heilkraft des Mönchspfeffers. 3 Tassen Tee oder 3-mal 15 Tropfen eines Fertigpräparates (z.B. Agnolyt). Entgegen den gängigen Empfehlungen ist eine Dauereinnahme über mehrere Zyklen nur in Ausnahmefällen Erfolg versprechend.

Bei einem Vortrag in der Universitätsfrauenklink Heidelberg zu »Heilpflanzen in der Frauenheilkunde« erwähnte ich bei prämenstruellen Brustschmerzen den Mönchspfeffer. Dies rief großen Unmut bei einigen Zuhörerinnen hervor. Sie waren mit dem Erfolg der Behandlung mit Mönchspfeffer sehr unzufrieden und hatten das Gefühl, immer wenn Sie bei zyklusabhängigen Beschwerden Ihren Arzt fragen, »ob es denn nicht auch natürlich ginge«, Mönchspfeffer verschrieben zu bekommen und jetzt brächte ich hier auch nichts Neues. Auf die Frage, wie sie den Mönchspfeffer denn eingenommen hätten und ob sie denn zu keinem Zeitpunkt einen Effekt gespürt hätten, antworteten Sie, »Eingenommen haben wir die Tropfen, wie es auf der Packungsbeilage steht, nämlich über Monate und am Anfang hat es geholfen und dann nicht mehr«. Ich konnte den Einnahmemodus korrigieren (was den auf hohen Umsatz bedachten Herstellern vermutlich nicht ent-

gegenkommt) und musste zugeben, dass Mönchs-
pfefferpräparate zwar zu den meistverschriebenen Me-
dikamenten in gynäkologischen Praxen gehören, sie
jedoch oft undifferenziert eingesetzt werden.

• Eine Teemischung aus Frauenmantelkraut, Brenn-
nesselblättern, Löwenzahnwurzel, Johanniskraut zu gleichen Teilen hat schon vielen Frauen geholfen. Trinken
Sie 3 Tassen täglich, 1 TL pro Tasse, 10 Minuten zuge-
deckt ziehen lassen.
• Auflagen mit Magerquark: Die Brüste $1/2$ cm dick ein-
streichen, ein feuchtes Baumwolltuch auflegen, je nach
Jahreszeit noch ein Wolltuch drumrum. Eine halbe
Stunde mit diesem Wickel ruhen, dann abwischen oder
abwaschen.
• Kühlende Auflagen mit »Retterspitz äußerlich«, einer
Heilkräuterlösung, mit der ein Baumwolltuch getränkt
und aufgelegt wird. Ebenfalls mindestens eine halbe
Stunde ruhen.
• Einstreichen der Brüste mit einem Yamsgel oder mit
Progestogel, das natürliches Progesteron enthält und
verschreibungspflichtig ist.
Unterstützend wirken folgende Maßnahmen als Kur
über vier bis sechs Wochen:
• Die Leber eine Zeit lang zu entlasten, indem Sie
Genussgifte, besonders den Kaffeekonsum, einschrän-
ken, nach 19 Uhr nichts mehr essen und Leberpflanzen
in Form von Tee oder Frischpflanzensäften zu sich
nehmen, z.B. Löwenzahnwurzel, Boldo, Odermennig,
Mariendistel, Schöllkraut.
• Die Einnahme von Vitamin E (alpha-Tocopherol) 400 –
800 IE pro Tag.
• Ein allgemeiner hormoneller Ausgleich mit Mastodynon (homöopathisches Komplexmittel), Himbeer-

blättertee, Frauenwurzel (Traubensilberkerze oder Cimicifuga) oder Sojaprodukten. Östrogenpflanzen wie Salbei, Hopfen, Himbeerblätter, Rotklee, Frauenwurzel, aber auch Nahrungspflanzen wie Leinsamen oder Soja gelten als hormonausgleichend. Sie werden in den Wechseljahren eingesetzt, in der Literatur jedoch auch gegen Brustkrebs gepriesen, da sie die Brüste vor östrogenartigen Substanzen aus Umweltgiften oder Grundwasser schützen sollen. Dem steht entgegen, dass einige Frauen auf bestimmte östrogenausgleichende Heilpflanzen und Fertigpräparate entweder gar nicht oder sogar paradox reagieren. Sie verspüren eine Verschlimmerung ihrer Beschwerden, reagieren in den Wechseljahren mit Blutungsunregelmäßigkeiten. Andere Frauen möchten diese Pflanzen nach einer Brustkrebserkrankung lieber nicht einnehmen, weil sie noch nicht genügend untersucht sind. Der wissenschaftliche Kenntnisstand über die Komplexität von Hormonen, über Hormonrezeptoren im Gewebe oder individuelle Rezeptorenmuster ist bis heute tatsächlich lückenhaft. Aus meiner Erfahrung ist der Leinsamen die einzige Östrogenpflanze, die keine paradoxe Reaktion hervorruft, sondern stets östrogenausgleichend wirkt, vielleicht weil andere Inhaltsstoffe dafür verantwortlich sind. Ich schlage Ihnen vor, auf Ihren Körper zu hören und für den Fall der Unwirksamkeit einer Maßnahme oder sogar der Zunahme Ihrer Beschwerden darauf zu beharren, dass das bei Ihnen eben so ist, und nach einer Brustkrebserkrankung, bis wir mehr wissen, außer Leinsamen auf die regelmäßige Einnahme pflanzlicher Östrogene zu verzichten. Das gilt nicht für die Verwendung von Sojaprodukten in der Nahrung oder den gelegentlichen Genuss von Salbei als Gewürzpflanze.

Östrogenpflanzen schützen die Brust – aber es gibt noch zu wenige Untersuchungen

- Ergänzung der Nahrung mit 1–2 EL geschrotetem Leinsamen täglich. Den Lein zum Erhalt der ungesättigten Fettsäuren am besten frisch schroten (Ölmühle oder ausgediente elektrische Kaffeemühle) und mit viel Flüssigkeit einnehmen, da er im Magen-Darm-Trakt stark quillt. Pro Esslöffel mindestens ein großes Glas Wasser oder Kräutertee.

Gutartige Gebilde in der Brust

Treten Ihre Beschwerden unabhängig vom Zyklus auf oder stellen Sie Verhärtungen, Knoten oder Knubbel fest, empfehle ich, dem nachzugehen, eine angemessene Diagnostik einzuleiten. Wenn Angst in Ihnen aufsteigt, bedenken Sie, dass 80 Prozent aller selbst entdeckten Knoten ungefährlich sind. Atmen Sie tief durch, aber ignorieren Sie die Erscheinung nicht. Suchen Sie eine erfahrene Behandlerin auf, die Ihre Brüste abtastet und einen Ultraschall der Brust machen kann. Eine *Ultraschall-untersuchung* Ultraschalluntersuchung belastet das Gewebe nicht und hilft die meisten Erscheinungen einzuordnen. Die Abgegrenztheit und Rundheit von Zysten ist zum Beispiel gut zu sehen. Die Doppler-Ultraschalluntersuchung zeigt darüber hinaus die Blutversorgung des Gewebes, ein weiterer Hinweis auf dem Grat zwischen »gutartig« und beunruhigend.

Wenn diese Untersuchungen Zweifel offen lassen, die Sie nicht verantworten möchten, kann die Mammografie weiteren Aufschluss bringen. Wir verstehen unter *Mammografie* einer Mammografie die Untersuchung der Brust mit Röntgenstrahlen. Die Untersuchung bedingt, dass das Brustgewebe zwischen zwei Platten gepresst wird und in zwei Schichten, einmal senkrecht und einmal waagerecht, mit relativ weichen Röntgenstrahlen »durchleuchtet« wird. Diese Untersuchung wird von vielen Frauen als unangenehm empfunden. Sie sollte dennoch in Zweifelsfällen angewandt werden. Nur mit dieser Technik können Verkalkungen und ihre Verteilung dargestellt werden. Entscheiden Sie sich für eine Mammografie, sind Sie meist in der Brustsprechstunde einer größeren Klinik oder eines ambulanten Zentrums gut aufgehoben. Dort sind die neuesten und strahlenärmsten Geräte sowie die erfahrensten Untersucher zu vermuten.

Wissenschaftliche Studien haben gezeigt, dass die Zuverlässigkeit des Untersuchungsergebnisses stark von der Erfahrung des untersuchenden Arztes abhängt. Sie können die Aufnahmen jederzeit auch einem weiteren Experten zeigen, sich eine zweite Meinung einholen. Dies kann sehr sinnvoll sein, bevor Sie sich für einschneidende Maßnahmen entscheiden.

Die diagnostische Mammografie aufgrund von Beschwerden oder tastbaren Erscheinungen sollte unterschieden werden von der routinemäßige Mammografie an gesunden Frauen ab vierzig oder fünfzig, wie sie vonseiten der Schulmedizin immer wieder gefordert wird, dem so genannten Mammografie-Screening. Kritikerinnen der Methode wenden ein, dass diese Strahlung bei regelmäßiger, z.B. jährlicher Anwendung für das empfindliche Brustgewebe auf Dauer schädlich ist. Neuere Untersuchungen schätzen, dass bei zwei bis vier Frauen von 10 000, die ab vierzig regelmäßig am Screening teilnehmen, sich aufgrund der Strahlung ein Krebs entwickelt. Auch scheint erwiesen, dass die Wahrscheinlichkeit eines falsch positiven Befundes die Entdeckung eines Krebsknotens um das Vielfache übersteigt. Von tausend gesunden Frauen zwischen vierzig

Mammografie-Screening

145

und fünfzig, die erstmals eine Mammografie machen lassen, erhalten ca. siebzig die Nachricht, dass etwas gefunden wurde, was weitere Untersuchungen, Gewebeentnahmen oder Operationen nach sich zieht. Unter diesen sind etwa sieben, deren Gewebeprobe Krebszellen enthält, die übrigen 63 haben sich umsonst geängstigt. Ein weiterer Nachteil scheint darin zu liegen, dass selbst bei sorgfältigster Auswertung zwischen fünf und 20 Prozent der Karzinome unentdeckt bleiben.

Ein Screening der unter 50-Jährigen scheint keinerlei Effekt zu haben, das heißt keine einzige Frau überlebt aufgrund der Untersuchung länger.

Eine Krebs-erkrankung zu entdecken, heißt noch lange nicht, daran zu sterben

Eine Krebserkrankung zu entdecken, heißt aber noch lange nicht, daran zu sterben. Selbst wenn Krebszellen gefunden wurden, kann es sich um eine Krebsart handeln, die dazu neigt, sehr langsam zu wachsen und die Lebenserwartung nicht zu verkürzen. Es wird vermutet, dass zwischen zehn und 50 Prozent der durch eine Mammografie entdeckten Karzinome gar nicht oder nur sehr langsam wachsen. Diese Frauen werden dennoch operiert und leben fortan damit, Krebs (mindestens) gehabt zu haben. Ohne die Untersuchung hätten sie nichts davon gewusst und wären am Ende ihrer Tage an Altersschwäche oder einer anderen Krankheit gestorben. Einen wirklichen Gewinn durch die Reihenuntersuchung haben bestenfalls Frauen ab fünfzig, bei denen eine von tausend in den nächsten zehn Jahren nicht an Brustkrebs sterben wird, weil ihr Tumor durch ein Screening (sinnvoll in zweijährigem Abstand) früher erkannt und behandelt wurde (nach Gigerenzer).

Der weitaus größere Teil aller Verän-derungen ist gutartiger Natur

Bedenken Sie, dass der weitaus größere Teil aller Veränderungen gutartiger Natur ist.

Oft treten die Beschwerden in gewissen Lebensphasen auf und verschwinden wieder, ohne dass Sie bewusst etwas unternommen hätten. Stellen Sie fest, inwiefern Stress jedweder Art verschlimmernd wirkt. Einige Patientinnen konnten einen Zusammenhang herstellen, sei es, dass die Beschwerden im Urlaub wie weggeblasen waren oder nach einer Prüfung oder belastenden beruflichen Phase verschwanden. Denken Sie darüber nach, ob das Verhältnis zu Ihren Brüsten noch liebevoller gestaltet werden könnte oder ob Sie mit dem Umgang Ihrer oder Ihres Liebsten mit Ihren »Rehzwillingen« wirklich einverstanden sind. Manchmal helfen Schmerzen, sich unliebsame Berührungen vom Leib zu halten.

Kommen zu den Schmerzen tastbare Veränderungen der Brüste hinzu, wird von einer Mastopathie gesprochen. Sie kann zystischer Natur sein, im Ultraschallbild zeigen sich in einer oder beiden Brüsten eine oder mehrere flüssigkeitsgefüllte Strukturen. Mit fibrozystischer Mastopathie bezeichnet man Veränderungen, wenn feste Bestandteile neben den flüssigkeitsgefüllten vorhanden sind. Mastopathien geistern immer wieder als krebsbegünstigend durch die Literatur, was jedoch nie wirklich wissenschaftlich nachgewiesen werden konnte. Auch Mastopathien treten meist zyklusabhängig auf und werden dann mit denselben Maßnahmen behandelt, die Sie weiter oben schon kennen gelernt haben. Verschwinden diese Veränderungen nach der Menstruation nicht oder nicht ganz, ist zu vermuten, dass der Körper neues, wenn auch gutartiges Gewebe gebildet hat.

Mastopathie

Wir unterscheiden Brustzysten von festeren Gebilden. Diese können aus Bindegewebsfasern bestehen und werden Fibrome genannt, aus Drüsengewebe, dann heißen sie Adenome, bestehen sie aus beidem, nennt man sie Fibroadenome, oder sie sind nur aus Fettgewe-

Fibrome/ Adenome

be, dann sprechen wir von Lipomen. Wie weiter oben erläutert, sind diese Veränderungen in den meisten Fällen im Ultraschallbild als solche einzuordnen und erfordern keine weitere Diagnostik, es reichen regelmäßige jährliche Kontrolluntersuchungen.

Mögliche Ursachen gutartiger Gebilde in der Brust

Wie solche Gebilde entstehen, liegt schulmedizinisch im Dunkeln. Die Naturheilkunde diskutiert bei Brustzysten die Bildung von Depots nierenpflichtiger Substanzen (siehe Eierstockzysten) sowie ein hormonelles Ungleichgewicht. Hinweise auf mögliche psychosomatische Ursachen geben körperorientierte Visualisierungen (siehe Kapitel 8).

Mögliche psychosomatische Ursachen

Brüste beklagen sich über den geringen Kontakt, den ihre Besitzerinnen zu ihnen haben. Frauen haben herausgefunden, dass Gewalterfahrungen und sexuelle Übergriffe ihre Spuren hinterlassen haben. Aber auch wenn sie in der Familie Geringschätzung als Mädchen oder Frauen erfahren haben, ihre Weiblichkeit ablehnen, vielleicht als Folge der erfahrenen Abwertung oder im Beruf allzu sehr ihren Mann stehen, scheinen die Brüste mit Beschwerden zu protestieren. Feste Gebilde wie Fibrome können die Frage erfordern, was sich im Leben verfestigt, verhärtet hat oder was nicht im Fluss ist in Bezug auf weibliche Kreativität und Potenz. Fühlen Sie sich angeregt, Ihre eigene Ursachenforschung zu starten? Herauszufinden, welche Qualität es gilt, (wieder) in Ihr Leben zu holen? Nehmen Sie gern jede der hier aufgeführten möglichen Ursachen als Anregung, über sich und Ihr Leben nachzudenken – nicht mehr.

Jede Frau macht unterschiedliche Erfahrungen in ihrem Leben, was bei einer Spuren hinterlässt, braucht eine andere gar nicht zu tangieren. Und: Ursachenforschung dient der Zukunftsgestaltung.

Therapie gutartiger Gebilde in der Brust

- Einschränkung von Genussgiften für eine Kur von 2 – 3 Monaten.
- Gaben von Vitamin E 400 – 800 IE pro Tag.
- Regelmäßige Einnahme von Leinöl und/oder Leinsamen macht die Brüste unempfänglich für überhöhte Östrogenspiegel, z.B. in Form einer Budwig-Creme (nach der Naturärztin Johanna Budwig): Täglich 100 g Magerquark mit 2 EL Leinsamen und 2 EL Leinöl anrühren, süß oder salzig anreichern.
- Unterstützung des Progesterons in der zweiten Zyklushälfte durch Gabe von Mönchspfeffer, z.B. 12. – 26. Tag Agnolyt, 3-mal 15 Tropfen, Frauenmanteltinktur, z.B. Alcea Alchemilla Urtinktur, 1 – 3-mal täglich 1 – 5 Tropfen.
- Yamswurzelgel oder -creme regelmäßig in der zweiten Zyklushälfte auf die Brüste auftragen.
- Verwendung eines progesteronhaltigen Gels (Progestogel) oder einer Progesteroncreme, wie sie von der Klösterl-Apotheke in München hergestellt wird nach der Rezeptur von J. Gray (rezeptpflichtig).
- Brustauflagen mit Quark: Magerquark 1/2 cm dick auf die Brüste aufstreichen, erst ein Baumwolltuch, dann ein Wolltuch darüber legen, 30 Minuten ruhen, abwaschen oder auch nur abwischen.
- Brustauflagen mit Rizinusöl: Ein saugfähiges Tuch mit lauwarmem Rizinusöl tränken und auf die Brüste auf-

legen, als Wäscheschutz erst Plastikfolie, dann ein Wolltuch darüber legen, wenn Wärme als lindernd empfunden wird gern noch eine Wärmflasche obenauf. Ebenfalls mindestens 30 Minuten liegen und 15 Minuten nachruhen. Auch Auflagen mit Kohl oder Heilerde haben sich bewährt. Auf einige Packungen können sich die Beschwerden kurzfristig verschlimmern. Nicht verzagen, Heilreaktion!

• Mastodynon als bewährtes homöopathisches Komplexmittel, z.B. morgens 40 Tropfen über mehrere Zyklen.

• Phytolacca (homöopathisch) kann Verhärtungen wieder auflösen.

• Lymphflussanregende Kräuter in einen Tee mischen, wie Steinklee, Labkraut, Ringelblume, Gundelrebe.

• Unterstützen des Lymphabflusses durch sanfte Massage mit Lymphdiaralsalbe und anschließendem Ausstreichen Richtung Achselhöhle.

• Die Leber zu unterstützen bewirkt immer auch einen Hormonausgleich durch Entgiftung und beschleunigten Abbau hoher zirkulierender Hormonmengen (siehe Stichwort Lebertee, Leberwickel).

• Zysten können durch einen ausleitenden Heiltee mit Birkenblättern, Ackerschachtelhalm, Goldrute, Brennnessel, Löwenzahn und Frauenmantel (als Schutzpflanze für diesen exponierten und verletzlichen Teil unserer Weiblichkeit) zu gleichen Teilen entlastet werden.

• Abendliches sanftes Massieren verhärteter Bezirke mit Conium-Salbe 5 Prozent von Weleda angereichert mit 10 Tropfen äth. Öl Lavendel und 5 Tropfen äth. Öl Rose auf 100 g.

• Pflegen einer liebevollen Haltung den Brüsten gegenüber mit der Göttinnenhaltung, bei der die Brüste meditativ in den Händen ruhen.

- Regelmäßiges liebevolles Betrachten der Brüste im Spiegel.
- Visualisierungsarbeit zum Aufspüren tiefer liegender Gefühle oder Verletzungen, der Bedeutung eines Knotens oder einer Zyste und dem Kreieren heilsamer Bilder für regelmäßige Heilvisualisierungen.
- Sanfte Massage mit einem selbst angesetzten Öl (s.u.) oder Wildrosenöl von Weleda.

Brustöl für liebevolle Begegnungen mit Rehzwillingen

- 10 g Gundelrebe
- 5 g Rosenblüten
- 10 g Johanniskraut
- 10 g Frauenmantel

Mit 100 ml Mandelöl und 50 ml Jojobaöl 2 Wochen lang in einem Marmeladenglas ansetzen, abseihen und lichtgeschützt aufbewahren. Eventuell mit 3 Tropfen echtem ätherischen Rosenöl anreichern.
1–2-mal täglich die Brüste sanft massieren.

Möchten Sie auch ohne Beschwerden für Ihre Brüste aktiv werden? Hier ein mögliches Programm zur Erhaltung Ihrer Brustgesundheit. Sie werden feststellen, dass sich die Liste kaum unterscheidet von gängigen Ratschlägen für eine gesunde Lebensführung. Aber vielleicht finden Sie die eine oder andere Anregung, die Sie schon immer gereizt hat, und Sie ergreifen jetzt die Gelegenheit, es zu tun. Mir ist bewusst, dass weniges so schwer ist, wie Ernährungs- oder Bewegungsgewohnheiten zu verändern. In der Praxis hat sich bewährt, sich eine kleine Veränderung herauszusuchen und sie für eine begrenzte Zeit von vier bis sechs Wochen auszuprobieren. Wenn

Programm zur Erhaltung Ihrer Brustgesundheit

Sie sich pudelwohl fühlen, nichts vermissen und im Gegenteil einen Zugewinn an Vitalität verspüren, wird es Ihnen nicht schwer fallen, manches beizubehalten.

Seien Sie freundlich und nachsichtig mit sich

Ansonsten ist das eine oder andere Stück Schokolade der Lebensfreude zuträglicher als ein angestrengt gesundes Leben. Seien Sie freundlich und nachsichtig mit sich.

Eine brustgesunde Ernährung ist

- biologisch, möglichst alle Nahrungsmittel aus kontrolliert biologischem Anbau;
- vollwertig, Anteile von Mahlzeiten aus dem vollen Getreide;
- fleischarm, wie bei den Großeltern, einmal die Woche;
- möglichst oft frisch zubereitet.

Eine brustgesunde Ernährung enthält

- viel rohes Obst und Gemüse;
- Wildgemüse und -salate wegen ihrer vitalen Kraft;
- Phytoöstrogene (Soja, Lein etc.);
- Beta-Carotin-haltige Gemüse wie Süßkartoffeln, Möhren, Spinat etc.;
- alle Kohlarten wegen ihrer antioxidativen Wirkung;
- Getreide wegen der strukturierenden Wirkung der Mineralien;
- Vitamine A, C und E;
- wenn Milchprodukte, dann vergoren wie Joghurt, Buttermilch, Kefir;
- milchsauer vergorene Gemüse;

- gute, biologische Speiseöle wie Sonnenblumen- oder Olivenöl, ergänzt durch Borretsch-, Sesam-, Kürbiskernöl etc.;
- Ölsaaten wie Sonnenblumenkerne, Sesam;
- als Getränk kaltes oder warmes Wasser, ergänzt durch Kräutertee oder Grüntee.

Eine brustgesunde Lebensweise meidet

- bestrahlte, gespritzte, vorbehandelte, degenerierte Lebensmittel;
- hohen Fleischkonsum;
- Konserven und Mikrowellennahrung;
- Genussgifte (Nikotin, Alkohol, Kaffee);
- Übergewicht;
- Bewegungsmangel;
- Hormonpräparate;
- Strahlenbelastung.

Weitere brustgesunde Lebensweisheiten

- Entgiften und entschlacken Sie einmal jährlich mit einer Blutreinigungskur.
Die Frühlingszeit bietet sich an, einmal 40 Tage lang Genussgifte zu meiden, in dieser Zeit blutreinigende Tees oder Frischpflanzensäfte zu trinken und gezielt mindestens eine Woche lang zu entgiften mit einer Körnerkur, Rohkostwoche, Saft- oder Teefasten etc.
- Bauen Sie regelmäßige Bewegung in den Alltag ein.
Finden Sie eine Bewegungsart, die Ihnen entspricht und Ihnen Spaß macht und die Sie dreimal pro Woche 45 Minuten ausüben mögen. Fordern Sie von sich nicht

das Äußerste. Sie dürfen ins Schwitzen geraten, sollten sich aber danach wohl und nicht ausgelaugt fühlen. Probieren Sie Neues aus, machen Sie es sich einfach. Sind Sie ein Gruppenmensch, suchen Sie sich einen Verein. Reizt Sie ein Fitness-Studio, suchen Sie sich ein ansprechendes. Lieben Sie Bewegung, die an keinen Zeitplan gebunden ist, gehen Sie Joggen oder Walken. Wenn Sie im Urlaub merken, dass Ihnen etwas fehlt, sind Sie auf dem richtigen Weg!

• Leben Sie Ihr Leben.

Nutzen Sie Geburtstage und Jahreswechsel, um zu überprüfen, ob sie nach wie vor am richtigen Platz, im richtigen Umfeld, in liebevollen, unterstützenden Beziehungen leben. Sollten Sie, wie die meisten Menschen, entdecken, dass es noch verbesserungswürdige Bereiche gibt, Träume, die der Umsetzung harren, greifen Sie sich ein kleines Stück davon heraus und vergnügen sich mit dessen Umsetzung in angemessener Frist.

• Räumen Sie Altlasten auf.

Lassen Sie nicht zu, dass alter Groll Ihr Leben vergiftet, er nagt an Lebensfreude und Immunsystem. Wenn Sie das Gefühl haben, Sie könnten das Leben noch voller leben, scheuen Sie sich nicht, sich zeitweilig Unterstützung zu gönnen durch eine erfahrene Therapeutin oder einen Therapeuten. Viele Frauengesundheitszentren oder Frauenberatungsstellen unterhalten eine Adresskartei, z.T. mit Erfahrungsberichten, die Ihnen weiterhilft (Adressen im Anhang).

Brustkrebs

Es gibt zu diesem Thema viele gute Bücher. Solche, die Ihnen die neuesten schulmedizinischen Verfahren verständlicher machen, die die Richtlinien der biologischen Behandlung erläutern, die Krebserkrankungen aus frauenspezifischer, aus psychosomatischer Sicht betrachten und die vielen, vielen Erfahrungsberichte von Menschen, die es geschafft haben, mit welcher Methode auch immer, den Krebs zu überwinden.

Es ist nicht die Intention dieses Abschnittes, eine weitere Lektüre überflüssig zu machen, sondern einen ersten Überblick zu geben, was im Falle eines Krebsverdachtes zu bedenken sein könnte.

Wie Sie weiter oben erfahren haben, kann eine Ultraschalluntersuchung oder eine Mammografie Hinweise auf den Charakter eines Knotens in der Brust geben. Erst durch die mikroskopische Untersuchung des Gewebes kann jedoch eine definitive Aussage getroffen werden.

Die mikroskopische Untersuchung des Gewebes schafft Klarheit

Das heißt, die nächste Frage, vor der betroffene Frauen mit einem unklaren Gebilde in der Brust nach einer bildgebenden Untersuchung stehen können, ist, ob für sie eine Operation überhaupt infrage kommt. Es gibt immer wieder Frauen, die dies für sich aus den verschiedensten Gründen ablehnen. Sie gehen jedoch bislang in keine Statistik ein. Ihre Erfolge lassen sich schwer abschätzen, sie sind zum Teil nicht einmal in Worte zu fassen. »Ich wusste einfach, dass ich das nicht will«, sagen manche und stehen damit im Gegensatz zu den Regeln der ärztlichen Kunst, die eine Gewebeuntersuchung mit im Falle nachfolgender Operation meist als sinnvoll annehmen. Diese Frauen laufen Gefahr, von ihrem Umfeld wie von ihren Ärzten als unverantwortlich abgestempelt zu werden. Für Behandlerinnen, die meist eine klare Vorstellung haben, wie sie in einem solchen Fall handeln würden, ist es oft schwer auszuhalten, wenn Frauen mit ihrem Krebsverdacht eigensinnig umgehen.

Das Recht auf Eigensinn Aber vielleicht gibt es ja so etwas wie ein Recht auf Eigensinn, ein Recht, mit dem eigenen Leben, der eigenen Gesundheit einen individuellen Umgang zu finden jenseits aller Konventionen und ärztlicher Ratschläge? In Zeiten unbegrenzten Informationsflusses sollte es für Sie, möchten Sie diesen Weg gehen, kein Problem sein, eine unterstützende Begleitung zu finden, und Ärzte tun gut daran, nicht mit Drohungen aufzuwarten, wenn ihr Rat nicht befolgt wird.

Haben Sie sich dafür entschieden, ein verdächtiges Gebilde weiter untersuchen zu lassen, ist die Alternative, ob eine probeweise Gewebeentnahme durchgeführt oder ob der fragliche Knoten nicht gleich ganz entfernt werden sollte. Diese Frage kann nicht eindeutig beantwortet werden. Die Gewebeentnahme mit einer Hohlnadel unter örtlicher Betäubung ist der kleinere Eingriff. Er birgt jedoch die Gefahr in sich, dass der »Kern des Geschehens« verfehlt wird oder dass durch die Verletzung eines womöglich abgekapselten Gebildes Krebszellen in die Blutbahn gelangen, eine »Streuung« provoziert wird. Dennoch kann mit diesem Vorgehen manche Operation vermieden werden, mancher Knoten stellt sich als harmlos heraus.

Probeweise Gewebeentnahme

Operation Sich gleich an eine Operation zu wagen, kann Vorteile haben, wenn Sie sich im Klaren sind, womit Sie die Operateure beauftragen wollen. Unterschreiben Sie nur, was Sie vor sich verantworten können.

Schon während einer Operation wird das zunächst entfernte Gewebe, das der Operateur mit seinen Augen (makroskopisch) identifiziert hat, von einem Pathologen rasch mikroskopisch untersucht, der so genannte

Schnellschnitt. Dies kann Entwarnung bedeuten, aber auch eine ausgedehntere Schnittführung bis zur Entfernung der ganzen Brust oder die Entfernung von Achsellymphknoten nach sich ziehen. Manche Frauen bestehen darauf, zunächst nur den verdächtigen Bezirk zu entfernen, die eingehende mikroskopische Untersuchung abzuwarten, dann neue Informationen einzuholen und sich erst danach zu entscheiden, wie sie weiter vorgehen möchten. Manche sind noch mit der Entfernung des »Wächterlymphknotens« einverstanden, andere geben den Chirurgen freie Hand, selbst auf die Gefahr hin, ohne Brust aufzuwachen, weil ihnen dieses Vorgehen maximale Sicherheit vermittelt. Diese Entscheidungen stellen sich in unterschiedlichen Facetten je nach vermuteter Größe des verdächtigen Knotens. Eine Beratung durch ExpertInnen Ihrer Wahl hilft Ihnen, die für Sie stimmige Entscheidung zu treffen. In manchen Städten gibt es bereits unabhängige Beratungsstellen, in vielen Frauengesundheitszentren finden Sie Unterstützung, selbst einige Ärzte und Heilpraktiker sind bereit, Ihnen zu helfen, Ihren persönlichen Weg zu finden.

Lassen Sie sich von Beratungsstellen bei Ihren Entscheidungen helfen

• Sie haben in den meisten Fällen mehr Zeit, als Sie denken, mindestens drei bis vier Wochen, um eine vernünftige Entscheidung zu fällen, welches Ihr Weg ist.

• Vor jedem operativen Vorgehen kann es sinnvoll sein, ein zweites Urteil durch einen weiteren Arzt, eine Ärztin einzuholen.

• Jedes schulmedizinische Vorgehen lässt sich auch naturheilkundlich unterstützen.

• Setzen Sie einen Schritt vor den anderen. Die Frage nach dem Hinweis der Erkrankung, eventuellen psychosomatischen Zusammenhängen hat Zeit.

Angelehnt an Susun Weed haben die folgenden Schritte vielen Frauen geholfen, ihre Entscheidungsprozesse zu systematisieren:

Schritt 1: Tun Sie zunächst gar nichts!
Meditieren Sie, finden Sie Ruhe in sich, atmen Sie, stabilisieren Sie sich. Suchen Sie die große Leere, die Stille, das Dunkel, um zu sich zu kommen. Hören Sie auf, sich um andere zu kümmern, jetzt geht es darum, dass Sie für sich sorgen.

Schritt 2: Beginnen Sie, Informationen zu sammeln
Sprechen Sie mit Expertinnen, anderen Betroffenen, suchen Sie sich geeignete Chatrooms, lesen Sie Bücher oder bitten Sie Freundinnen, dies für Sie zu tun.

Schritt 3: Lassen Sie Ihre Energie fließen, gehen Sie in Kontakt mit Ihrer inneren Weisheit und zu anderen Menschen
Ziehen Sie Ihren BH aus. Lassen Sie Ihre Brüste atmen. Sprechen Sie mit Menschen, lassen Sie sich aufmuntern, aufbauen, trösten. Besuchen Sie Ihre innere Heilerin, sprechen Sie mit Ihren Brüsten, reisen Sie ins Körperinnere. Stellen Sie die Frage nach dem Sinn der Krankheit noch ein wenig hinten an.

Schritt 4: Sorgen Sie für eine gute Ernährung
Überprüfen Sie Ihre Ernährungsgewohnheiten und ergänzen Sie Ihre Nahrung durch Enzyme, Vitamine, Mineralien.

Schritt 5: Lassen Sie sich naturheilkundlich unterstützen!
Finden Sie innerlich und äußerlich anzuwendende Heilmittel wie Packungen, Umschläge, Heiltees; stärken Sie Ihr Immunsystem. Wenn Sie zu Schritt 6 bereit sind, finden Sie eine Naturheilbehandlerin, die ein schulmedizinisches Vorgehen begleitet.

Schritt 6: Lassen Sie sich von der Schulmedizin unterstützen!
Wählen Sie das für Sie passende Verfahren, die Klinik, den Operateur Ihres Vertrauens.

Was wissen wir über die Ursachen von Brustkrebs?

Der Theorien über die Krebsentstehung im Allgemeinen und über Brustkrebs im Besondern sind viele. Genetische Faktoren, Umweltbelastungen, Ernährungsfaktoren, seelische Bedingtheiten usw. Diese Listen bringen oft nicht weiter. Die Frage, ob im individuellen Fall die jahrelange Einnahme der Pille mitverursachend war oder nicht, bewirkt bei der betroffenen Frau höchstens Schuldgefühle. Hätte- und Würde-Fragen sind zu keinem Zeitpunkt eines Heilungsprozesses wirklich produktiv. Ursachenforschung hat eine politische Dimension, wenn Umweltgifte sicher zu Recht in die Diskussion gebracht werden. Den Sinn individueller Ursachenforschung sehe ich zu einem Zeitpunkt angesiedelt, wenn der erste Schock, aber auch die erste Therapie vorüber ist, der Blick sich über den Tellerrand des nächsten Tages, der nächsten zu treffenden Entscheidung wieder heben kann. Im Falle von Brustkrebs wissen wir, dass das Risiko zu erkranken steigt mit der *Risikofaktoren* langen Konfrontation des Organismus mit hohen Hormonspiegeln (besonders Östrogen). Wir wissen, dass regelmäßiger Alkoholkonsum sich negativ auswirkt. Untersucht ist ebenfalls, dass Übergewicht und hoher Fettkonsum sich im Krankheitsfall negativ auswirken. Ob sie bei der Krebsentstehung mitwirken, ist unklar. Auch Umwelt- und Nahrungsgifte gehören in diesen Zusammenhang und die in der Folge überlastete Leberfunktion. Nach Susun Weed sind 80 Prozent aller Krebserkrankungen umweltbedingt.
Was genau passiert, wenn Zellen ihren programmierten Zelltod überlisten, sich übermäßig vermehren, benachbarte Organe und Organstrukturen angreifen und sich

über den Blut- und Lymphweg sogar in entfernten Körperteilen ansiedeln, ist in der Theorie und auf der mikroskopischen bzw. zellulären Ebene in den letzten Jahren klarer geworden. Doch welche Faktoren zusammenkommen müssen, diesen Impuls auszulösen, und warum unser Immunsystem in diesem entscheidenden Augenblick offenbar nicht die Fähigkeit hat, einzugreifen, bleibt Gegenstand der Forschung. Dass das Immunsystem einen entscheidenden Anteil hat am Krebsgeschehen, ist mittlerweile unbestritten und ist in der Naturheilkunde wichtiger Bestandteil der Therapie. Mehr dazu im therapeutischen Teil, auch über die Möglichkeiten, das Immunsytem über die Vorstellungskraft zu beeinflussen, den neuen Wissenschaftszweig der Psychoneuroimmunologie.

Psychische *Faktoren* Über die psychischen Faktoren, die bei der Krebsentstehung mitwirken, gibt es einige Ideen (B. Siegel, L. LeShan und andere). Wie bei anderen Erkrankungen auch, möchte ich jedoch ausdrücklich vor der Festlegung einer »Krebspersönlichkeit« warnen, die sich durch Passivität, Autoritätsgläubigkeit, hohe Verzichts- und Leidensfähigkeit (M.D. Kuno) und tiefe Mutlosigkeit auszeichnen soll. Diese Eigenschaften wurden zwar in groß angelegten Studien gehäuft nachgewiesen und haben schon manche betroffene Frau zum Nachdenken gebracht. Damit haben sie aber ihren Sinn auch schon erfüllt.

Dasselbe gilt für die Frage nach traumatischen Ereignissen in den vergangenen zehn bis 15 Jahren (so lange braucht eine Tumorzelle, um einen tastbaren Knoten produziert zu haben), wie nach lang anhaltenden belastenden Lebenssituationen oder das Verharren in unbefriedigenden und belastenden Beziehungen oder Berufen. Diese Fragen stellt Carl O. Simonton seinen

Patienten. Wie wir im therapeutischen Teil sehen werden, tauchen solche Themen in Heilungsprozessen immer wieder auf. Aber Schubladendenken hilft nicht weiter. Sollten Sie sich schuldig fühlen an Ihrer Krankheit, machen Sie sich klar, dass unsere Forschung bezüglich der Krebsentstehung zwar persönliche Faktoren miteinschließt, diese jedoch nie ausschließlich zu Ihrer Erkrankung geführt haben. Krebsentstehung ist immer multifaktoriell.

Was können Sie vor einer Operation für sich tun?

Zunächst sich das beste Krankenhaus, die fittesten Chirurgen, die beste Umgebung suchen. Frauen berichten, dass es für sie wichtig war, bei allen Untersuchungen, allen ärztlichen Gesprächen eine Person ihres Vertrauens dabei gehabt zu haben. Eine gemeinsam angefertigte Fragenliste hilft, nichts Wichtiges zu vergessen. *Sie haben die* Nehmen Ärzte sich für Ihre wichtigen Fragen keine Zeit, *beste Behand-* überlegen Sie, ob Sie bei dieser Person gut aufgehoben *lung der Welt* sind. Sie haben die beste Behandlung der Welt verdient. *verdient* Entscheiden Sie, ob eine Klinik in der Nähe Ihres Wohnortes sein sollte, um viel Besuch haben zu können, oder ob eine weiter entfernte, aber Ihnen angenehmere oder bessere Klinik es wert ist, darauf zu verzichten.
Insgesamt hat sich durchgesetzt, so radikal wie nötig und so schonend wie möglich ein fragliches Gebilde im Gesunden zu entfernen. Es kann sich dennoch lohnen, wie weiter oben erwähnt, genau schriftlich festzulegen, mit welchem Vorgehen Sie einverstanden sind.
Manchen Frauen half es sehr, sich mental auf den Verlust eines Teils des Körpers, und sei es auch nur eines

Knotens, vorzubereiten, sich zu verabschieden, die voraussichtlich neue Körperkontur zu begrüßen.

• Die homöopathische Operationsvorbereitung besteht aus Arnika D6, 1 Tablette am Tag vor der Operation, 1 Tablette nach dem Erwachen aus der Narkose, an diesem Tag noch 4–5-mal eine, an den nächsten paar Tagen 3-mal eine, bis Sie von sich aus die Einnahme vergessen.

• Klassische Homöopathinnen geben gern auch Arnika C30 am Tag davor, unmittelbar danach, am 2. Tag eventuell eine Gabe C200 (nach Dorisa Schadow).

• Notfalltropfen aus der Serie der Bachblüten helfen im Vorfeld Ängsten zu begegnen. Bereiten Sie sich eine Verbrauchsflasche mit 20 ml eines guten Wassers, 10 ml Schnaps oder Weinbrand und 4 Tropfen aus der Vorratsflasche. Die Standarddosierung ist 4-mal 4 Tropfen am Tag, auf die Zunge. Sie können sie aber jederzeit, wenn Furcht in Ihnen hochsteigt, auch zwischendurch einnehmen.

• Eventuell schon ein paar Tage vorher Brennnesseltee trinken, um einen Blutverlust auszugleichen.

• Die Vitamine E und C sollten eine Woche vor jeder Operation abgesetzt werden, sie setzen die Gerinnung herab.

• Auch eine Misteltherapie kann schon vor der OP begonnen werden. Anthroposophische Ärzte bestätigen eine raschere Erholung mit einer solchen Vorbereitung. Die Mistel in der Krebstherapie wird 2–3-mal wöchentlich in die Haut der Bauchdecke gespritzt, was Sie leicht lernen können, selbst zu tun. Welches Präparat das für Sie geeignete ist, besprechen Sie mit der Behandlerin, die Sie naturheilkundlich begleitet.

• In manchen Fällen wird vor der OP eine Chemotherapie vorgeschlagen. Sammeln Sie Informationen, wie sinnvoll dies in Ihrem Fall ist.

Was können Sie nach einer Operation für sich tun?

• Nach der Operation hilft ab und zu ein Tässchen Ingwertee, Narkoseübelkeit zu lindern.

• Mit Löwenzahnwurzel helfen Sie Ihrer durch die Narkose belasteten Leber, sich zu erholen, als Tee oder als Tinktur.

• Sollte ein benebelter Zustand übermäßig lange anhalten, hilft Gingko-Tinktur oder eines der vielen Fertigpräparate.

• Hamamelis als Tee oder Tinktur, innerlich und äußerlich angewendet, sorgt für eine rasche Wundheilung, solange die Narbe noch nicht geschlossen ist.

• Später unterstützen Ringelblumen-, Beinwellsalbe oder Johanniskrautöl die Bildung einer unauffälligen Narbe. Ringelblumentee innerlich verhindert eine Infektion.

• Eine Woche nach der OP kann mit Vitamin E wieder begonnen werden, bis 800 IE, zur Pflege der strapazierten Haut.

• Schmerzen lindern Weidenrinde und Johanniskraut.

• Hopfen, Melisse und Baldrian verhelfen zu ruhigem Schlaf trotz Krankenhausatmosphäre und Schonhaltung.

• Lymphödeme im Arm nach Lymphknotenentfernung können vermieden werden durch Hochlagern und Entlasten. Tragen Sie nichts Einengendes und lassen Sie sich Lymphdrainage geben.

Lymphflussfördernde Pflanzen sind Gundermann, Steinklee, Löwenzahn, Brennnessel.

Liegen nach der Operation die Ergebnisse der Gewebeuntersuchung vor, werden Sie erfahren, ob das entfernte Gewebe Hormonrezeptoren aufweist. Eventuell wird Ihnen aufgrund dieses »Rezeptorstatus« eine Hormontherapie empfohlen. Diese geht oft einher mit

Hormontherapie

Erscheinungen, die sonst den Wechseljahren zuge-
rechnet werden: Venenprobleme, Hitzewallungen, Gewichtszunahme, Schleimhauttrockenheit etc.
Inwieweit eine solche Therapie sinnvoll ist, kann nur im

*Auch
Hormonthera-
pien natur-
heilkundlich
unterstützen*

individuellen Fall entschieden werden. Gelindert werden diese Erscheinungen durch Mönchspfeffertinktur
oder Leinsamen (siehe zyklusabhängige Brustschmerzen), durch Mariendistelsamen, Schöllkraut und Löwenzahnwurzel als Tee oder Fertigpräparat. Johanniskraut
fängt Stimmungsschwankungen auf, Weißdorn und
Herzgespann regeln Kreislaufprobleme, Brennnessel,
Schachtelhalm und Löwenzahnkraut lindern Gewichtszunahme durch Wassereinlagerungen. Venenprobleme
sprechen gut an auf Rosskastaniensamen, Mäusedorn,
rotes Weinlaub und Hamamelis.

Bei Scheidentrockenheit hilft jede Art von Durchblu-
tungsförderung, wie sie in anderen Kapiteln dargestellt
wurde, aber vor allem Leinsamen, der mit seinen
Schleimstoffen auch bei innerlicher Anwendung die
Schleimhäute schützt und befeuchtet.

Die Nebenwirkungen einer Strahlentherapie können
u.a. sein: Hautschäden, Appetitlosigkeit, Erschöpfung
usw. Pflegen Sie Ihre strapazierte Haut mit Aloe-Vera-
Gel, Beinwell- oder Ringelblumensalbe. Beinwellwur-

*Strahlen-
therapie*

zel als Homöopathikum, Symphytum D6, 3–5-mal täglich eine Tablette, oder Ringelblumenblüten, in einen Tee
gegeben, heilen die Haut von innen. Mit Johanniskrautöl haben manche Frauen gute Erfolge bei Hautrötungen
erzielen können. Es darf vor der Bestrahlung jedoch
nicht angewandt werden, da es die Haut noch zusätzlich sensibilisieren kann. Pfefferminze und Kamille beruhigen den Magen, leichte Bitterdrogen wie Hopfen
oder Schafgarbe verhelfen wieder zu Appetit. Ginseng,
Taigawurzel, Rosmarin (nicht bei erhöhtem Blutdruck)

und Brennnesselsamen vitalisieren und wecken die müden Lebensgeister.

In der Ernährung helfen Kohl und Ölsaaten, besonders Mandeln, Strahlenschäden zu vermeiden, Beta-Carotin-haltige Gemüse stabilisieren die Haut.

Alle Therapien können durch Visualisierungen nebenwirkungsfreier und erfolgreicher gestaltet werden, wie Carl Simonton untersucht und in seinen Büchern (siehe Literatur) eindrucksvoll dargelegt hat.

Visualisierungen

Die Nebenwirkungen einer Chemotherapie, vom CMF-Schema über Taxol bis zur umstrittenen Hochdosis-Chemotherapie, sind so vielfältig, dass eine lange Liste entstünde. Das Wichtigste ist, die Leber zu unterstützen und das Immunsystem zu stärken.

Chemotherapie

Die wichtigsten Leberpflanzen sind: Mariendistelsamen, Löwenzahn, Schöllkraut, Tausendgüldenkraut, Berberitze, Enzian, Odermennig, Schafgarbe, Beifuß, Wegwarte, Wermut und … es ist Balsam für die Leber, wütend sein zu dürfen, zu hadern mit Gott und der Welt, zu schimpfen, aufmüpfig zu sein, sich nichts gefallen zu lassen, seine Rechte einzufordern.

Das Immunsystem wird neben einer Chemotherapie parallel gestärkt mit einer Misteltherapie, die nach Manfred Kuno drei Tage vor einem Chemotherapie-zyklus unterbrochen und erst drei Tage danach wieder aufgenommen werden sollte. Zur Immunstärkung immer auch denken an Echinacea, Taigawurzel, Ginseng, Bockshornkleesamen, Keimlinge und … mächtige innere Bilder. Jeanne Achterbergs Verdienst ist es, die Wirkung heilsamer innerer Bilder auf das Immunsystem genauestens erforscht zu haben (siehe Literatur). Je individueller diese Bilder sind, haben Patientinnen herausgefunden, desto besser können sie sich mit ihnen anfreunden und verwenden sie in ihren täglichen Medi-

Misteltherapie

tationen und Entspannungsübungen. Die körperorientierte Visualisierungsarbeit, wie sie im Kapitel 8 dargestellt wurde, ist auch für Krebserkrankungen gut anwendbar und hat schon vielen Frauen geholfen, ihr Immunsystem zu stärken, neue Qualitäten in ihr Leben zu holen, kraftvolle Heilungsbilder zu finden.

Übelkeit Die bekannte Übelkeit wird allein durch Leberpflanzen schon gelindert, aber probieren Sie auch Pfefferminze oder Kamille. Diese beiden Heilpflanzen lösen sehr unterschiedliche Reaktionen aus. Es gibt Frauen, die erinnern sich bei der Kamille an Umsorgtwerden in der Kindheit, andere verziehen das Gesicht, wenn sie nur an Kamille denken. Die Pfefferminze ist als Haustee überstrapaziert worden und dabei geriet in Vergessenheit, dass sie bei gezielter Anwendung den Gallenfluss fördert und mit ihrer kühlenden Wirkung den Magen beruhigt. Ingwertee wurde weiter oben bereits erwähnt, probieren Sie aus, was bei Ihnen am besten funktioniert und lesen Sie die Tricks und Tipps der Hebammen zur Schwangerenübelkeit, die ich im Kapitel 10 gesammelt habe. Die Inhalation des Rauchs von Cannabis indica hat vielen Frauen wieder Appetit verschafft, diese wirksame Heilpflanze ist nicht in allen Ländern legal erhältlich.

Beinwellsalbe hilft, die Wundheit von Haut und Schleimhäuten zu verhüten, Ackerschachtelhalm als Aufkochung, aber auch reine Kieselsäure, wie sie in Reformhäusern erhältlich ist, stabilisiert das gesunde Gewebe. Joghurt heilt den Darm. Gegen den berüchtigten

Haarausfall Haarausfall helfen bedingt Brennnesselhaarwasser und Klettenwurzelöl sowie die Schüsslersalze Zincum chloratum, Magnesium phosphoricum und Calcium phosphoricum, im Wechsel 3-mal 3 Tabletten.

Anämie Gegen Anämie helfen die bekannten Blut bildenden Pflanzen wie Brennnessel, Vogelknöterich, Frauenmantel, Löwenzahn, Rote Beete, Grüngemüse und der bewährte Floradix-Kräuterblutsaft.

Auch die Eierstockfunktion erliegt oft unter einer Chemotherapie, Mönchspfeffer hilft den Zyklus wieder einzuregulieren, 3-mal täglich 15 Tropfen, oder Phytohypophyson L, ein Fertigpräparat mit potenzierter Aufbereitung von Mariendistel, Schöllkraut und Mönchspfeffer, 3-mal 50 Tropfen.

Stehen Wechseljahressymptome im Vordergrund mit Hitzewallungen, seelischem Auf und Ab, lesen Sie noch einmal die Hinweise im Abschnitt Hormontherapie. *Wechseljahressymptome*

Ganzheitliche Krebsbehandlung

Neben der naturheilkundlichen Begleitung schulmedizinischer Maßnahmen gibt es eine ganze Reihe von Behandlungsansätzen, die, meist wenn der Primärtumor entfernt und eine eventuelle weitere schulmedizinische Therapie abgeschlossen ist, sich dafür einsetzen, dass Menschen wieder ihr Leben oder ein noch besseres leben können, ohne dass die Erkrankung erneut auftritt. Wenn neuere wissenschaftliche Ergebnisse darauf hinweisen, dass manche Krebsarten längst gestreut haben, bevor ein Primärtumor überhaupt nachweisbar ist, sehe ich einen Grund mehr darin, eine biologische Behandlung so früh wie möglich zu beginnen. Bei dieser steht an erster Stelle die Misteltherapie mit ihrer Hemmung *Misteltherapie* des Krebszellwachstums und der Immunstimulation. Sie ist die am besten untersuchte ergänzende Behandlung. Mistelpräparate werden gespritzt als Auszüge der ganzen Pflanze (in den anthroposophischen Kliniken) oder auf Mistellektine standardisiert. Einige KollegInnen und auch ganzheitliche Krebskliniken (Adressen über die

Gesellschaft für Biologische Krebsabwehr, siehe Anhang) setzen auch hoch dosierte Mistelinfusionen ein. Standardisierte Thymuspeptide kommen bei Manfred Kuno, einem der erfahrensten Naturheilbehandler in der Krebstherapie, zum Einsatz sowie das Spektrum der orthomolekularen Medizin mit ihren Vitamin- und Mineralien-Präparaten. Enzympräparate, wie Wobemugos, Wobenzym, gehören inzwischen zum Standardrepertoire. In seinem Buch »Krebs in der Naturheilkunde« *Hyperthermie* widmet Kuno ein eigenes Kapitel der Hyperthermie, der Überwärmung des ganzen Körpers oder der betroffenen Region. Diese Überwärmungstherapie nützt die Tatsache aus, dass Krebs eher in einem »kalten« Klima wächst, Krebszellen anaerob stoffwechseln und an Krebs Erkrankte oft angeben, in den letzten Jahren nicht mehr gefiebert zu haben. Hierfür sind inzwischen viele Kliniken eingerichtet, einige kombinieren mit gutem Erfolg lokale Hyperthermie mit Chemotherapie.

Kreative Spätestens in der Nachsorge sollten auch kreative *Therapien* Therapien (Malen, Musik) zum Zuge kommen. Diese großartigen Ansätze können die Lebensfreude wieder wecken, Gefühlen Ausdruck verleihen und heilsame Energien im Körper wecken. Manche Frauen berichteten, dass ihre Mal- oder Musiktherapiestunden die wichtigsten ihres ganzen Heilungsprozesses waren.

Und sowie wieder mehr Stabilität eingekehrt ist, können Sie die Chance dieser Krankheit nutzen, ihre Hinweise *Psycho-* hören und beantworten lernen in einer Psychotherapie. *therapie* Als Ärztin und Nichtpsychologin möchte ich mir nicht anmaßen zu beurteilen, welche Ansätze der humanistischen Psychologie im Zusammenhang mit Krebserkrankungen am erfolgversprechendsten sind. Wichtig erscheint mir die ganzheitliche Haltung, mit der ein/e TherapeutIn arbeitet. Lawrence LeShan (siehe Literatur) nennt dies einen »holistischen Ansatz«, ein anderes Wort für ganzheitlich. Ich möchte seine erstaunlichen Forschungsergebnisse hier kurz zusammenfassen. Historisch betrachtet war es im 19. Jahrhundert noch selbstverständlich, »Kummer« als Auslöser einer Krankheit wie Krebs anzuerkennen. Um die Jahrhundertwende, mit dem Aufkommen der modernen Chirurgie, engte sich der Blickwinkel ein, Krebs wurde nur noch als lokale Erkrankung betrachtet. Erst ab 1950 wurde wieder psychosomatische Forschung betrieben, die erstaunliche Ergebnisse zutage förderte:

Der holistische Ansatz von L. LeShan

• Bei einer prospektiven Studie mit brustamputierten Frauen wurde festgestellt, dass »Munterkeit« die Überlebensrate erhöht.

• Männer entwickeln die höchste Krebserkrankungsrate nach der Pensionierung.

• Kinderlose Menschen erkranken häufiger an Krebs als Eltern.

• Verwitwete Menschen sind gefährdeter als Eheleute, es sei denn, sie sind begünstigt von der Lebensversicherung ihres verstorbenen Partners.

• Eine Studie fand heraus, dass an Krebs Erkrankte im Vergleich zu einer Kontrollgruppe einen stark erhöhten Index an Hoffnungslosigkeit hatten (80 Prozent zu 10 Prozent).

LeShan beschreibt aus den Anfängen seiner Arbeit seine Verzweiflung, als er feststellen musste, dass sein zunächst freudianisch orientierter Ansatz die Überlebensrate seiner Patienten nicht verbessern konnte. Er fand heraus, dass unabhängig von der Methodik verschiedene Richtungen im therapeutischen Prozess eingehalten werden müssen:

• Sich daran zu orientieren, was richtig und in Ordnung am Patienten ist. Davon auszugehen, dass jeder Mensch ein reiches Repertoire an sinnvollen Verhaltensweisen hat. Sich diese klar zu machen, wirkt stabilisierend und stärkend und ist die Voraussetzung für Veränderung.

• Darauf hinzuarbeiten, wie Sie ein erfülltes Leben leben können. Hierbei ist zu berücksichtigen, dass Menschen grundsätzlich einzigartig sind. Sie haben unterschiedliche Neigungen, Interessen, Orientierungen in Bezug auf ihr soziales, familiäres, berufliches, sexuelles Leben. Es ist Aufgabe des Therapeuten, diese Einzigartigkeit zu erkennen, zu akzeptieren und zu fördern.

• Die Entstehung einer Krebserkrankung wird begünstigt durch die Anpassung an vermeintliche oder tatsächliche Anforderungen von außen. Die Entfaltung von Eigensinn und die Verfolgung ureigener Interessen fördern den Heilungsprozess.

Ausgehend von diesen Prämissen entwickelte er seinen holistischen Ansatz:

Körper, Geist und Seele behandeln 1. Körper, Geist und Seele müssen behandelt werden. Die körperliche Behandlung muss an dieser Stelle nicht inhaltlich erläutert werden, sie entspricht den Vorlieben der Ratsuchenden und dem methodischen Wissen seiner Behandler. Die seelische Behandlung hat die weiter oben genannten Ziele, auch hier sind verschiedene Methoden denkbar. Bei der »Behandlung« des Geistes unterscheidet er ein individuelles Vorgehen wie Meditation, Gebet etc. von einer überpersönlichen Aktivität, die fordert, dass Menschen im Laufe ihres Heilungsprozesses für die Gemeinschaft, die Menschheit aktiv werden müssen. Also für sich ein Tun finden, das über das persönliche, berufliche und familiäre Umfeld hinausweist, Sie zum Teil eines großen Ganzen macht, Ihnen gesellschaftliche Bedeutung im weitesten Sinne verleiht.

Jeder Mensch ist einzigartig 2. In der Behandlung muss immer die Einzigartigkeit eines Menschen berücksichtigt werden, die Behandlung ist also immer individuell auszugestalten. Dabei kommt es darauf an, die

3. Mitbestimmung des Patienten zu fördern, ihn zu unterstützen, seinen Heilungsprozess aktiv mitzugestalten.

4. Die Selbstheilungskräfte in alle o.g. Bereiche miteinzubeziehen, die Überzeugungen, die Patienten bezüglich ihrer Krankheit und ihrer Lebensgestaltung haben, als etwas Veränderbares anzunehmen und hierbei kreative Therapien und Glaubenssatzarbeit einzusetzen. Letzteres findet sich in der körperorientierten Visualisierungsarbeit wieder. Sehr wirksame Übungen bietet auch das Neurolinguistische Programmieren (NLP).

Diese Grundsätze gelten prinzipiell auch für die Arbeit am Simonton Cancer Center in Kalifornien. Carl Simonton setzt viel auf die Selbstverantwortung der Patienten, indem er zunächst aufzudecken hilft:

Patienten gestalten ihren Heilungsprozess aktiv mit

Carl Simonton setzt auf die Selbstverantwortung der Patienten

• ob es in den letzten Jahren vor der Diagnose starke Stressmomente gegeben hat;

• worin eventuelle »Vorteile« der Erkrankung liegen könnten;

• worin die Botschaft der Erkrankung liegen könnte.

Die therapeutische Arbeit zielt dann:

• auf das Erlernen von Entspannung und der Visualisierung von Genesung;

• auf die Überprüfung von Vorstellungsbildern und das Kennenlernen wirksamer positiver Heilungsbilder;

• auf die Überwindung des inneren Grolls, darauf, Vergangenes loszulassen;

• auf die Schaffung von Zielen für die Zukunft und ein Stufenmodell zum Erreichen dieser Ziele;

• auf die Entdeckung eines inneren Ratgebers, der den Heilungsweg aufzeigt;

• auf den Umgang mit Schmerz;

• auf Bewegungstraining;

• auf den Umgang mit Rückfällen und der Angst vor dem Tod;

• auf die Einbindung des Patienten in ein Unterstützungsnetz durch Arbeit mit den Angehörigen.

Über die Konzepte von LeShan und Simonton hinaus gibt es natürlich noch andere therapeutische Ansätze, die sich z.B. mit dem »Bravsein« und dem »Bösesein« beschäftigen, unter Anspielung auf die »Bösartigkeit« der Erkrankung. Es wird als heilsam angesehen, nicht weiter der Erkrankung das »Bösesein« zu überlassen, sondern selbst Nachgiebigkeit und Hilfsbereitschaft zu hinterfragen und mehr für sich einzustehen, durchaus öfter kratzbürstig, »böse« und eigensinnig zu sein (aus Schadow: Krebs verstehen).

Krebsab-
gewandte
Ernährung

Eine krebsabgewandte Ernährung habe ich im Abschnitt Vorbeugung versucht zu skizzieren. Zu diesem Thema gibt es viele zum Teil widersprüchliche Ansätze. Einen wichtigen Beitrag hierzu hat meine Kollegin Dorisa Schadow geleistet. Ausführlich nachzulesen in ihrem Kapitel des Buches »Krebs verstehen – neue Wege gehen« (siehe Literatur). Sie empfiehlt z.B. für ein halbes Jahr:

• tierisches Eiweiß zu reduzieren;

• ebenso tierische Fette;

• Margarine wegen ihrer hochgesättigten Fette komplett vom Speisezettel streichen;

• viel pflanzliche Eiweiße zu sich zu nehmen, z.B. in Form von Sprossen;

• nur gute Öle zu benutzen;

• sich getreidebetont zu ernähren (Hirse, Buchweizen, Dinkel);

• mit Weizengrassaft die Nahrung zu ergänzen;

• den Säure-Base-Haushalt zu entlasten mit »Basischem Trunk« – Kartoffelschalen mit Gemüsebrühe aufgekocht;

• milchsaure Gemüsesäfte und Bitteres in die Nahrung einbauen, u.v.m.

Lassen Sie uns noch einmal zusammenfassen, welches Vorgehen im Falle eines Verdachtes auf Brustkrebs sinnvoll sein könnte:

Bei Verdacht auf Brustkrebs – gehen Sie Schritt für Schritt vor

• Zunächst gilt es die Diagnose klären;
• Informationen zu den verschiedenen Behandlungsformen einzuholen und herausfinden, welches die individuell passende ist;
• den Zeitfaktor abhängig von Ihrem Stand des Wissens und Ihrem Mut festzulegen, bis wann sollte was passiert sein;
• Ihre Umgebung (Ärzte, Partner, Freundinnen) als Unterstützerteam miteinzubeziehen;
• Ihre Behandlung zu planen (naturheilkundlich, schulmedizinisch, Ernährungsumstellung, welcher Kontakt ist wichtig, Literatur, weitere Informationen einholen);
• Behandlung 1. Teil.
• Wenn Sie wieder Zeit und Luft haben, widmen Sie sich rundherum Körper, Geist und Seele mit Bewegung, Nachbehandlung, Meditation etc. und genießen Sie das Leben, gönnen Sie sich Zeiten, in denen Sie Ihre Krankheitsgeschichte und alle Behandlungen dieser Welt komplett vergessen

Eine an Krebs erkrankte Seminarteilnehmerin sagte einmal: »Hört endlich auf, mich so verschreckt anzugucken, mich mit Samthandschuhen anzufassen. Krebs ist eine Erkrankung wie jede andere, und wenn sie meine Lebenszeit verkürzt, bin ich bereit. Ich habe so unendlich viel durch diese Krankheit gelernt, sie ist Bestandteil meines Lebens.«

173

KAPITEL 10

Das Wunder

Schwangerschaft, Geburt und Wochenbett

Schwangerschaften, ebenso wie Menstruation und Wechseljahre, gehören zur weiblichen Normalität. Frauenkörper sind darauf eingerichtet, schwanger werden zu können, das Wunder neuen Lebens zu beherbergen und es, wenn die Zeit reif ist, in die Welt zu entlassen. Dennoch sind Kinder Geschenke. Es gibt kein verbrieftes Recht auf (gesunde) Kinder. Und nicht jede Frau muss dieses Potenzial ausschöpfen. Sie hat vielleicht andere Aufgaben im Leben. Muss man das betonen? In Zeiten von Reproduktionsmedizin, vorgeburtlicher Diagnostik und programmierter Geburt vielleicht schon.

Die vorgeburtliche Diagnostik

Das Vertrauen von Schwangeren in den eigenen Körper und dessen Weisheit fördern

Trotz (oder gerade wegen?) Pathologisierung und Hospitalisierung eines normalen Geschehens liegt Deutschland nicht gerade an der Spitze der Länder mit geringer perinataler Sterblichkeit. Dies ist Grund genug für Hebammen und NaturheilbehandlerInnen, das Vertrauen von Schwangeren in den eigenen Körper und dessen Weisheit wieder zu fördern.

174

Gemeint sind die Blut-, Ultraschall- und Fruchtwasseruntersuchungen, über deren Aussagekraft Ärzte verpflichtet sind, ihre Patientinnen zu informieren und sie ihnen ab einem bestimmten Alter auch zu empfehlen. Worum geht es überhaupt? Die beruhigende Floskel heißt gewöhnlich: »Wir wollen doch nur sichergehen, dass mit dem/der Kleinen alles in Ordnung ist.« Aber was, wenn ein Ergebnis nicht der Norm entspricht? Die wenigsten Auffälligkeiten können beim momentanen Stand der Medizin behandelt werden. Sie ziehen zunächst weitere Untersuchungen nach sich und in letzter Konsequenz, wenn der Fetus eine Behinderung aufweist, bleibt nur der Schwangerschaftsabbruch. Überlegen Sie sich deshalb, am besten noch in der »Planungsphase«, wie Sie es mit Untersuchungen auf eine mögliche Behinderung des Kindes halten möchten. Die häufigste Behinderung, die Trisomie 21, das Down-Syndrom, kann z.B. in sehr unterschiedlichen Schweregraden auftreten, was vorgeburtlich nicht feststellbar ist. Trisomie-21-Kinder sind liebenswürdig und im Rahmen ihrer Möglichkeiten förderbar. Die meisten Eltern behinderter Kinder berichten, welche Bereicherung in ihr Leben getreten ist gerade durch ein Kind, das nicht der Norm entspricht. Trotz aller Belastungen, die dies mit sich bringt. Ist eine Gesellschaft ohne die Vielfalt des Lebens wirklich erstrebenswert? Und wussten Sie, dass die weitaus meisten Behinderungen im Straßenverkehr entstehen?

Behinderung um jeden Preis verhindern?

Die meisten Behinderungen entstehen im Straßenverkehr

Natürlich liegt es in der Entscheidung jeder Schwangeren, jedes Paares, Behinderung so weit wie möglich ausschließen zu wollen, weil sie sich nicht in der Lage fühlen, dies zu tragen. Umso wichtiger, eine solche Entscheidung rechtzeitig, ohne Zeitdruck und unter Berücksichtigung aller Konsequenzen zu treffen.

Heilpflanzen in der Schwangerschaft – was ist erlaubt, was nicht?

Das Thema Fruchtbarkeitsförderung haben wir im Kapitel Zyklusregulierung besprochen. Wie wir gesehen haben, werden hierfür auch Pflanzen eingesetzt, die in einer bestehenden Schwangerschaft nicht angewandt werden dürfen. Durchblutungsfördernde Pflanzen, die Eisprünge auslösen können und einen guten Zustand für die Einnistung eines befruchteten Eies herstellen, können ab einer bestimmten Dosierung auch wehenfördernd wirken, eine Fehlgeburt verursachen. Ein fruchtbarkeitsfördernder Tee sollte beim Eintreten einer Schwangerschaft behutsam abgesetzt werden. Seien Sie dahingehend beruhigt, dass eine Schwangerschaft gewöhnlich eine zähe Angelegenheit ist und es hohe Dosen dieser Kräuter braucht, um eine Blutung und damit einen Schwangerschaftsabbruch auszulösen.

Verbotene Pflanzen während der Schwangerschaft Hier eine Auflistung der mir bekannten Emmenagoga (blutungsauslösenden Mittel), von denen ein Teil auch fraglich fruchtschädigend (teratogen) wirkt und in der Schwangerschaft auf keinen Fall angewandt werden sollte: Rosmarin, Beifuß, Raute, Wacholder, Poleiminze, Rainfarn, Petersilienwurzel und Petersiliensamen, Thuja (Lebensbaum) und andere Koniferen wie Sadebaum etc., Caulophyllum (Blauer Hahnenfuß), Hydrastis (Gelbwurz), Trillium erectum (Waldlilie), Mutterkraut, Gossypium herbaceum (Baumwollwurzelrinde). Milder durchblutend, aber immer noch zu unterlassen in einer Schwangerschaft sind Engelwurz, Ingwer, Zimt, Gänseblümchen, Kreuzkraut, Eisenkraut, Salbei, Thymian, Majoran, Liebstöckel, Basilikum.

Das heißt jedoch nicht, dass diese Kräuter aus der Küche verschwinden müssen. Spaghetti al pesto oder

Lammfleisch mit Salbei dürfen die meisten Frauen unbesorgt genießen. Es geht um die gezielte, regelmäßige Einnahme als Heiltee oder -tinktur.

Hebammen berichten über eine Zunahme der unerwünschten Wehentätigkeit in der Vorweihnachtszeit. Warum? Schwangerengelüste treffen auf Weihnachtsplätzchen mit Zimt, Kardamom, Macisblüte usw. Also Vorsicht bei übermäßigem Genuss.

Ebenfalls unterlassen werden sollten Medikamente wie Abführmittel oder Antacida (Medikamente gegen Sodbrennen) und Heilpflanzen, die die Blutgerinnung herabsetzen wie Steinklee oder Waldmeister. Die meisten ätherischen Öle sollten nicht mehr eingenommen werden. Gegen die gelegentliche Anwendung in einer Duftlampe ist nichts einzuwenden. Auch Vitamin C wirkt in hohen Dosen, wie es bei Erkältungskrankheiten eingenommen wird, abtreibend.

So viel zu den Verboten. Umgekehrt werde ich oft gefragt, welcher Tee bedenkenlos in der Schwangerschaft getrunken werden kann. Hierfür gilt, dass alle Tees bis auf die oben genannten, einschließlich Grüntee, Roibosh, Lapacho, wenn sie oft genug abgewechselt werden, nicht schaden und dass grundsätzlich das beste Getränk immer noch Wasser ist. Reines, natürliches Wasser ohne Zusatz von Kohlensäure. Die nächste Frage ist dann, ob es nicht Heilpflanzen gibt, die den unkomplizierten Verlauf einer Schwangerschaft fördern. Dazu ist zu sagen, dass eine Schwangerschaft kein behandlungsbedürftiger Zustand ist. Ohne Beschwerden ist auch keine Behandlung nötig! Erst wenn es auf die Geburt zugeht, empfiehlt sich auch bei bester Gesundheit eine phytotherapeutische Vorbereitung, doch dazu später.

Schwangerschaft – kein behandlungsbedürftiger Zustand

Schwangerschaftsbeschwerden

Schwanger-
schaftsübelkeit

Die häufigste Beschwerde in der Schwangerschaft stellt die berüchtigte Schwangerschaftsübelkeit dar, die zwar oft jenseits der zwölften Woche von selbst aufhört, aber manchmal auch nicht. Sie reicht von leichter »Mäkeligkeit« (ich bin hungrig, aber ich weiß nicht, worauf, alles widert mich an) bis zu massivem und häufigem Erbrechen. Letzteres kann eine Behandlung im Krankenhaus erforderlich machen. Zuvor ist jedoch naturheilkundlich einiges möglich: Das beginnt mit dem Essverhalten. Regelmäßige, kleine Mahlzeiten sind für den kippeligen Magen die besten, ebenso wie viel frische Luft. Manchmal reicht es, sich ans Fenster zu stellen und ruhig durch die Nase zu atmen, bis der »Anfall« vorbei ist. Ein Hebammentipp ist auch, morgens vor dem Aufstehen einen Cracker zu essen und/oder sich einen Tee ans Bett bringen zu lassen, damit der Magen gar nicht erst auf dumme Gedanken kommt. Wenn Sie sich schelten sollten wegen Ihrer Schwangerschaftsgelüste, so ist das unnötig. Der Körper holt sich in dieser Zeit der hormonellen Umstellung, was er braucht. Wie überhaupt die Instinkte Schwangerer hervorragend ausgeprägt sind. Vertrauen Sie Ihrem Gefühl, was Ihnen schmeckt und gut tut.

Die nächste Behandlungsstufe beruht auf der Annahme, dass Ihre Unpässlichkeit durch die Hormonumstellung mitbedingt sein könnte. Manche Übelkeit konnte durch Progesteronpflanzen (siehe Kapitel 2) gelindert werden. Yamswurzelgel (in der Schweiz oder übers Internet erhältlich), äußerlich verwendet, umgeht den heiklen Magen und wird einem Tee oft vorgezogen. Auch Mönchspfeffer ist einen Versuch wert. Sie dürfen ein bisschen herumexperimentieren, was bei Ihnen anschlägt. Nahe liegende Pflanzen sind Kamille oder Pfefferminze (nicht beides gleichzeitig). Anis oder Fenchel oder auch Heilerde wirken magenberuhigend und entblähend. Aber auch sanfte Bitterdrogen führten schon zum Erfolg wie Hopfen oder Schafgarbe. Gute Erfahrungen machen viele Hebammen mit Grapefruitsaft, der ja auch bitter ist. Ingwertee oder Zintona-(Ingwer-) Kapseln wirken gut, diese hitzige Pflanze kann aber schon einmal leichte Wehen auslösen, also Vorsicht. Ein hervorragendes Weleda-Präparat ist Nausyn, homöopathisch Ipecacuana-D6 oder Nux-vomica-D6-Tabletten bei Bedarf.

Außerordentlich beunruhigend können wiederholte Blutungen oder menstruationsähnliche Krämpfe sein. *Blutungen* Sie weisen vielleicht auf eine Fehlgeburtsneigung hin. *oder Krämpfe* Auf der anderen Seite berichten viele Frauen in den ersten Schwangerschaftswochen, dass sie ein Gefühl hatten, als ob die Menstruation einsetzen wolle. Eine mögliche Erklärung ist, dass die Gebärmutter sich dehnt, aufrichtet und »an ihren Bändern zieht«. Auch gibt es immer wieder Frauen, die trotz Schwangerschaft noch ein- bis zweimal eine schwache Blutung in ihrem normalen Rhythmus hatten. Versichern Sie sich ärztlicher Unterstützung oder suchen Sie den Rat einer erfahrenen Hebamme. Eine Ultraschalluntersuchung kann helfen, das Geschehen einzuschätzen. In der Konsequenz können Sie durchaus der Natur ihren Lauf lassen und abwarten. Endeten diese Symptome allerdings schon einmal in einer Fehlgeburt und Sie möchten etwas unternehmen, ist die erste und beste Maßnahme, so viel wie möglich zu ruhen. Lassen Sie die täglichen Verrichtungen, sorgen Sie für Entlastung in Ihrem Haushalt, lassen Sie sich verwöhnen. Bettruhe allein kann schon helfen, dass die Schwangerschaft sich stabilisiert.

Eine Entdeckung Rudolf Steiners, des Begründers der Anthroposophie, ist die wehenlösende Wirkung der Keimzumpe, Bryophyllum Trit. 50 Prozent von Weleda, mehrmals täglich eine Messerspitze.

Ein wehenberuhigendes Homöopathikum ist Viburnum prunifolium D6 oder Magnesium phophoricum D6 (3-mal täglich 1 Tablette oder 10 Tropfen). Schwarze Johannisbeerblätter als östrogenausgleichende Pflanze stabilisieren die Gebärmutterschleimhaut. 3 – 4 Tassen Tee über den Tag verteilt, nicht mehr. Wichtig ist ein beruhigender Tee aus Lavendel, Hopfen und Baldrian. Überhaupt ist Ruhe und Vertrauen wichtig, was auch immer geschieht. Schon manche hat eine verlorene Schwangerschaft als »Generalprobe« empfunden und gut verschmerzt. Es ist nicht selten, dass Frauen eine Frucht (vielleicht ganz unbemerkt) verlieren und dann erneut Anlauf nehmen. Angst ist in dieser Situation zwar verständlich, aber sorgen Sie dafür, dass sie nicht Ihr Leben bestimmt. Lenken Sie sich ab, tun Sie sich Gutes, meditieren Sie. Naturheilkundige, die in Visualisierungsarbeit (siehe Kapitel 8) ausgebildet sind, können ein Übriges tun und Sie unterstützen, über innere Bilder beruhigend auf die Gebärmutter und das werdende Kind einzuwirken. Die Freunde, Ehemänner und künftigen Väter sind wichtige Personen in dieser Zeit. Manchmal können sie beruhigen, annehmen, als Unterstützer und Mitentscheidende wirken.

Wadenkrämpfe Wadenkrämpfe, ein häufiges Phänomen während einer Schwangerschaft, müssen nicht immer mit hoch dosiertem Magnesium behandelt werden. Eine Beobachtung vieler Hebammen ist, dass die Babys von Müttern, die in der Schwangerschaft viel Magnesium bekamen, unruhiger sind als andere. Oft helfen Entspannungsübungen, Tautreten, Magnesium phosphoricum D6 als

Schüsslersalz, mehrmals täglich eine Tablette. Zu denken ist auch an unser krampflösendes Gänsefingerkraut als Tee oder Tinktur.

Bestehen schon vorher Krampfadern oder Hämorrhoiden, ist die Wahrscheinlichkeit groß, dass sie sich in der Schwangerschaft verschlimmern. Meiden Sie langes Stehen und legen Sie die Beine so oft wie möglich hoch. Äußerlich können bei Krampfadern Kompressen mit einer Abkochung aus Eichenrinde, Zaubernuss (Hamamelis) oder Rosskastaniensamen hilfreich sein. Sie bereiten einen starken Tee aus einer dieser Pflanzen, lassen ihn abkühlen und legen damit kühlende Kompressen auf die hochgelegten Beine. Auch Quarkauflagen beruhigen die überdehnten, unter dem erhöhten Gewicht stöhnenden Venen. Innerlich angewandt helfen Schafgarbentee oder gute Fertigpräparate aus Buchweizen, Mäusedorn, rotem Weinlaub oder Rosskastanie. *Krampfadern oder Hämorrhoiden*

Bei Hämorrhoiden ist zunächst mit Leinsamen (1 – 2 EL in Joghurt oder Müsli) und genügend Flüssigkeitszufuhr für eine problemlose Verdauung zu sorgen, damit sie durch harten Stuhlgang nicht noch mehr unter Druck geraten. Eichenrindensitzbäder und Hamameliszäpfchen wirken garantiert.

Anämie: Zu den Routineuntersuchungen während einer Schwangerschaft gehört die Bestimmung des Blutfarbstoffes, des Hämoglobins, als Anzeiger für den Eisengehalt des Blutes. Innerhalb bestimmter Grenzen ist es normal, dass dieser Wert in der Schwangerschaft niedriger ist als sonst. Im Gegenteil, Hebammen berichten von schlimmen Nachblutungen nach der Geburt, wenn in der Schwangerschaft zu viel Eisen gegeben wurde. Statt Fertigpräparaten, die oft nicht gut vertragen werden, gibt es ein altes Hausrezept: 3 Eisennägel über *Anämie*

Nacht in einen Apfel stecken und diesen am anderen Morgen essen. Die größte Schwierigkeit scheint heutzutage zu sein, reine Eisennägel zu besorgen.

Rote Säfte, besonders Rote-Beete-Saft (milchsauer vergoren, wenn möglich) wirken Blut bildend. Ebenso sind Apfelessig, Rote Beete, Grüngemüse, Wildkräuter, Hirse und Amaranth wichtige Eisenlieferanten in der Nahrung. Ist dies nicht ausreichend, kann es auch an einer schlechten Aufnahme über den Darm liegen, die mit Bitterstoffpflanzen oder Grapefruitsaft erhöht werden kann. Blut bildende Heilpflanzen sind Brennnessel, Löwenzahn und Vogelknöterich, auch in Form von Frischpflanzensäften. Schöne Fertigpräparate sind Floradix-Kräuterblutsaft oder -dragees sowie Hämatit Trit. D6 von Weleda (2-mal täglich eine Messerspitze).

Sodbrennen Rundet sich der Bauch, kann durch Druck auf den Magen Sodbrennen entstehen. Hierbei hilft das ausführliche Kauen eines frischen Minzeblattes oder einer süßen Mandel. Auch Kartoffeln und Kartoffelwasser sowie Heilerde binden überschüssige Säure.

Verstopfung Bei Verstopfung auf keinen Fall Abführmittel benutzen, sondern zunächst auf einen genügend hohen Ballaststoffanteil in der Nahrung achten, ihn mit Leinsamen ergänzen. Täglich 1 – 2 EL ungeschroteten Leinsamen in Joghurt oder Quark zu sich nehmen und dazu viel trinken. Genügend Flüssigkeit (pro EL Leinsamen 1 großes Glas Wasser) und Bewegung werden manchmal vergessen. Ihre Hebamme kennt darüber hinaus darmanregende Körperübungen. Auch getrocknete Pflaumen oder Feigen, über Nacht in Wasser eingeweicht und morgens mitsamt dem Einweichwasser gegessen, helfen hervorragend.

Sanfte Bauchmassage bringt den Darm in Schwung, unterstützt durch verdauungsfördernde Bitterpflanzen

(Schafgarbe, Hopfen, wenig Wermut oder Tausendgüldenkraut), Fenchel und Anis.

Eine gefürchtete Komplikation, die in dieser Form nur in der Schwangerschaft auftritt, ist die Gestose, das kombinierte Auftreten von Bluthochdruck, Ödemen (Wassereinlagerungen) und Proteinurie (Eiweiß im Urin). Die folgenden Vorschläge gelten für leichte Formen oder zur begleitenden Behandlung, niemals ohne ärztliche Begleitung. Gestosen können einen Klinikaufenthalt erforderlich machen.

Bei Gestose auch an sexuelle Gewalterfahrungen in der Vergangenheit denken

Im Zusammenhang mit dieser ernsten Schwangerschaftskomplikation beobachteten Hebammen, dass Frauen besonders gefährdet sind, wenn sie vor der Schwangerschaft noch keine Gelegenheit hatten, die Folgen sexueller Gewalterfahrungen aufzuarbeiten. Ängstlichkeit und Beunruhigung gegenüber den körperlichen Veränderungen, die eine Schwangerschaft mit sich bringt, können die Folge sein. Gefühle der Hilflosigkeit und Ohnmacht können ausgelöst werden, wie sie in traumatisierenden Situationen schon einmal erlebt wurden. Der Körper reagiert mit bzw. das körperliche Geschehen verselbstständigt sich. Hier wäre eine psychologische Unterstützung neben der körperlichen Behandlung wichtig. In den Anfängen kann ein Versuch gewagt werden mit dem Weglassen aller Genussgifte und scharfen Gewürze sowie viel Ruhe. Daneben ein beruhigender Tee aus Weißdorn, Hopfen, Melisse und Passionsblume zu gleichen Teilen, 3 – 4 Tassen pro Tag. Entspannung und Beruhigung heißt das Zauberwort! Den Säure-Base-Haushalt ausgleichen mit einem Kartoffeltag, an dem nur gekochte Kartoffeln gegessen werden und dazu viel getrunken wird. Im Gegensatz zum früheren Vorgehen, bei dem versucht wurde, die Wassereinlagerungen trotz der Gefahr hohen Mineralienverlustes mit Reistagen und

Entspannung heißt das Zauberwort

aquaretischen Pflanzen auszuschwemmen, wird heute geraten, eher viel Salz zu sich zu nehmen.

Einen weiteren Aspekt benennen erfahrene Hebammen, wenn es darum geht, den Hintergrund einer Gestose zu beleuchten: Lassen Sie sich auf die veränderte Situation ein, das Leben muss nicht genauso weitergehen wie zuvor, wenn Sie ein Kind erwarten! Gönnen Sie es sich, den sich rundenden Bauch wahrzunehmen, dieses einmalige körperliche Erleben zu genießen. Gegen jede innere wie von außen kommende Verpflichtung, weiter so zu funktionieren wie bisher, kann sich der Körper mit einer Gestose »wehren«.

Geburtsvorbereitung

Geburtsvorbereitender Tee

Nähert sich die Geburt, kommt ca. vier Wochen vor dem errechneten Entbindungstermin ein geburtsvorbereitender Tee zum Einsatz: Zu gleichen Teilen Frauenmantel und Himbeerblätter, 2–3-mal täglich eine Tasse, nicht mehr! Dazu 1–2 EL geschroteter Leinsamen in Joghurt oder Müsli mit viel Flüssigkeit, und dem Baby wird durch die vielen Schleimstoffe des Leins »ein roter Teppich ausgerollt«, es »flutscht« auf die Welt.

Bachblüten

Ängstliche Frauen, und wer fürchtet sich nicht ein bisschen vor der ersten Geburt, bekommen Bachblüten: Mimulus oder Rescue Remedy, 4 Tropfen aus der Stockbottle in eine Verbrauchsflasche (30 ml Quellwasser mit einem kleinen Zusatz Alkohol), davon 4-mal 4 Tropfen täglich auf die Zunge. Wenn Sie zwischendurch die Angst packt, gern öftere Gaben, Bachblüten können nicht überdosiert werden.

Wehenanregung

Ist der Termin verstrichen, ohne dass sich etwas tut, können bedenkenlos alle gebärmutteranregenden Pflanzen, die neun Monate lang verboten waren, angewendet werden. Bei Übertragung: Mutterkraut, Eisenkraut oder Beifuß. Alles, was die Wehen anregt, ist erlaubt und erwünscht. Ein Hebammenrezept kombiniert: 1 EL Eisenkraut, 1 Zimtstange, 10 Nelken, 1 kleine Ingwerwurzel mit 1 l kochendem Wasser übergießen. 10 Minuten ziehen lassen und abseihen. Über den Tag verteilt zu trinken. Rosmarinbäder, auch Rosmarinblütenessenzen sind wieder erlaubt. Einläufe geben manchmal der bereiten Gebärmutter den letzten Kick.

Eine natürliche Methode, die Geburt einzuleiten, ist miteinander zu schlafen. Orgasmen regen die Gebärmutter an, im Ejakulat enthaltene natürliche Prostaglandine bringen Schwung ins Geschehen. Schließen Sie jedoch nicht umgekehrt, dass Liebesdinge während der Schwangerschaft verboten wären. Hören Sie auf Ihren Körper, er teilt Ihnen mit, worauf Sie Lust haben, was »angesagt« ist und was zurzeit vielleicht nicht.

Die wehenanregenden Pflanzen kommen auch bei einem vorzeitigen Blasensprung zum Einsatz. Der Befürchtung einer Infektion kann mit Echinacea gut vorgebeugt werden, 3-mal 50 Tropfen einer Tinktur oder eines Fertigpräparates, sodass genügend Zeit ist, die Geburt ohne Wehentropf in Gang zu bringen. Auch mit Wacholderfußbädern haben einige Hebammen gute Erfahrungen gemacht. Geht die Geburt zunächst gut voran, aber der Muttermund öffnet sich an einem bestimmten Punkt keinen Millimeter mehr, wird von einer Muttermund-Dystokie gesprochen, eine zunehmend beobachtete Erscheinung. Hier gilt es, nicht die Wehen weiter zu befeuern, sondern lösend und entspannend zu wirken: Passionsblume mit Gänsefingerkraut als Tee sind einen Versuch wert.

Die wehenanregenden Pflanzen kommen zur Förde-

Vorzeitiger Blasensprung

rung der Nachgeburt wieder zum Einsatz, in den Tee können 3 Tropfen ätherisches Zimtöl (angerührt mit 1 EL Sahne) gegeben werden.

Wehen vor der Zeit Gehen die Wehen vor der Zeit los, gilt es wieder zu beruhigen mit Notfalltropfen, Hopfen, Baldrian, Melisse, Johanniskraut. Anthroposophische Ärzte empfehlen, zur Entspannung den Bauch sanft zu massieren mit Roter-Kupfer-Salbe von Wala oder mit Tokolytikumöl (einer Mischung wehenhemmender ätherischer Öle in einem Trägeröl, das Ingeborg Stadelmann komponiert hat). Auch Bryophyllum Trit. 50 Prozent (mehrmals täglich eine Messerspitze) zögert die Geburt hinaus.

Das Wochenbett

Marienbettstroh Ist alles überstanden, gibt es den schönen alten Brauch des Marienbettstrohs: Der Wöchnerin eine magische Anzahl Kräuter unters Laken zu schieben, die durch die Bettwärme ihre Wirkung entfalten. 3, 7, 9, 13, 17, 33, wie viele auch immer Sie kennen und natürlich, was die frisch gebackene Mutter so brauchen könnte.

- Johanniskraut vertreibt trübe Gedanken.
- Melisse beruhigt und entspannt.
- Thymian wirkt desinfizierend, stärkt den Mut für die kommenden Aufgaben.
- Frauenmantel fördert die Rückbildung der Gebärmutter, wirkt Blut bildend, umhüllend und hormonausgleichend.
- Schafgarbe wirkt blutstillend und desinfizierend, hilft die innere Mitte wiederzufinden, hormonausgleichend.
- Himbeerblätter kräftigen das Bindegewebe, östrogenausgleichend.

- Beifuß schützt Mutter und Gebärmutter, hormonausgleichend.
- Hirtentäschel gibt der Gebärmutter ihre alte Spannkraft zurück, stillt Nachblutungen.
- Kamille und Gänsefingerkraut gegen übermäßige Nachwehen.
- Brennnesselblätter wirken Blut bildend.
- Brennnessel- und Bockshornkleesamen kräftigen.
- Anis und Fenchel wirken milchbildend und entblähend.
- Rosenblüten machen getrost und heiter, stärken das liebende Herz.
- Gänseblümchen fördert die Rückbildung, stärkt die Gebärmutter nach großer Anstrengung.
- Bärwurz für alles Weh der Gebärmutter, verdauungsfördernd, entblähend.

Der Fantasie sind keine Grenzen gesetzt. Dazu sollten wir uns vor Augen halten, dass eine Geburt ein wirklich mächtiges Geschehen ist, das Mutter, Kind und auch die Väter womöglich überwältigt und beeindruckt hinterlässt. Für die Mutter kommt ein enormer Hormonabsturz hinzu, der manche, auch für sie selbst unbegreiflichen Folgen haben kann: von der berühmten Wochenbettdepression mit Tränen, Wut, Erschöpfung, Ablehnung, über die Angst, etwas falsch zu machen, bis zur Angst, nie mehr schön und begehrenswert zu sein. Die erfahrene Hebamme und Buchautorin Ingeborg Stadelmann betont, was Frauen im Wochenbett vor allem brauchen: die drei Z – Zeit, Zuwendung, Zuneigung. Dazu brauchen sie in den ersten zehn Tagen, dem Frühwochenbett, Bettruhe, auch wenn sie sich fit fühlen und am liebsten alles wieder selbst machen würden.
Ich empfehle Paaren in diesen ersten zehn Tagen Mütter, Schwiegermütter, Freundinnen einzuspannen. Es gibt so viel zu tun, bis ein Haushalt auf ein Baby so richtig

Die drei
Z – Zeit,
Zuwendung,
Zuneigung

eingerichtet ist. Gönnen wir es den Vätern, für die drei Z zu sorgen, sich in Ruhe auf die veränderte Situation einzustellen und Kochen, Waschen etc. einer oder einem engagierten Dritten zu überlassen.

Seelischer
Absturz Haben Sie trotz aller Entlastung nach der Geburt einen seelischen Absturz oder überhaupt seelische Unterstützung nötig, dann warten Sie nicht zu lange, sondern denken Sie an unsere beruhigenden und »aufrichtenden« Pflanzen, wie sie schon im Marienbettstroh vorkommen:

Wochenbett-Blues-Tee

- 10 g Johanniskraut
- 10 g Melisse
- 5 g Rosenblüten
- 10 g Frauenmantel
- 10 g Herzgespann

Mehrmals täglich eine Tasse.

Als Geheimrezept verrieten die Hebammen: ein Tropfen ätherisches Öl von Lavendel und Rose ans Ohrläppchen »zieht die Mundwinkel nach oben«. Wochenbettdepressionen können auch die Folge von Ausgelaugtheit und Kraftmangel sein. Kraftsuppen wie die bewährte Hühnersuppe sorgen dafür, dass die »Speicher wieder gefüllt« werden.

Harnverhalten Eine unangenehme Komplikation nach der Geburt kann ein, durch die Schwellung der Schleimhäute bedingtes, Harnverhalten sein, das gut auf die sonst als Prostatamittel bekannten Sägepalmenfrüchte anspricht, Sabalserrulatum-Tinktur oder entsprechende Fertigpräparate 3-mal 10 Tropfen. Zur Not muss die Hebamme katheterisieren (gewöhnlich nur einmal), da die Geburtswege, zumal wenn nach der Geburt Arnika D6 gegeben wurde, schnell wieder abschwellen.

Kommt es zu nachgeburtlichen Blutungen, denken wir an Blut stillende Pflanzen. Hirtentäschel als Tinktur oder Fertigpräparat (Styptysat von Bürger), mehrmals täglich 20–50 Tropfen. Als Alternative Blutwurztee oder -tinktur oder Arnika D12, mehrmals täglich eine Tablette. Blut bildende Kräuter wie Brennnessel (auch Samen), Vogelknöterich, Frauenmantel und der bewährte Floradix-Kräuterblutsaft kräftigen nach der Gebärarbeit.

Nachgeburtliche Blutungen

Häufiger als zu Blutungen kommt es jedoch zu einem Lochialstau, der Stauung des zunehmend unblutiger werdenden Wochenflusses, wenn die Gebärmutter keine Kraft hat, sich zusammenzuziehen. Hebammen legen nach der Geburt großen Wert darauf, dass »es fließt«, und schauen bedenklich, wenn Wöchnerinnen begeistert berichten, dass der Wochenfluss schon aufgehört habe. Nun ist das Gänseblümchen dran, die »Arnika der Gebärmutter«, als Tee oder homöopathisch D3, 3-mal 10 Globuli, das Hirtentäschel zur Uterustonisierung sowie das Stadelmann'sche Uterustonikum zur Bauchmassage. Viele gute Rezepturen aus ihrem Buch sind über die Bahnhofsapotheke in Kempten/Allgäu (siehe Adressen in Anhang) erhältlich und in eine neue Präparateserie von Weleda eingegangen.

Lochialstau

Auch das Stillen unterstützt reflexartig die Rückbildung der Gebärmutter.

Umgekehrt kann es sein, dass Frauen zu starke Nachwehen haben. Diese können Geburtswehenstärke erreichen und äußerst schmerzhaft sein. Wir denken an unsere krampflösenden Pflanzen Schafgarbe und Gänsefingerkraut, an die rundherum harmonisierende Wirkung der Bärwurz, an Tokolytikumöl nach Stadelmann (Bezugsquellen im Anhang).

Zu starke Nachwehen

Sorgen Sie sich, dass Ihre Verdauung nach der Geburt nicht in Gang kommt, kann ich Sie beruhigen. Die Darmfunktion setzt, wie zur Schonung des strapazierten Schoßes, oft erst am dritten Tag wieder ein. Sie kann durch viel trinken unterstützt werden und durch die schon in der Schwangerschaft bewährten förderlichen Ballaststoffe, durch eingeweichte Pflaumen oder Feigen und auch durch Bauchmassage.

Genügend Flüssigkeitszufuhr ist auch fürs Stillen wichtig. Sie wissen, Muttermilch ist nicht nur die optimale Nahrung fürs Kind, sie ist ein Allheilmittel für wunde Brustknospen, Dammrisse, triefende Äuglein etc.

Sind Frauen gewillt zu stillen, haben sie hierfür alle Unterstützung ihrer betreuenden Hebamme. Milchbildende Pflanzen sind meist gar nicht nötig, genügend Flüssigkeitszufuhr für die Mutter reicht vollkommen aus. Sorgen Sie, bevor Sie sich zum Stillen niederlassen, für Getränke in Reichweite. Beobachten Sie, wie schon beim Anlegen des Babys Durst spürbar wird. Milchbildende Kräuter haben dennoch ihre Berechtigung, sie wirken auch regulierend auf die kindliche Verdauung: Anis, Fenchel, Kümmel, Koriander (in dieser Kombination bekannt als Vier-Winde-Tee), Borretsch, Majoran und Dill als Tee oder einfach in die mütterliche Nahrung eingebaut, wirken entblähend und verdauungsfördernd. Melisse bringt Gelassenheit ins Spiel, was eine wichtige Voraussetzung fürs Stillen ist, ebenso wie Rückzug und Ruhe für Mutter und Kind. Wenn sich das Stillen eingespielt hat, wird es Ihnen (vielleicht) auch im Beisein von anderen Menschen entspannt möglich sein. Als Fertigpräparat kommen Anisum comp. Tropfen von Weleda in Betracht.

Mönchspfeffer harmonisiert den Milchfluss, auch wenn er, pharmakologisch betrachtet, das milchbildende Prolaktin der Hypophyse senken sollte. Er hat, wie ja viele Heilpflanzen, ausgleichende Wirkung.

Umgekehrt gibt es Heilpflanzen, die den Milchfluss drosseln und so zum Abstillen verwendet werden können. Salbei, Hopfen, Walnussblätter und Pfefferminze kommen infrage. Einzeln oder in Kombination. Wenig trinken hilft. Auf keinen Fall alkoholische Getränke wie Sekt oder Bier, die die Milchbildung befeuern, zu sich nehmen. Magerquarkauflagen, bei denen beide Brüste $1/2$ cm dick mit Quark, der mit 3 – 5 Tropfen ätherischem Lavendelöl angerührt wurde, eingestrichen werden, kühlen und beugen einem Milchstau vor. Wenn Sie beim Stillen die andere Brust kühlen, füllt sie sich nicht sogleich wieder. Eventuell stündliche Gaben von 7 – 10 Tropfen Phytolacca-Tinktur von Weleda.

Wunde Brustknospen mögen es, wenn sie gut trockengehalten, vielleicht sogar trockengeföhnt werden. Sie lieben Wärme und Luft und heilen, wenn sie mit Muttermilch, mit Propolistinktur oder verdünnter Calendulaessenz Weleda betupft werden. Sie sollten trotzdem stillen, denn ein Milchstau macht alles noch schlimmer. Vertrauen Sie darauf, dass es täglich besser wird. Halten Sie es gar nicht mehr aus, machen Sie 24 Stunden Stillpause, in denen Sie die Milch abpumpen und damit Ihr Baby füttern. Diese Zeit reicht gewöhnlich aus, dass Ihre Brustknospen sich erholen.

Wunde Brustknospen

Besonders in den ersten Tagen, bis das Stillen sich eingespielt hat, sollten Sie darauf achten, dass die Brüste leer getrunken werden. Ein Milchstau kündigt sich durch schmerzhafte, verhärtete Bezirke an der Brust an. Der Weg zur Brustentzündung ist dann nicht mehr weit – also nie ignorieren, sondern sanft ausstreichen.

Milchstau

Beim Stillen die andere Brust kühlen und den Hinweis beachten, der vielleicht in diesem Symptom steckt.

Bräuchten Sie in diesen ersten Tagen eigentlich mehr Entlastung, sind Sie früh wieder in den Alltag eingestiegen, weil Sie sich fit fühlten? Dann schrauben Sie Ihr Tempo wenn möglich wieder zurück, sorgen Sie für Entlastung. Sie können mit Unterstützung Ihres behandelnden Arztes bei der Krankenkasse eine Haushaltshilfe beantragen, wenn eine Brustentzündung droht. Auch Arbeitgeber reagieren manchmal verständnisvoller, als man denkt, wenn Ihr Partner in dieser Zeit ein paar mehr freie Tage braucht. Halten Sie kurz inne, seien Sie fantasievoll, sprechen Sie mit Freundinnen, wenn es Ihnen gerade schon auf den Lippen lag, zu sagen: »Unmöglich, das geht nicht.«

*Brust-
entzündung* Bei einer Brustentzündung kommen Röte und eventuell Fieber hinzu, Alarmstufe rot! Sofortige absolute Bettruhe sollte eingehalten werden. Lassen Sie sich eine Bettpfanne bringen, wenn Sie merken, dass jede Erschütterung Ihre Schmerzen verschlimmert. Eine Brustentzündung kann sehr schnell eskalieren, zur Abszessbildung führen, eine Antibiotikatherapie oder sogar einen Entlastungsschnitt erforderlich machen. Wenn Sie zusammen mit Ihrer Hebamme, die auch über das Wochenbett hinaus ansprechbar bleibt, gleich reagieren, haben Sie gute Chancen, das Geschehen noch in den Griff zu bekommen.

*Brustwickel
kalt oder
lauwarm* Eine bewährte Methode sind Brustwickel kalt oder lauwarm, was Ihnen angenehmer ist. Die Grundregel heißt zwar, keine Wärme auf Entzündungen, aber bei manchen Frauen helfen gerade warme Wickel, den Abfluss aus den entzündeten Bezirken wieder in Gang zu bringen. Sie können Quark verwenden, Mercurialis perennis 20 Prozent Weleda (2 EL auf $1/2$ Liter Wasser) oder das schon erwähnte Retterspitz äußerlich. Die Brustknospen sollten bei Wickeln ausgespart bleiben. Verwenden Sie innerlich Phytolacca D6, mehrmals täglich

eine Tablette, bis Sie Entlastung verspüren. Auch Belladonna C30, wenn das Fieber Ihnen Röte ins Gesicht treibt (1-mal 5 Globuli, bei Besserung am anderen Tag noch einmal 5, nicht mehr). Hat Belladonna geholfen, aber Sie spüren in den Folgetagen wieder eine Verschlechterung, einmal eine Gabe C200. Trinken Sie wenig Salbeitee, um den Milchnachfluss etwas zu drosseln. Ihre Hebamme wird Ihnen helfen, Ruhe zu bewahren und den Zeitpunkt zu erwischen, an dem antibiotische oder chirurgische Maßnahmen ergriffen werden sollten. Brustentzündungen sind oft dramatisch, aber letztlich mit Naturheilmitteln und Ruhe gut zu behandeln. Auch bei abgelaufenen Entzündungen gilt, keine alkoholischen Getränke in der Folgezeit und den Signalcharakter des Geschehens beachten. Und wenn Sie merken, Ihre Lebensumstände lassen das Stillen Ihres Kindes zurzeit einfach nicht zu, die Brust macht Ihnen immer wieder Kummer, seien Sie freundlich zu sich, stillen Sie ab. Auch künstliche Nahrung gibt es in guter biologischer Qualität. Sie hat den Vorteil, dass auch andere Personen die Mahlzeiten übernehmen können. Stillen ist wunderbar, Muttermilch ein optimales Nahrungsmittel, es gibt nie Konservierungsprobleme, sie hat immer die richtige Temperatur. Und trotzdem, manchmal passt es einfach nicht und Sie sollten nichts erzwingen.

Sie entscheiden, ob Sie stillen möchten oder nicht

Dammschnitte sind in der Geburtshilfe gelegentlich notwendig, um eine Geburt zu beschleunigen, um Saugglocke oder Zange ansetzen zu können, wenn es dem Kind nicht gut geht. Routinemäßige Dammschnitte gehören in den meisten Kliniken der Vergangenheit an. In der Hausgeburtshilfe und überall da, wo Hebammen freie Hand haben, waren sie selten nötig, da die Hebammen alle Tricks kennen von Kaffeekompressen über Dammmassage mit Johanniskrautöl oder einfa-

Dammschnitte

chem Olivenöl, um das strapazierte Gewebe zum Nachgeben statt zum Reißen zu überreden.

Auch wenn Dammschnitte gewöhnlich gut verheilen, bleiben doch immer wieder Taubheitsgefühle zurück, die sexuelle Empfindsamkeit kann vermindert werden. Manche Frauen berichteten, sie fühlten sich wie beschnitten durch diesen Eingriff, der womöglich nicht einmal nötig war. Dammrisse, Dammschnitte und oberflächliche Schleimhautrisse haben, auch ohne dass etwas unternommen wird, meist eine gute Heilungstendenz. Sie können sich das Sitzen erleichtern mit dem guten alten Schwimmring. Spülen Sie bei jedem Toilettengang mit einem Krug verdünnter Calendulaessenz oder Hamamelisessenz nach. Wundbad und Wundessenz (nach Ingeborg Stadelmann aus der Kemptener Apotheke) sind hilfreich sowie Johanniskrautöl oder Muttermilch, vorsichtig auf Risse getupft. Will ein Riss gar nicht heilen, ist das Wundermittel Beinwellsalbe, wie ich von den Hebammen lernte. Sie können (wenn Sie möchten mit dem Spiegel) zuschauen, wie eine ungut aussehende Wunde rasch zuheilt.

Tipps fürs Kind

Neugeborenengelbsucht Gefürchtet ist die Neugeborenengelbsucht, die meist nur behandlungsbedürftig ist, wenn sie schon am zweiten Lebenstag auftritt. Die Untersuchung des Nabelschnurblutes auf Bilirubin hilft, mit einer Behandlung rechtzeitig zu beginnen. Löwenzahnwurzel, Schafgarbe, Mariendistel, Benediktendistel, Tausendgüldenkraut oder Maisbart. Die Regel ist, für die Mutter 3 Tassen Tee pro Tag, dem Kind 1 TL des Tees vor dem Stillen einflößen. Bittertees werden sehr unterschiedlich empfunden. Manche Frauen schaudern, manche zucken die Achseln. Quälen Sie sich nicht, möglich sind auch Cefachol-Tropfen oder Carduus-marianus-Kapseln von Weleda (2-mal 2 für die Mutter) und Chelidonium Rh Dilution von Weleda (alkoholfreier und deshalb schnell zu verbrauchender Pflanzenauszug aus Schöllkraut, 5 Tropfen zum Stillen dazu fürs Kind). Die Babys müssen gut warm gehalten werden, sollten ein Mützchen tragen, eine Wärmflasche oder ein Kirschkernkissen auf den Bauch bekommen. Sie müssen neben dem Stillen viel trinken (gutes, stilles Mineralwasser) und ans Licht gestellt werden, damit das Bilirubin (ein Abbauprodukt des roten Blutfarbstoffes, der die Haut und Augenbindehaut gelb färbt) im kindlichen Blut rasch abgebaut wird. Kindliche Koliken, anfallsartige Bauchschmerzen, die meist mit jämmerlichem Geschrei einhergehen, sind ein stressiges Phänomen.

Kindliche Koliken

Als mein Sohn 1986 in Berlin auf die Welt kam und uns mit Blähungen und Geschrei Sorgen machte, überlegten wir, was ich essen und was lassen sollte. Wir waren besorgte Eltern, wollten alles richtig machen und bald war alles vom Speisezettel gestrichen, was mir noch irgend schmeckte. Ohne jeden Erfolg. Unser Sohn schrie bald nach dem Stillen wieder aus Leibeskräften. Bis ich auf die Idee kam, unsere türkische Nachbarin zu befragen. Kein Knoblauch? Aber woher denn, gut fürs Blut. Gelassenheit wehte mir entgegen und ich sah mich wie im Spiegel mit meinen Wünschen, alles gleichzeitig zu sein, Mutter, Geliebte, Intellektuelle und und und.

Erkennen Sie sich wieder? Die moderne westliche Mutter? Alles, nur nicht … nur Mutter. Sie werden einwenden, das könne ja wohl nicht alles sein. Sie haben

Recht, es gibt persönliche, familiäre, gesellschaftliche Stressoren. Die Mischung macht's. Ist die Mutter gestresst und überfordert, das häusliche Milieu aus dem Lot, ist es das Kind auch. Hinzu kommen Nahrungsmittelunverträglichkeiten, die oft nicht bekannt sind. Sie können kinesiologisch ausgetestet werden, die normalen Allergietests sind meist zu grob.

Nahrungs-mittelunver-träglichkeiten

Doch auch, wenn alles in Ordnung scheint, haben manche Kinder Blähungen und das erfordert in erster Linie gute Nerven. Wichtig ist, trotz der tröstenden Wirkung des Stillens, gewisse Stillzeiten einzuhalten. Hat der kindliche Magen ständig mit einem Gemisch aus frischer und halbangedauter Milch zu tun, ist Bauchweh die sichere Folge. Sanfte Bauchmassage mit Kümmelöl (10 Tropfen äth. Kümmelöl in 50 ml Olivenöl), Johanniskrautöl oder Vier-Winde-Öl von Primavera kann helfen. Ein Wärmfläschchen, Vier-Winde-Tee (Fenchel, Anis, Kümmel und Koriander für Mutter und Kind), Kümmelzäpfchen von Wala oder eine Fußmassage, die beruhigt. Auch stecken nicht immer Blähungen dahinter, wenn Ihr Baby den Kopf in den Nacken wirft. Lassen Sie sich unterstützen. Ihre Hebamme weiß vieles einzuschätzen. Erfahrene Osteopathinnen bringen das durch die Geburtswege gestresste Körperchen wieder ins Lot. Atmen Sie tief durch, die Welt geht nicht unter und Ihr Kind nimmt keinen Schaden, wenn Sie nicht auf der Stelle herausfinden, wie Sie ihm Linderung verschaffen können. Gewähren Sie Hautkontakt und gehen Sie davon aus, dass im schlimmsten Fall nach zwölf Wochen die kindliche Verdauung sich eingespielt hat. Die erfrischendste Lektüre für mich war in dieser Zeit: Barbara Sichtermann »Leben mit einem Neugeborenen«.

Augenent-zündungen

Augenentzündungen, verklebte Lider, schmoddrige Äuglein ... Auch da müssen Sie nichts falsch gemacht haben, ein kleiner Luftzug genügt. Die Kleinen kommen aus einer wirklich geschützten Umgebung und müssen sich in der Welt erst zurechtfinden. Reinigen Sie vorsichtig mit Augentrosttee oder Rosenhydrolat von Primavera. Das Allheilmittel Muttermilch, Euphrasia-Augentropfen von Wala in praktischen Portionsfläschchen oder Calendula-D4-Augentropfen.

Wunde Pos mit Windelekzemen, meist ausgelöst durch Hefepilz (Soor), brauchen Luft, Wärme und Sonne, so die Jahreszeit dies zulässt. Trockenföhnen nach dem Waschen, Salben auf Lanolinbasis mit Thymian, Kamille, Ringelblume. Johanniskrautöl mit einem Zusatz von Lavendel. Landfrauen schwören auf Melkfett, Griechinnen auf reines Olivenöl. *Wunde Pos*

Hat der Soor auch auf die Mundhöhle übergegriffen, werden die weißlichen Beläge mit Rosenhydrolat abgetupft, eventuell mit dem Zusatz von wenigen Tropfen ätherischen Lavendelöls oder dem Soorgel von Weleda. Sind die kindlichen Brustdrüsen durch die hormonellen Veränderungen bei der Mutter schmerzhaft geschwollen, können Sie beim Windeln, solange das Kind auf dem Wickeltisch liegt, einen Umschlag machen mit Retterspitz äußerlich oder Lavendelöl 10 Prozent. Dann tragen Sie vorsichtig Mercurialis-perennis-Salbe von Weleda auf.

Neugeborenenakne wird betupft mit Kemptener Wundessenz, Muttermilch oder Rosenhydrolat und bei kindlichem Schnupfen dürfen die Sekrete vorsichtig mit einem in der Apotheke erhältlichen Absauger entfernt werden, nachdem Krusten mit ein paar Tropfen isotonischer Kochsalzlösung aufgeweicht wurden. Das Näschen kann mithilfe einer Spritze mit Muttermilch durchgespült werden, Majoransalbe (keine mentholhaltigen Nasensprays) unterstützt das Abschwellen der Schleimhäute und erleichtert das Atmen. *Neugeborenenakne*

KAPITEL 11

Ab 40

Gesund älter werden,
den Wechsel genießen

40 – die magische Zahl. Viele Ängste ranken sich um das Älterwerden, der Abschied von der biologischen Fruchtbarkeit naht, wir sehen nicht mehr aus wie 20 und fühlen uns auch nicht so. Tragisch? Alle, die sich diesem Alter nähern oder es bereits überschritten haben, mögen an dieser Stelle kurz innehalten und sich überlegen, wie sie mit 20 waren und ob sie wirklich die Lebensuhr noch einmal zurückschrauben möchten … Seminarteilnehmerinnen begrüßten meist den Zuwachs an Selbstbewusstsein und Erfahrung. Sie lassen sich kein X mehr für ein U vormachen und fühlen sich dennoch fit und schön. Nur manchmal, wenn eine sich gerade so übermütig und jung fühlt und dann in den Spiegel guckt, dann setzt so etwas ein, dass inneres und äußeres Bild nicht so recht zusammenpassen.

 Von Zeit zu Zeit muss ich meinen Mann fragen, ob er sich sicher ist, dass diese Dame, an deren Spiegelbild wir gerade vorbeigegangen sind, wirklich ich bin. Mein Selbstbild zeigt gelegentlich eine leger gekleidete Studentin, die ihre Umgebung duzt und sich wundert, wenn das Gegenüber mit »Sie« antwortet.

Womit ich nicht wegreden möchte, dass die Zeit ab 40 eine Zeit sein kann, in der körperliche Veränderungen schmerzliche Assoziationen hervorrufen können, Gefühle von Unwiederbringlichkeit, Trauer und Angst auftauchen. In der erste Zipperlein sich zeigen, der Nachtschlaf plötzlich kostbar, weil nicht selbstverständlich wird und es auch aus meiner Sicht Zeit wird, etwas für die Gesundheit zu tun.

Wann, wenn nicht jetzt?

Lebensmitte: Innehalten – Resumee – Ausblick. Wie ist mein Leben bislang verlaufen? Ist es so gekommen, wie ich es mir in meiner Jugend erträumt habe? Auch mit dem Kinderkriegen? Wo stehe ich jetzt? Was habe ich erreicht? Wie möchte ich die nächsten 40 Jahre gestalten? Was möchte ich in diesem Leben noch verwirklichen?

Nehmen Sie sich ein wenig Zeit, Stift und Papier und beantworten Sie sich diese und andere Fragen, von denen Sie denken, es wäre ein guter Zeitpunkt, sie sich zu stellen. Nicht weil ich Sie mit tief Schürfendem piesacken möchte, sondern weil das Erleben der Wechseljahre und des Älterwerdens in hohem Maße davon abhängt, dass wir »unsere Hausaufgaben« gemacht haben in einer Zeit und (westlichen) Kultur, in der das Älterwerden von Frauen nicht eben mit einem Zuwachs an Ansehen verknüpft ist. Oder gehören Sie zu den raren Exemplaren, die jede Falte begrüßen als Zeichen gelebten Lebens, an denen die Werbung mit ihren weiblichen Vorbildern jung-schlank-faltenfrei spurlos vorübergeht? Herzlichen Glückwunsch. Wir anderen müssen uns eigene, neue Vorbilder basteln, die unserem gereiften Äußeren und

Halten Sie inne

Inneren angemessen sind. Meine amerikanische Kollegin Christiane Northrup beschreibt in ihrem Buch »Wechseljahre«, dass in dieser Zeit eine »Neuverkabelung« des Gehirns stattfindet, was ich für mich übersetzt habe mit der Aufforderung: Setze deine Energien neu ein, setze neue Schwerpunkte, besinne dich auf dich selbst.

Was passiert eigentlich im weiblichen Körper ab 40?

Die bei der Geburt in den Eierstöcken angelegten Eibläschen gehen zur Neige. Ihre Zahl ist von ca. 1 Million auf wenige Tausend geschrumpft. Bedingt durch eine natürliche Ermüdung finden immer weniger Eisprünge statt.

Der Östrogen- und der Progesteronspiegel sinken – das ist normal

Der Progesteronspiegel sinkt, es können sich Symptome, die Sie als prämenstruelle Beschwerden kennen, noch einmal verstärken. Eine Auflistung dieser möglichen Erscheinungen finden Sie weiter unten.

Der Östrogenspiegel sinkt zwar schon seit dem 30. Lebensjahr, doch erst im Wechsel erreicht er ein Niveau, das uns unterstützt, vom Sorgen für andere Abschied zu nehmen und uns um uns und unsere Belange zu kümmern. Frauen werden eigensinnig.

FSH steigt

Die Hypophyse produziert so viel follikelstimulierendes Hormon (FSH) wie nie, der FSH-Spiegel steigt. Früher nahm man an, es könne sich um das Bemühen des Körpers handeln, aus den Eierstöcke noch einmal »das Letzte herauszuholen«. Inzwischen wissen wir, dass die Natur ökonomisch vorgeht und diese hohe FSH-Produktion irgendwann einstellen würde, wenn sie merkt, ihr Bemühen hat keinen Effekt. Wir müssen allerdings feststellen, dass dem nicht so ist, FSH bleibt hoch. Und wir haben es mit einem Phänomen zu tun, das darauf hinweist, wie wenig wir immer noch über Hormone und ihre Funktion wissen. Ein interessantes Forschungsziel. Was bewirken hohe FSH-Spiegel bei älter werdenden Frauen? Tragen auch sie dazu bei, dass die Wechseljährigen sich nicht mehr so leicht die Butter vom Brot nehmen lassen? Wir wissen es noch nicht.

Wir halten fest: Der weibliche Organismus ist darauf eingerichtet, dass Östrogen und Progesteron absinken und dieser Zustand ist vereinbar mit einem guten und gesunden Leben. Das ist nicht das Problem. Beschwerden macht, dass dieses Absinken nicht stetig und gleichmäßig vonstatten geht, sondern großen, täglichen, stündlichen Schwankungen unterworfen ist. Was erklärt, dass die im Labor gemessenen Bluthormonspiegel nur Momentaufnahmen sein können und mit dem subjektiven Erleben oft nicht zusammenpassen. Frauen können sich putzmunter fühlen, haben einen regelmäßigen Zyklus, keine Spur von Hitzewallungen, aber niedrige Östrogenspiegel. Sie sind gefährdet, beim nächsten Frauenarztbesuch ein Hormonrezept aufgenötigt zu bekommen. Nur gut, dass laut Dr. Susan Love (siehe Literatur) 30 Prozent dieser Rezepte nie eingelöst werden.

Hormonschwankungen können Beschwerden machen

Der umgekehrte Fall kommt auch vor. Frauen haben eindeutige Wechseljahresbeschwerden, der Bluthormonstatus spricht dagegen und ihre Symptome werden nicht ernst genommen. Die Messung der Geschlechtshormone im Speichel scheint zudem aussagekräftiger zu sein, eine Untersuchung, die bislang nur von wenigen Labors in Deutschland durchgeführt wird. Verlassen wir uns besser auf das, was Frauen an Beschwerden berichten.

Beschwerden und Hormonspiegel müssen nicht zusammen passen

Hinzu kommt, dass der Blick oft zu sehr auf das Östrogen geheftet ist, während gerade ab 40 der Progesteronspiegel rasch absinkt, das Östrogen relativ sogar überwiegt und Frauen alle Anzeichen eines Östrogenübergewichtes haben. Sie erinnern sich: im Verhältnis Östrogen/Progesteron geht es, wie wir im Kapitel 1 gesehen haben, nicht um absolute Werte, sondern um ein Gleichgewicht der beiden Hormone. Und da der Körper aus Progesteron Östrogen herstellen kann, aber nicht umgekehrt, hat ein Progesteronuntergewicht oft mehr Folgeerscheinungen.

Noch relativ unerforscht ist der Zusammenhang des Schilddrüsenhormons Thyroxin mit den beiden Eierstockhormonen. Beobachtungen aus der Praxis, die eine Wechselwirkung vermuten lassen, sollten systematisch wissenschaftlich untersucht werden.

Mögliche Symptome eines Östrogenübergewichtes (Progesteronuntergewicht)

- Brustspannen
- Wassereinlagerungen
- schwere Beine, Venenprobleme
- Übergewicht
- Migräne
- Myome
- Zysten
- Bluthochdruck
- Akne
- Haarausfall
- Libidoverlust
- Schmierblutungen vor der eigentlichen Mens
- verkürzte Zyklen
- kalte Hände und Füße
- Gelenkbeschwerden
- Leber-Gallenerkrankungen
- Schlafstörungen

Mögliche Beschwerden bei zeitweiligem Östrogenuntergewicht

• Hitzewallungen
• Kreislaufprobleme
• Herzrasen
• Stimmungsschwankungen
• Trockenheit von Haut und Schleimhäuten (Auge, Nase, Mund, Vagina)

Die Behandlung mit Hormonen oder Hormonpflanzen sollte entsprechend noch differenzierter gehandhabt werden als bisher. Elisabeth Buchner berichtet in ihrem anschaulichen Büchlein (siehe Literatur) über ihre eigenen Erfahrungen mit jahrelangen körperlichen und seelischen Problemen und deren erfolgreicher Behandlung mit natürlichem, körperidentischem Progesteron.

Was bedeutet dieser Begriff Wechseljahre?

Im körperlichen Erleben bemerken die meisten Frauen, dass die Menstruation irgendwann seltener kommt und schließlich ganz ausbleibt. Die letzte Menstruation, die Menopause, hat stattgefunden. Dies kann von heute auf morgen passieren. Sie sollten sich jedoch erst nach einem Jahr ausgebliebener Blutungen darauf verlassen. Bei 20 Prozent aller Frauen setzt selbst nach einem Ausbleiben von drei Monaten die Blutung noch einmal ein. Das Eintreten einer Schwangerschaft wird zwar immer unwahrscheinlicher, Sie sollten aber erst nach einem Jahr Amenorrhoe das Kapitel Verhütung abschließen.

Menopause – die letzte Menstruation

Wie bereits erwähnt, lässt die Produktion der Eierstockhormone bereits ab dem 30. Lebensjahr nach, im Rahmen des allgemeinen Alterungsprozesses. Die Zeit der

Hormonschwankungen, die eigentlichen Wechseljahre, setzen im Durchschnitt zwischen dem 40. und dem 55. Lebensjahr ein und dauern zwischen einigen Monaten und mehreren Jahren.

Sind die Wechseljahre ein behandlungsbedürftiger Zustand?

- $1/3$ aller Frauen berichten von keinerlei Beschwerden rund um den Wechsel;
- $1/3$ haben leichte, gut tolerierbare Erscheinungen;
- $1/3$ klagen über wirklich unangenehme Begleiterscheinungen, für die sie sich eine Behandlung wünschen.

Der Wechsel gehört zum Leben einer Frau

Sollten wir vor diesem Hintergrund weiter von Hormonmangel in den Wechseljahren sprechen? Suggerieren, dass mit dem Älterwerden von Frauen etwas nicht in Ordnung sei?

Gab es in »alten Zeiten« keine Wechseljahre, weil die Frauen sie nicht mehr erlebten?

Auch in alten Zeiten wurden Frauen alt

Es wird von Hormonbefürwortern immer wieder ins Feld geführt, dass die Frauen heutzutage älter würden als ihre steinzeitlichen Vorfahrinnen, deren Leben kurz nach der letzten Menstruation beendet gewesen sein soll. Diese These entspricht nicht den archäologischen Funden. Wenn die Menschen vergangener Jahrtausende das Erwachsenenalter erreichten, hatten sie gute Chancen, annähernd so alt zu werden wie wir heute. Die hohe Säuglings- und Kindersterblichkeit sorgte für eine verminderte durchschnittliche Lebenserwartung. Entspricht es nicht viel eher den Erfordernissen der

Natur, dass Frauen nach der Geburt ihres letzten Kindes noch eine ganze Reihe von Jahren leben, um ihm ein geschütztes Aufwachsen zu ermöglichen? In Feldstudien an heute noch lebenden Jäger-und-Sammler-Gesellschaften konnte nachgewiesen werden, dass die Sammeltätigkeit der Großmütter mit ihrer Erfahrung zum Überleben des Stammes entscheidend beiträgt. Kann die Evolution es sich leisten, dieses Potenzial ungenutzt zu lassen?

Haben Frauen weltweit Hitzewallungen?

Werfen wir einen Blick über den kulturellen Tellerrand. Die Wahrnehmung der Wechseljahre kann eine völlig andere sein: In Japan zum Beispiel gelten Schmerzen im Schulter-Nacken-Bereich als eine typische Beschwerde älter werdender Frauen. Wer würde dieses Symptom mit Hormonen in Verbindung bringen? Osteoporose (beschleunigte Knochenentmineralisierung, die mit der Gefahr gehäufter Knochenbrüche einhergeht), eine der größten Befürchtungen westlicher Frauen, wird in den Zusammenhang mit Fehlernährung und mangelnder innerer Stabilität gestellt, mit Ernährungshinweisen und meditativer Bewegung behandelt.

Hitzewallungen – ein westliches Phänomen

In einigen Gesellschaften ist das Älterwerden gar mit einem Zuwachs an Ansehen und persönlicher Bewegungsfreiheit verbunden. Dort kennen die Frauen keine Wechseljahresbeschwerden. Das Ausbleiben der Menstruation ist ein natürlicher Bestandteil ihres Lebens. Es bedeutet die Entlastung von der Bürde des Kinderkriegens und wird als solche begrüßt. Das Wort der Älteren hat mehr Gewicht als in jungen Jahren. Es lohnt sich, eine ältere Frau zu sein.

Die uns bekannten typischen Wechseljahressymptome sind ein europäisches und nordamerikanisches Phänomen.

Zur Geschichte der Hormontherapie

Das Versprechen ewiger Jugend

Auf dem Boden der in unseren westlichen Gesellschaften vorherrschenden Abwertung von Alter im Allgemeinen und älteren Frauen im Besonderen als nicht mehr attraktiv und leistungsfähig konnte in den 1960er-Jahren das erste Hormonpräparat auf den Markt geworfen werden. Es basierte auf einer durch Zufall gewonnenen Erkenntnis des amerikanischen Gynäkologen Robert Wilson. Eine seiner Patientinnen nahm, obwohl sie die »fruchtbaren« Jahre längst hinter sich hatte, weiter die »Pille« und fühlte sich damit besser und attraktiver als andere Frauen ihres Alters. In seinem Buch »Feminine forever«, dessen Titel fortan der Slogan der Hormonbefürworter wurde, schilderte er menopausale Frauen als eine »bissige Karikatur ihres früheren Selbst«, ein »Brennpunkt der Bitterkeit und Unzufriedenheit in unserer Zivilisation« und empfahl, wenn sie und ihre Umgebung nicht leiden wollten, Hormone. Frauen versprachen sich jugendliches Aussehen und ein Beheben aller Beschwerden, die mit dem Älterwerden zusammenhängen.

Das damalige (reine) Östrogenpräparat Presomen schnellte in kürzester Zeit an die fünfte Stelle der meistverkauften Medikamente. Zehn Jahre später, es waren offensichtlich keine Langzeitstudien gemacht worden, hatte sich die Gebärmutterkrebsrate verzehnfacht. Frauen wurden abgeschreckt von Blutungsunregelmäßigkeiten (bis heute ist es oft nicht möglich, Frauen ein

Hormonpräparat anzubieten, bei dem sie keine Monatsblutung bekommen) und hohen Raten von Gebärmutterentfernungen, die durch massive Blutungen, Myome und andere hormonabhängige Erscheinungen nötig geworden waren. Die Verkaufsquote sank, bis dem Östrogen zum »Krebsschutz« phasenweise ein Gestagen (molekular leicht verändertes Progesteron) beigegeben wurde und die Anwendung neben ästhetischen Gründen bei Osteoporose und zur Thrombose- und Herzinfarktvorbeugung empfohlen wurde.

Hormonthera-
pie begünstigt
nicht nur
Brustkrebs

Obwohl eine aktuelle breit angelegte amerikanische sowie eine britische Studie auch diesen positiven Effekt widerlegt hat, Hormonkonsumentinnen durch erhöhtes Krebs- und Herzinfarktrisiko gefährdet sind, hat sich bislang an der gängigen deutschen Verschreibungspraxis kaum etwas geändert.

Die Hormontherapie in den Wechseljahren erhöht das Risiko von

• Brustkrebs,
• Gebärmutter- und Gebärmutterhalskrebs,
• Leber-Gallenerkrankungen,
• Gewichtszunahme,
• Wassereinlagerungen,
• irregulären Blutungen,
• Thrombosen/Embolien,
• Herzinfarkten,
• Blähungen/Verdauungsstörungen.

Mögliche Nebenwirkungen, wie sie in der Roten Liste, dem Arzneimittelverzeichnis der pharmazeutischen Industrie aufgeführt werden, sind:

Kopfschmerzen, Migräne, epilept. Anfälle, akute Seh- und Hörstörungen, Lebertumore, Gallenstau, Hepatitis, Juckreiz am ganzen Körper, Venenentzündungen, Thromboembolien (Risiko weiter erhöht bei Raucherin-

nen, Übergewichtigen, Frauen mit Fettstoffwechsel-
oder Gerinnungsstörungen), Blutdruckanstieg, Magen-
Darm-Beschwerden, Gewichtszunahme, Brustspannen,
Ödeme, Zwischenblutungen.

Warum hat die Hormontherapie in Deutschland eine so große Lobby?

Eine mögliche Antwort findet sich im Deutschen Ärzte-
blatt Heft 31–32 vom August 2002: die Verflechtung
mancher einflussreicher Gynäkologen mit der Pharmaindustrie. Darüber hinaus darf spekuliert werden. Wie
lange brauchen wissenschaftliche Erkenntnisse, bis sie
in die Verschreibungspraxis niedergelassener Ärzte Ein-
lass gefunden haben? Wie lange brauchen wir Frauen,
bis wir unsere Lektion gelernt haben, dass notwendige
Entwicklungsstufen im Leben sich nicht mit einer kleinen Pille umgehen lassen?

Gibt es Frauen, denen nur eine Hormontherapie hilft?

Wenn Hormone, dann differenziert anwenden

Aus meiner Erfahrung sind es einige wenige Frauen,
deren Beschwerden sich einer neuen Haltung zum
Älterwerden und einer naturheilkundlichen Behandlung widersetzen. In diesen Fällen können für eine
begrenzte und möglichst kurze Zeit Hormone eingesetzt werden.
Statt fixer Kombinationen von Östradiol mit einem
synthetischen Gestagen, wie sie in den gängigen Wechseljahrespräparaten zusammengestellt sind, sollten Hormone jedoch individuell dosiert werden.

Die alleinige Anwendung von täglich 100 mg natürlichen Progesterons, als Creme auf die Haut aufgetragen (Bezugsquelle im Anhang), hat schon vielen Frauen geholfen. Utrogest-Kapseln, die dieselbe Dosierung enthalten, können wie ein Vaginalzäpfchen angewandt werden oder aufgeschnitten und ebenfalls auf der Haut angewandt werden. Diese Methode umgeht einen Wirkungsverlust über den Verdauungstrakt.

Zuerst an Progesteron denken

Haben Sie trotz dieser Therapie Hitzewallungen oder andere Erscheinungen aus dem Spektrum des Östrogenuntergewichtes, ergänzen Sie das Progesteron durch 0,5 – 1 mg natürliches Östradiol (engl. estradiol), das in Gelform nach Ihren Erfordernissen dosiert werden kann. Steht nur die Scheidentrockenheit im Vordergrund, hilft oft eine Östriolcreme. Dieses schwächer wirksame Östrogen ist für die lokale Anwendung besonders gut geeignet. Die Regel ist, so viel wie nötig und so wenig wie möglich, wenn Naturheilmittel einmal nicht funktionieren. Da alle Hormonpräparate verschreibungspflichtig sind, gewinnen Sie Ihre Ärztin für dieses Vorgehen.

Für welche unangenehmen Begleiterscheinungen der Wechseljahre ist welches Kraut gewachsen?

Wir haben gesehen, dass ein Teil der Beschwerden »ab 40« auf ein Progesteronuntergewicht zurückzuführen ist. Die Pflanzen, die hierfür eingesetzt werden, haben wir ausführlich im Kapitel 2 besprochen. Frauenmantel reguliert die hormonelle Schieflage wieder ein und wirkt daneben noch umhüllend und schützend, wenn Sie sich besonders dünnhäutig fühlen. Schafgarbe ist angezeigt,

Zuerst Heilpflanzen bei Beschwerden

wenn Blutungsunregelmäßigkeiten im Vordergrund stehen und Sie eine zentrierende Kraft in Ihrem Leben benötigen. Trinken Sie 2–3-mal täglich 1 Tasse Tee oder nehmen Sie 2–3-mal 15 Tropfen Tinktur ein. Hohe Qualität haben auch die Frischpflanzenessenzen von Alcea, deren Dosierung aufgrund der hohen Konzentriertheit mit 3-mal 3 Tropfen angegeben wird.

Mönchspfeffer auch in der Prämenopause Einen kräftigen Progesteronimpuls setzt der Mönchspfeffer. Er wird, solange Frauen regelmäßig menstruieren, vom 10.–26. Tag (längstens bis zum Einsetzen der nächsten Menstruation) verwendet. Seine Hauptqualität liegt in der Verlängerung verkürzter Zyklen, der Einregulierung von Blutungsunregelmäßigkeiten (dauernde Schmierblutungen) und der Linderung von Brustspannen und Wassereinlagerungen.

Kommt alles zusammen und Sie sind schon fast bereit, Hormone zu nehmen, probieren Sie noch Yamswurzelgel oder Yamswurzelcreme. Es hat eine verblüffend starke Wirkung, kann äußerlich angewandt werden und begleitet Sie sicher durch alle Schwankungen. Der Anwendungsmodus entspricht dem des Mönchspfeffers. Hat die Blutung schon ausgesetzt oder kommt sie sehr unregelmäßig, nehmen Sie sich einen Kalendermonat und machen vom 1.–9. Behandlungspause und beginnen mit der Therapie am 10. bis Monatsende. Nützen Sie über die Hormonpflanzen hinaus die ausschwemmende Wirkung der Brennnessel, die kreislaufstabilisierende des Weißdorn. Denken Sie bei Migräne an Gänsefingerkraut (rechtzeitig einnehmen, nicht erst, wenn die Schmerzen voll da sind) und an alle die Beckendurchblutung fördernden Pflanzen wie Majoran, der außerdem verdauungsanregend und entblähend wirkt, Melisse, beruhigt und entspannt, Basilikum, weckt die Lust, Beifuß, erinnert Sie an Ihre weibliche

Kraft, und Rosmarin, der den niedrigen Blutdruck erhöht (Vorsicht, nicht bei bereits erhöhtem Blutdruck verwenden) und für eine gute Konzentration sorgt.

Wir werden sehen, dass die den Östrogentälern zugeordneten Beschwerden nur zu einem Teil auf Hormonpflanzen ansprechen, da sie noch durch andere Faktoren mitbedingt sind. Dennoch haben viele Frauen bei Wechseljahresbeschwerden ganz allgemein gute Erfahrungen gemacht mit östrogenausgleichenden Pflanzen.

Östrogenpflanzen sind der Salbei, der Hopfen, die Traubensilberkerze (Cimicifuga racemosa oder auch Indianische Frauenwurzel) sowie eine ganze Reihe weiterer Heilpflanzen wie der medizinische Rhabarber (Rheum raponticum), Taigawurzel, Himbeer-, Brombeer-, Schwarze Johannisbeerblätter, Roter Wiesenklee oder Granatapfelsamen, mit denen ich jedoch im Wechseljahreszusammenhang keine Erfahrungen einbringen kann. *Östrogenausgleichende Pflanzen*

Auch zu berücksichtigen ist, dass Hormonpflanzen immer paradoxe Wirkungen hervorrufen können. Verspüren Sie verstärktes Brustspannen bei der Einnahme von Mönchspfeffer oder verschlimmern sich Ihre Hitzewallungen mit Hopfen? Vertrauen Sie Ihrem Körpergefühl.

Die Wirkung der Traubensilberkerze, die vor allem durch das Fertigpräparat Remifemin bekannt geworden ist, setzt nicht immer sofort ein. Geben Sie ihr einige Wochen bis drei Monate. Mögliche Nebenwirkungen sind: Sie kann die Blutung verstärken, Kopfschmerzen, Schwindel, Sehstörungen und Übelkeit verursachen. Dann sollte sie selbstverständlich abgesetzt werden. Wird sie gut vertragen, ist selten eine dauernde Gabe notwendig. Denken Sie daran, durch die Schwankungen der Hormone sind Beschwerden selten gleich bleibend, machen Sie eine Therapiepause nach einem

halben Jahr und beginnen Sie wieder, wenn Sie erneut
Unterstützung brauchen.

*Phytoöstro-
gene auch in
der Nahrung* Außer in den Arzneipflanzen finden wir Phytoöstrogene
auch in Nahrungspflanzen, allen voran der Sojabohne
und dem Leinsamen. Sojaprodukte und Sojaextrakte sind
bei der Wechseljahresbehandlung sehr in Mode gekommen. Da jedoch die Herkunft nicht immer nachzuvollziehen ist, besteht die Gefahr, an genmanipulierte Pro-
dukte zu geraten. Die Rückmeldungen von Frauen, die
Sojaprodukte oder standardisierte Soja-Isoflavone eingenommen haben, sind zudem sehr uneinheitlich. Manche
kommen hervorragend damit klar. Seit sie täglich $1/4$ l So-
jamilch trinken, haben sie keine Hitzewallungen mehr.
Andere reagieren mit Verdauungsbeschwerden, immer-
hin sind Sojabohnen Hülsenfrüchte. Japanerinnen, deren
geringe Probleme mit den Wechseljahren auch auf ihren
hohen Nahrungsanteil an Sojaprodukten zurückgeführt
wird, sind sie von Kindesbeinen an gewöhnt, ihre Verdauungssäfte haben sich angepasst. Bei vielen westlichen
Frauen, so meine gewagte Hypothese, fehlen schlicht die
passenden Enzyme.

*Pflanzen-
hormone
schützen das
Gewebe* Theoretisch wirken alle Phytoöstrogene nach demsel-
ben SERM-Prinzip (selective estrogen receptor modulation). Sie schützen das empfindliche Brustgewebe
vor hohen Östrogenspiegeln, wirken krebswidrig, zeigen jedoch östrogenähnliche Wirkung auf Knochen,
Schleimhaut etc. Frauen reagieren aber sehr unterschiedlich z.B. auf Sojaprodukte, zum Teil mit Schmierblutungen. Eine Stimulation der Gebärmutterschleimhaut ist im Wechsel keine sinnvolle Angelegenheit.
Genaue Selbstbeobachtung unterstützt Sie, die für Sie
geeigneten Phytohormone herauszufinden.

Der Leinsamen, dessen Vorzüge ich schon bei der Zyklusregulation gepriesen habe, ist in meiner Beobach-

tung frei von Nebenwirkungen. Im Wechseljahreszusammenhang hat er neben dem allgemein östrogen-
regulierenden folgende wohltuende Effekte: Er fördert
die Verdauung, seine hoch ungesättigten Fettsäuren
wirken krebswidrig, antiallergen, hypophysenanre-
gend, normalisieren erhöhte Cholesterinwerte und seine Schleimstoffe schützen und umhüllen die dünnen
und trockenen Schleimhäute. Selbst bei erwünschter
(medikamentöser) Östrogenunterdrückung nach Brustkrebs ermöglicht geschroteter Leinsamen, 1 – 2 EL pro
Tag in Quark oder Joghurt, angereichert mit 1 – 2 EL
Leinöl (siehe Rezept Budwig-Creme), wieder ein aktives
Liebesleben (Scheidenschleimhaut) oder abendliche
Lektüre (Augenbindehaut).

*Leinsamen
statt Soja*

Hitzewallungen

Das Erstaunliche bei Hitzewallungen ist, dass sie sehr
unterschiedlich empfunden werden. Manche Frauen
beschreiben sie als angenehme Energieschübe, fröste-
ligen Frauen ist das erste Mal in ihrem Leben warm.
Andere wiederum stehen peinlich berührt mit ständig
hochrotem Kopf in ihrem beruflichen Zusammenhang
oder wachen nachts mehrmals schweißgebadet auf.
Hitzewallungen können nur tagsüber auftreten oder nur
nachts, sie begleiten die wenigsten Frauen über Jahre,
die meisten »wallen« nur phasenweise. Warum das
Temperaturzentrum im Zwischenhirn in den Wechseljahren so merkwürdige Signale aussendet, entzieht sich
bislang unserem Wissen. Es macht keinen wirklichen
Sinn, es sei denn, wir nehmen die Beobachtung der
Frauen ernst, die die aufsteigende Hitze als Energie deu-
ten. Energie die neu eingesetzt, neu verteilt werden

*Frauen wallen
auf unter-
schiedliche
Weise*

will, Energie für einen neuen Lebensabschnitt, die ein Ventil braucht, sonst staut sie sich wie in einem Dampfkessel.

Stress verschlimmert Auslösende Faktoren sehen viele Frauen in Stress, wenn sie sich zu viel abverlangen, obwohl ihr Körper sagt: »Mach halblang, teile deine Kräfte ein, verwende mehr Energie für innere Prozesse statt sie, wie gewohnt, der Umgebung zukommen zu lassen.«

Es empfiehlt sich zunächst die Bekleidung nach dem Zwiebelschalenprinzip. Das heißt, in mehreren Schichten gekleidet zu sein, die nach Bedarf an- oder ausgezogen werden. Viel Selbstverständlichkeit im Umgang mit der Hitze, besonders in der Öffentlichkeit, und die Anschaffung eines dekorativen Fächers helfen tagsüber. Eine Patientin nähte sich einen breiten, doppelten Schal, den sie sich unauffällig je nach innerer Hitze mit der kühlen seidigen oder mit der wärmenden samtigen Seite um die Schultern legte. Das Bereitlegen eines frischen Hemdes, vielleicht aus atmungsaktiver Mikrofaser, empfiehlt sich, wenn die Wallungen besonders nachts auftreten. Verschlimmernd wirken scharfe Gewürze, aber auch (hoher) Salz-, Zucker-, Kaffee-, Nikotin- oder Alkoholkonsum. Schon ein halbes Glas Wein tags oder abends lässt manche Frauen nachts in ihrem Bett schwimmen. Lindernd wirken kalte Arm- oder Beingüsse nach Kneipp, Saunabesuche sowie die regelmäßige Anregung des Kreislaufs durch Sport. Erinnern Sie sich an das Bild der Energie, die ein Ventil braucht?

Salbei hilft Nachweislich ausgleichend auf die Schweißproduktion wirkt der Salbei, dessen Genuss darauf beruht, dass er dünn zubereitet wird (1 – 2 Blättchen pro Tasse) und nur 2 – 3 Minuten zieht. Lassen Sie ihn abkühlen oder trinken Sie ihn bestenfalls lauwarm. Bei nächtlicher Hitze am besten vor dem Zubettgehen trinken, sonst 2 – 3 Tassen über den Tag verteilt. Da die Perioden der Hitzewallungen selten über einen längeren Zeitraum gleich bleibend sind, machen Sie eine Teepause nach 2 – 3 Wochen. Salbei kann auch in Tinkturform angewendet und zur Verstärkung mit anderen Heilpflanzen kombiniert werden.

Tinktur bei Hitzewallungen

- Salbeitinktur – temperaturausgleichend, schweißhemmend
- Steinkleetinktur – blutverflüssigend, entstauend
- Weißdorntinktur – herz- und kreislaufstützend

Mischen zu gleichen Teilen, mehrmals täglich oder nur abends 20 Tropfen in Wasser.
Diese Mischung ist wegen der blutverdünnenden Wirkung des Steinklee nicht zum Dauergebrauch geeignet.

Als Nahrungsergänzung hat sich Vitamin E, 800 IE täglich in Kapselform, oder hohe Vitamin-E-Zufuhr durch die Verwendung guter, biologischer Öle wie Weizenkeimöl, Nachtkerzenöl, Leinöl, Sonnenblumenöl oder Borretschöl bewährt. Am besten, Sie wechseln die genannten Öle ab. Sie sollten nicht erhitzt, sondern den Speisen zum Schluss beigefügt werden.

Depressionen und Stimmungsschwankungen

Die Wechseljahre fordern Frauen einiges ab. Nicht nur, dass sie mit körperlichen Erscheinungen konfrontiert sind, auch seelisches Auf und Ab scheint dazuzugehören. Himmelhochjauchzend, zu Tode betrübt. Zum Teil sind für Stimmungstäler auslösende Momente zu erkennen, zum Teil auch nicht. Aus heiterem Himmel sieht alles grau in grau aus, ist Ihnen zum Heulen zumute. So sind wir in dieser Zeit, sagte lächelnd Rina Nissim, als sie ihr Buch »Wechseljahre – Wechselzeit« vor Jahren in Freiburg vorstellte, und eine Zuhörerin schien ihr Recht zu geben. Nachdem sie weinend dargestellt hatte, wie schrecklich die Wechseljahre seien, lachte sie im nächsten Moment über sich selbst und ihr inneres Drama.

Stimmungs-
schwankun-
gen gehen
vorüber

Sie tun gut daran, ihre Umgebung zu informieren, dass Unvorhersehbares auf sie zukommen wird, dass Sie sich in einem Umbruch befinden, der Stimmungs-schwankungen mit sich bringt und dass das Wichtigste, was Sie in dieser Zeit brauchen, Verständnis und Liebe ist. Womöglich werden die Grundfesten Ihres Lebens durcheinander gerüttelt? Alles, was vorher Bestand hatte, scheint ins Wanken zu geraten? Sie sortieren sich neu und möchten dabei weder Ihre Familie noch Ihre gute Laune verlieren? Sagen Sie sich selbst und Ihren nächsten Liebsten, es geht vorüber.

Gönnen Sie
sich Unter-
stützung

Wenn Ihre Stimmung dagegen über längere Zeit traurig ist, den Charakter einer Depression annimmt, sollten Sie Unterstützung haben. Die Psychologie geht davon aus, dass jede Depression ihre Wurzel in auslösenden Ereignissen oder unbefriedigenden Umständen hat. Auch konfrontiert die Lebensmitte mit der Endlichkeit des Lebens, mit dem Tod, mit verpassten Gelegenheiten, setzt einen Schlusspunkt unter die Möglichkeit, leibliche Kinder zu gebären – mit großen Lebensthemen also. Die Vermeidung einer Auseinandersetzung kostet mehr Energie als sich zu stellen, zu trauern, zu weinen und sich dem Leben dann wieder zuzuwenden. Lassen Sie sich unterstützen in dieser Zeit, sprechen Sie über sich, mit Freundinnen, mit Gleich-

altrigen, mit einer Therapeutin. Ergreifen Sie die groß-
artige Gelegenheit, Ihrem Leben eine Ihnen gemäße
Richtung zu geben, auch wenn es Ihnen vielleicht in
diesem Augenblick ganz unmöglich erscheint. Nutzen
Sie körperorientierte Visualisierungen (siehe Kapitel 8),
um neue Lebensziele und Lebenswünsche herauszu-
arbeiten. Sie haben mein Mitgefühl und das all der
Frauen, die Ähnliches durchgemacht haben. Am Ende
des Tunnels wartet das Licht.

Heilende Pflanzen wie das Johanniskraut erhellen *Johanniskraut*
dunkle Tage, ohne den Blick auf die Schatten zu ver- *erhellt dunkle*
stellen. Melisse, Saathafer und Hopfen beruhigen und *Tage*
unterstützen Ihre Gelassenheit.

Gelassenheitstee für dunkle Tage

- 40 g Johanniskraut – erhellend, antidepressiv
- 20 g Melisse – beruhigend
- 30 g Baldrian – fördert die Gelassenheit, beruhigt
- 10 g Rosmarin – anregend, ermutigend
- 20 g Weißdorn – beruhigend, herzstärkend

Über mehrere Wochen 2 – 3 Tassen am Tag, kann abends
anregend wirken.

Auch die Bachblütentherapie, eine Reihe von Blüten-
essenzen nach Dr. E. Bach, kann bei den seelischen
Erscheinungen der Wechseljahre gute Dienste tun.
Sie können widerspüchliche oder rasch wechselnde
Gefühlsextreme mildern, ohne deren reale Ursachen zu
verwischen. Als wichtigste Wechseljahresmittel gelten
Wild Oat zur Unterstützung bei Neuorientierung und
Zielfindung, Walnut als »Blüte, die den Durchbruch
schafft« und Übergänge begleitet, sowie die Notfall-
mischung in Krisensituationen, eine Mischung ver-

schiedener Blüten, deren Qualität in der Angstbewälti-
gung liegt.

Synthetische Antidepressiva sind geeignet zur zeitlich
begrenzten Unterstützung, »wenn gar nichts mehr geht«.
Die Gefahr einer Krise nach Absetzen der Medikamente ist hoch. Antidepressiva erleichtern die Last, solange
Sie sie nehmen, die zu lösenden Probleme bleiben
Ihnen erhalten. Wenn Sie dagegen im Leben keinen
Sinn mehr sehen und es am liebsten beenden möchten,
sorgen Sie schnell dafür, dass Sie vor sich selbst
geschützt werden, oder bitten Sie eine nahe stehende
Person, dies zu tun. Akute Depressionen mit Selbst-
mordtendenz müssen, am besten in einer Klinik, ärztlich behandelt werden, auch wenn Sie bislang gewohnt
waren, alles schon irgendwie allein zu schaffen.

*Antidepressiva
lösen Ihre
Probleme
nicht*

Schlafstörungen

Neben den Hinweisen, die Sie im nächsten Kapitel finden, möchte ich bei Schlafstörungen »ab 40« gern Fol-
gendes zu bedenken geben. Der Körper meint es grundsätzlich gut mit Ihnen. Lässt er Sie nachts wach liegen
oder gar nicht erst einschlafen, könnte auch ein Hinweis darin versteckt sein. Was tagsüber keinen ausreichenden Platz hat, meldet sich in der Nacht. Ist es eine
Sorge, eine Frage oder ein Problem, das Ihnen durch
den Kopf geht, wenn Sie sich hin und her wälzen oder
Löcher ins Dunkel starren? Könnte die »Qualität der
Nacht«, Ruhen statt Aktivität, Geschehenlassen statt
alles im Griff Haben, aus dem Bauch heraus Handeln
statt alles rational begründen Können, Ihnen bei der
Lösung behilflich sein? Dann nehmen Sie ein Blatt
Papier und schreiben Sie drauflos, alles, was Ihnen ein-

fällt. Malen Sie ein Bild dazu, es muss weder schön aussehen noch vorzeigbar sein, nur für sich. Beherzigen Sie den einen oder anderen Tipp aus dem nächsten Kapitel und gehen Sie davon aus, dass auch Schlafstörungen nicht von Dauer sind. So wie Sie feststellen, dass es auch jetzt schon Nächte gibt, in denen Sie wunderbar schlafen. Untersuchen Sie den Unterschied. Was ging ruhigen Nächten voraus, was war anders. Und vielleicht brauchen Sie in dieser neuen Lebensphase ganz einfach weniger Schlaf oder schaffen sich die Gelegenheit, die Wonne einer Mittagsruhe zu genießen.

Trockenheit von Haut und Schleimhäuten

Die nächsthäufige Beschwerde in den Wechseljahren sind trockene Schleimhäute, besonders die gereizte Vaginalschleimhaut. Das Thema Sexualität meldet sich vielleicht zu Wort. Manche Frauen berichteten, dass sie einerseits lustvoll sind, andererseits die gewohnte Art und Weise, »es zu tun«, aufgrund von Trockenheit und Schmerzhaftigkeit nicht mehr funktioniert. Statt die Liebesdinge einschlafen zu lassen, suchen Sie lieber das partnerschaftliche Gespräch. Die Wechseljahre sind auch in der Partnerschaft ein guter Zeitpunkt, zu resümieren, wie haben wir bislang Sexualität gelebt, stimmt das für beide noch oder wie hätten wir's gerne. Aktive Sexualität stärkt über eine vermehrte Beckendurchblutung die Schleimhäute, ebenso wie Luna-Yoga, Bauchtanz, Tiger Feeling oder eine andere Art des Beckenbodentrainings (siehe Literatur) sowie das bereits erwähnte Reibesitzbad, bei dem kaltes Wasser mit kleinen, kreisenden Bewegungen im gesamten Genitalbereich über wenige Minuten »eingerieben« wird.

Auch die Lust ist im Wechsel

In der Sexualität kann Fantasie angesagt sein, vielleicht pflegen Sie gern wieder mehr Eigenliebe. Das gilt besonders auch für Frauen, die in keiner Partnerschaft leben. Informieren Sie sich, lassen Sie sich anregen. Es gibt Erotikläden, in denen Sie in geschützter Atmosphäre, z.B. an Tagen, wenn nur Frauen Zutritt haben, sich beraten lassen können. Vielleicht gibt es auch für Sie noch etwas zu entdecken, was Sie noch nicht kannten. Sie werden merken, dass die Feuchtigkeit mit der Aufmerksamkeit und liebevollen Hinwendung zu Ihren »südlichen Regionen« wieder kommt.

Die Benutzung eines Gleitgels braucht in trockenen Zeiten kein Tabu zu sein, das gewohnte Bild, dass Lust Feuchtigkeit nach sich zieht, ist eben einfach zeitweilig *Trockenheit* außer Kraft gesetzt, aber auch die Trockenheit geht *geht vorüber* vorüber. Eine angenehme Alternative zum Gleitgel sind Rosenzäpfchen nach M. Madejsky, wie sie im Kapitel Vaginalinfekte beschrieben wurden.

Wenige Tropfen Olivenöl, Johanniskrautöl oder Nachtkerzenöl nach jedem Toilettengang oder hin und wieder auf ihre »Rose« aufgetragen, heilt und schützt.

Hilft alles nicht, greifen Sie zeitweilig auf eine (verschreibungspflichtige) Östriolcreme zurück oder probieren es mit den oben erwähnten Hormonpflanzen wie Traubensilberkerze oder Leinsamen.

Funktionelle Herzbeschwerden

Herzrasen oder Herzstolpern kann außerordentlich beunruhigend sein. Gehen Sie dem gern zunächst nach, lassen Sie ein EKG machen und das Herz gründlich untersuchen. Das Ergebnis wird in den meisten Fällen sein, das kein Herzschaden den Symptomen zugrunde liegt. Aber atmen Sie dann auch wieder tief durch, wenn nichts gefunden wurde. Diese Symptome gehören zu dem allgemeinen Umbruch, den der Wechsel oft mit sich bringt. Die Kinder gehen aus dem Haus, wie geht's beruflich weiter etc. Sie sind normal und ungefährlich.

Tinktur für lebendigen, ruhigen Herzrhythmus

- Weißdorn – blutdruckausgleichend, herzstärkend
- Herzgespann – stärkt das Herz, »vertreibt Bangigkeit«, beruhigt
- Baldrian – beruhigend, entspannend

Mischen zu gleichen Teilen, bei Bedarf oder regelmäßig 3-mal täglich 20 Tropfen.

Zeitweilig verstärkte Blutung

Die Blutung kann, bevor sie wegbleibt, die wechseljährigen Frauen ihren Lebenssaft endgültig für sich behalten, noch einmal Kapriolen schlagen. Unregelmäßig kommen, mal stark, mal schwach, auch Dauerblutungen unterschiedlicher Stärke sind keine Seltenheit. Die gute Nachricht: Sie verlieren meist weniger Blut, als es den Anschein hat. Wenn Sie gleich loslegen mit einer naturheilkundlichen Behandlung, ist eine Ausschabung oder Hormoneinnahme (hormonelle Abrasio) selten nötig. Viele Frauen konnten ihr Blutungsgeschehen wieder in ruhige Bahnen lenken mit allgemein regulierenden Progesteronpflanzen wie Frauenmantel, Mönchspfeffer, Yamswurzel (siehe Beschreibung Seite 33 ff.). Nehmen Sie, wann immer die Blutung eine beunruhigende Stärke oder Länge erreicht, eine blutstillende

Allgemein regulierende Progesteronpflanzen

221

Blut stillend –
Blut bildend

Tinktur aus Hirtentäschel oder Blutwurz, Schafgarbe, mehrmals täglich 20–50 Tropfen. Die Behandlung sollte ergänzt werden durch Blut bildende Pflanzen wie Brennnessel, Vogelknöterich, Löwenzahn, Frauenmantel, Eisenkraut, wie wir sie schon bei den Menstruationsbeschwerden kennen gelernt haben. Die verstärkte Blutung kann »Ventilcharakter« haben oder aber auf Überlastung hinweisen. Vielleicht lohnt es sich, durch Visualisierungen mit dem Körper in Kontakt zu kommen und ihn selbst zu fragen, worin der Hinweis besteht.

Konzentrationsstörungen

Eben hatten Sie es noch auf der Zunge und nun ist es weg. Kennen Sie das? Alles müssen Sie gleich aufschreiben, die Familie lächelt über Ihre Zettelwirtschaft. Konzentrationsstörungen können im familiären wie im beruflichen Zusammenhang sehr belastend sein. Sie sind selten ein länger anhaltender Zustand. Wenn Sie versuchen, es positiv zu sehen, beschränkt sich das Gehirn in den Wechseljahren auf das Wesentliche, es kommt eine Zeit des Nach-innen-Hörens. Jetzt bin ich dran! Da kann es schon mal vorkommen, dass Sie im Außen nicht so ganz präsent sind. Funktionieren ist vielleicht erst wieder angesagt, wenn Sie im neuen Lebensalter angekommen sind, mit neuen Prioritäten, neuen Bedürfnissen. Geben Sie sich die Chance, dies herauszufinden, und dafür müssen Sie nach innen hören. Hilft alles nichts.

An Heilpflanzen wenden wir solche an, die für geistige Klarheit und gute Hirndurchblutung sorgen wie Rosmarin (nicht bei erhöhtem Blutdruck!), Ginseng, Taigawurzel und Gingko.

Denken Sie in diesem Zusammenhang auch an leber-
unterstützende Pflanzen und Bitterdrogen, da sie »die
Lebensgeister wieder wecken«: Löwenzahn, Odermennig, Ringelblume, Benediktenkraut, Tausendgüldenkraut, Enzian. Die letzten beiden wegen ihres sehr hohen
Bitterstoffanteils nur zu 10 Prozent in einer Teemischung.

Konzentrationstee

- 20 g Rosmarin
- 30 g Gingkoblätter
- 30 g Schafgarbe
- 20 g Benediktenkraut

Bei Bedarf ein Tässchen, abends kann der Tee munter machen.

Osteoporose

Einer der häufigsten Gründe, warum Frauen zur Hor-
monherapie greifen, ist die Furcht vor einer Erkrankung,
die in den Wechseljahren selbst keine Beschwerden
macht, sondern erst im Alter gefährlich werden kann.
Osteoporose ist gekennzeichnet durch eine beschleu-   *Definition*
nigte Knochenentmineralisierung. Der einst elastische
Knochen wird spröde und brüchig, er kann bereits
durch eine geringe Einwirkung, umso mehr natürlich
durch einen Sturz, schneller brechen als normal. Diese
Gefahr betrifft nicht die Jahre ab 40. Erst im Alter,
jenseits der 70, kann eine Osteoporose zu vermehrten
Knochenbrüchen führen. Besonders gefürchtet ist ein
Bruch des Oberschenkelhalses (des Teils des Ober-
schenkelknochens unmittelbar unterhalb des Hüft-
kopfes), der in diesen Jahren eine schlechte Heilungs-

tendenz haben kann und im Extremfall das Gehen verunmöglicht. Eine weitere Folge von Osteoporose können Deckplatteneinbrüche der Wirbelkörper sein, die im Alter oft unentdeckt bleiben, weil sie nicht zwangsläufig mit Beschwerden verbunden sind. Bei mehreren Wirbeleinbrüchen kann es zum so genannten Witwenbuckel kommen.

Frauen sind gefährdeter als Männer, die durch mehr Knochenmasse geschützt sind. Es wird angenommen, dass 20 Prozent aller Frauen gefährdet sind. Das heißt noch nicht, dass es zwangsläufig zu Knochenbrüchen kommen muss.

Diagnose Festgestellt wird eine Osteoporose durch Knochendichtemessungen. Das Ergebnis wird in relativen Prozenten ausgedrückt. Das heißt, es wird definiert, wie der Knochen in diesem Alter auszusehen hat (100 Prozent) und wie er bei einer betreffenden Person im Verhältnis dazu aussieht. Nicht berücksichtigt wird, dass manche Frauen von jeher »leichte« Knochen haben. Aus einer einzigen Messung einen Behandlungsbedarf mit Hormonen abzuleiten, halte ich für problematisch, da bis zum 60. Lebensjahr und darüber hinaus Knochen sich regenerieren können und Sie Wege kennen lernen werden, wie Sie Ihre Knochen darin unterstützen bzw. dafür sorgen können, dass sie stabil bleiben.

Die amerikanische Gynäkologin Susan Love empfiehlt, wenn überhaupt, zwei Messungen im Abstand von fünf bis zehn Jahren (z.B. mit 45 und mit 55) durchführen zu lassen und danach zu entscheiden, ob ein Behandlungsbedarf gegeben ist oder nicht. In der Zwischenzeit reiche es aus, mit Ernährung und Bewegung vorzubeugen.

Mögliche Früher wurde vor allem ein verminderter Kalziumanteil des Knochens für diese Brüchigkeit verantwortlich gemacht, der Konsum kalziumhaltiger Lebensmittel wie
Ursachen

Milch, Käse, Fleisch galt als vorbeugend. Heute wird angenommen, dass ein ganzes Bündel von Faktoren zusammenkommen muss, bevor ein Knochen brüchig wird. Dazu gehören Fehlernährung, Bewegungsarmut und Mangel an innerer Stabilität.

Die westliche Ernährung hat einen hohen Anteil an degenerierten Lebensmitteln (Auszugsmehl, Zucker, Tiefkühlkost etc.), die Mengen von Konservierungsstoffen, Farbstoffen, Reste von Insektiziden, Pestiziden enthalten. Eingeschweißt in Kunststoffe, deren Weichmachern hormonähnliche Wirkung nachgewiesen werden konnten. Hoher Fleischkonsum führt zu Übersäuerung des Gewebes. In seinem Bemühen zu entsäuern, verliert der Körper wertvolle Mineralien, vor allem Kieselsäure, die für die Knochenstabilität ebenso wichtig oder noch wichtiger zu sein scheint als das Kalzium.

Ein Stichwort, das die westliche Lebensweise kennzeichnet, heißt Mangel im Überfluss. Alles ist reichlich vorhanden, Nahrungsmittel, Bewegungsangebote, Freizeitangebote, aber die Menschen sind nicht mehr in der Lage, aufzunehmen und zu verarbeiten, sie leiden an Mangel.

Der Bewegungsmangel der Deutschen schreckt schon seit einiger Zeit die Mediziner auf und führt zu Beschwörungen, doch wenigstens einmal am Tag ein paar Schritte zu gehen. Es gibt keine Krankheit, der nicht durch regelmäßige Bewegung vorgebeugt werden könnte.

Und wenn Frauen nicht »zu sich stehen«, selbst im Älterwerden kein »Rückgrat zeigen«, sich nicht gegenseitig den »Rücken stärken«, wen wundert's, dass die Knochenstabilität in Mitleidenschaft gezogen wird.

Knochengesunde Ernährung ist vollwertig, fleischarm und mineralienreich. Alle Getreidearten sind geeignet, dem Körper Mineralien zuzuführen. Hirse und Buch-

Vorbeugung und Behandlung

225

weizen sind besonders kieselsäurehaltig. Milchprodukte im Erwachsenenalter sollten sauer vergoren sein. Joghurt, Kefir, Dickmilch sind für den erwachsenen Organismus gut aufschließbar, Quark und Frischkäse sind leichter verdaulich als Hartkäse. Fleisch und Genussmittel wirken stark säurebildend, sie sollten nur in Maßen genossen werden. Sie werden merken, dass Sie Alkohol schlechter vertragen als früher, selbst der Morgenkaffee kann Sie den Nachtschlaf kosten. Basenbildend sind alle Obst- und Gemüsesorten, die Sie gern reichlich in Ihre Nahrung einbauen. »Five a day« heißt das Modewort. Mineralienreich sind außerdem alle Ölsaaten wie Sonnenblumenkerne, Leinsamen, Sesam, Mandeln, Trockenfrüchte wie Feigen, Rosinen und Datteln. Mineralienräuber dagegen sind Kaffee, Kakao und Weißzucker. Grüne Gemüse stellen resorbierbares Eisen zur Verfügung, ein hoher Rohkostanteil, Keimlinge, Hefeflocken und gute Öle ergänzen den Vitaminbedarf.

Knochengesunde Ernährung

Denken Sie an Bitterstoffe

Die innere Verdauung hängt in hohem Maße von einem gesunden Darm ab. Lassen Sie bei Gelegenheit einmal ihre Darmflora untersuchen. Genügend Bitterstoffe, wie sie in Endiviensalat, Chicorée, Grapefruits enthalten sind, halten den Darm fit. Einmal jährlich eine Bitterstoffkur zum Beispiel mit Artischockensaft, 4 Wochen 3-mal 1 EL in Wasser nach dem Essen, beugt der Ansiedelung krankhafter Keime im Darm vor.

Bedenken Sie: Alle Nährstoffe, die Sie dem Körper über die Nahrung zuführen, sind tausendmal besser aufzuschließen als künstlich zugeführte Vitamin- und Mineralienpräparate. Nur im Falle einer Erkrankung oder eines schlechten Untersuchungsergebnisses sollten Naturheilmittel oder ergänzende Präparate eingesetzt werden. Um demineralisierte Knochen wieder aufzubauen, ist neben einer knochengesunden Ernährung Aufbaukalk 1 und 2 von Weleda geeignet, die Schüsslersalze Calcium phosphoricum und Calcium fluoratum D6, 3-mal 2 Tabletten über 6 Wochen, und das Präparat Steirokall geeignet.

Knochengesunder Tee

- Ackerschachtelhalm
- Brennnessel
- Beinwellwurzel

Mischen zu gleichen Teilen auf 200 g, 1 TL/Tasse, mindestens 20 Minuten ziehen lassen, 3 Tassen täglich.

Bewegung als Osteoporose-vorbeugung

Bewegung als Osteoporosevorbeugung und -therapie ist leicht nachzuvollziehen. Unsere Knochen bauen sich ständig um, Aufbau und Abbau finden bis ins Alter statt. Einer der wichtigsten Impulse, Knochen aufzubauen, ist der Zug der Muskeln. Eine Sekretärin, die wegen einer Sehnenscheidenentzündung am Handgelenk mehrere Wochen Gips tragen muss, wird in diesem Arm einen, auf dem Röntgenbild sichtbaren, Knochenabbau haben. Umgekehrt können Sie mit regelmäßiger Bewegung, 3-mal wöchentlich 45 Minuten, für starke Knochen sorgen. Ausdauersportarten wie Walken, Joggen, Skilanglauf beugen darüber hinaus Herz-Kreislauf-Erkrankungen vor. Tai Chi, Qi Gong, Yoga, Feldenkrais erhalten die Beweglichkeit und bewirken eine Stabilisierung Ihres inneren und äußeren Gleichgewichtes. Qi Gong gehört zu den Bewegungsarten, die nachgewiesenermaßen Stürzen vorbeugt. Jede dieser Bewegungsarten kann bis ins hohe Alter ausgeübt werden. Können Sie bestimmte Bewegungen nicht mehr durchführen, sorgt selbst imaginierte Bewegung (Sie stellen sich nur vor, Sie bewegen sich) für innere und äußere Stabilität. Und natürlich kann Stürzen im Alter durch ganz einfache Dinge vorgebeugt werden:

• Stolperfallen aus der Wohnung beseitigen;
• alte Menschen mit passenden Sehhilfen (Brillen) versorgen, damit sie sehen, wohin sie treten;
• sie nicht mit Beruhigungsmitteln ruhig stellen, damit sie wachen Sinnes sind und nicht stolpern;
• ihnen mit Bewegungsübungen helfen, gut im Gleichgewicht zu sein;
• ihnen, wenn sie unsicheren Schrittes sind, Kunststoffschützer für die Hüftgelenke anzupassen.

Inneres Gleichgewicht ist eine gute Voraussetzung

Die Erlangung eines inneren Gleichgewichts ist nichts Alterspezifisches. Wenn Sie sich noch einmal ins Gedächtnis rufen, welche wichtigen Prozesse in den Wechseljahren anstehen und welche Verunsicherungen und Stolperfallen am Wegrand liegen, ist es mit Sicherheit sinnvoll, für ein gutes Gleichgewicht zu sorgen. Lassen Sie sich unterstützen und lassen Sie sich anstecken von den Möglichkeiten, die im Älterwerden liegen.

KAPITEL 12

Helle Tage, dunkle Tage

Pflanzen, die auf die Seele wirken

Tage und Nächte, die grau in grau erscheinen, kennen vermutlich die meisten von Ihnen. Frauen sind rhythmische Wesen. Sie empfinden intensiv, sind fähig zu großer Freude und Leidenschaft, aber auch zu großer Trauer, tiefen Tiefen. Als bedinge eins das andere und wäre nicht anders möglich? Mit den Jahren kennen Sie Ihre Stimmungen, können sich im optimalen Fall mitteilen, sorgen gut für sich, weil Sie wissen, was Ihnen in Krisenzeiten hilft. Zudem haben Sie durch Ihre Erfahrungen die Gewissheit, dass am Ende des Tunnels wieder Licht erscheint, Sie aufatmend und vielleicht sogar klüger aus dem Tief hervorgehen.

Nur was tun, wenn Sie doch allein aus der Talsohle nicht herausfinden, mit Ihren Sorgen allein nicht fertig werden? Dann brauchen Sie Unterstützung!

In alten Zeiten blieb keine allein mit ihrem Kummer. Erst in der modernen westlichen Gesellschaft, wo Nachbarschaftlichkeit, Großfamilie, Zusammengehörigkeit immer mehr in den Hintergrund geraten zugunsten von Vereinzelung und Isolation, ist es nicht selbstverständlich, immer Ansprechpartner für Probleme zu finden. Ja, es gibt fast so etwas wie eine Verpflichtung,

Frauen sind rhythmische Wesen

immer fit und gut drauf zu erscheinen. Obwohl jede weiß, dass das unmöglich ist und sie umgekehrt gern der Freundin, dem Freund ihr Ohr leiht.

Jenseits allen Pflanzenwissens und synthetischer Psychopharmaka ist das Erste, was Sie tun können, wenn's *Teilen Sie* Ihnen nicht gut geht: Teilen Sie sich mit! Im Erzählen *sich mit* werden Dinge klar, bahnen sich Auswege an, lässt der Druck nach. Sie fühlen sich nicht mehr allein und werden hören, dass es anderen schon einmal ähnlich gegangen ist und wie die aus der Krise wieder herausfanden.

Nun gibt es Situationen, da hilft ein freundschaftlicher Rat nicht weiter oder Sie haben das Gefühl, Ihre Umgebung mit Ihren Sorgen zu überfordern. Da scheint kein Ende des Tunnels in Sicht, Verzweiflung macht *Suchen Sie* sich breit. Dann scheuen Sie sich nicht, professionelle *professionelle* Hilfe zu suchen. Frauengesundheitszentren, psycho- *Hilfe* logische Beratungsstellen, niedergelassene Psychotherapeuten, Ambulanzen psychosomatischer Kliniken sind darauf spezialisiert, Ihnen in Krisenzeiten zur Seite zu stehen, und um dieses Angebot anzunehmen, muss Ihnen das Wasser nicht erst am Halse stehen. 30 Prozent aller Deutschen scheinen mindestens einmal in ihrem Leben Hilfe für seelische Probleme zu benötigen. Die Spanne des Angebots liegt zwischen einer einmaligen Beratung, mehreren Gesprächen, Kurzpsychotherapien über mittelfristige psychotherapeutische Begleitung (ein bis zwei Jahre) bis zu einer längerfristigen Therapie. Auch kann es sinnvoll sein, sich eine Zeit lang einmal nur um sich zu kümmern und dafür eine Klinik aufzusuchen. Indem Sie einen ersten Schritt tun, werden Sie herausfinden, welche Art von Unterstützung in Ihrem individuellen Fall die beste ist.

Psychiatrie contra Psychotherapie?

Wie es dazu kommt, dass Menschen mit oder ohne
auslösende Ereignisse dunkle Tage bis hin zu länger an-
dauernden seelischen Krisen durchleben, darüber spal-
tet sich die heilkundige Zunft in zwei Lager: diejenigen,
die auch bei psychischen Beschwerden organische Ursachen ausmachen, wie z.B. einen Dopamin-Mangel
bei Kindern mit Aufmerksamkeitsdefizitsyndrom (ADS).
Dies sind in unserem westlichen Gesundheitssystem
meist die Psychiater und Nervenärzte, die entsprechend
ihrer Denkweise medikamentös behandeln. Viele dieser Psychopharmaka sind mit starken Nebenwirkungen
behaftet oder machen abhängig.
Die zweite Gruppe, zu der die meisten Psychologen
sowie psychotherapeutisch ausgebildete Ärzte gehören, geht davon aus, dass psychische Erkrankungen
Folgen belastender Erfahrungen in Vergangenheit oder
Gegenwart sind: im Extremfall traumatische Erlebnisse
wie sexuelle Gewalt, Unfälle, Krieg. Was verwirrend
sein mag, ist, dass Menschen auf Belastungen sehr unterschiedlich reagieren. Was einer Person den Boden
unter den Füßen wegzieht, scheint eine andere nicht
ins Wanken zu bringen. Tendieren Sie dazu, sich Vor- *Jede reagiert*
würfe zu machen, warum auch Sie etwas nicht auf die *anders*
leichte Schulter nehmen können? Die Neurowissen-
schaft beginnt gerade erst, sich ein Bild machen zu
können, warum das so ist. Es scheint, dass frühe Erfahrungen im Leben »die Weichen stellen« für das Einordnen von späteren Ereignissen in die Schublade »Nicht
so wild« oder in die Schublade »Das macht mich fertig«. Sie tragen keine Schuld, wenn Ihnen etwas nahe
geht, sie blockiert und hindert, ein frohes erfülltes
Leben zu leben.

Erscheint Ihnen diese Theorie plausibler, heißt das behandlerische Angebot Psychotherapie in jedweder Form.

Die Intention dieses Kapitels ist, aufzuzeigen, dass es vielleicht gar nicht nötig ist, sich auf eine der beiden Therapiemöglichkeiten festzulegen. *Seelen-* *pflanzen* Seelenpflanzen sind sanfte Heilmittel, die weitgehend nebenwirkungsfrei helfen, mit psychischen Problemen besser umzugehen, und Sie ergreifen dann die Chance, von Fall zu Fall abzuwägen, welche psychologische Unterstützung Sie brauchen.

Seelen-
pflanzen
ergänzen
psycholo-
gische
Unterstützung

Depressionen

Der Pschyrembel, das gängigste klinische Wörterbuch, definiert Depression als traurige Verstimmung und unterscheidet reaktive und endogene Depressionen, wobei Letztere von erfahrenen Therapeuten ebenfalls auf traumatische, aber nicht erinnerbare Erfahrungen zurückzuführen sind. Oft sind Depressionen gar nicht auf den ersten Blick zu erkennen. Frauen klagen über Lustlosigkeit, Müdigkeit, Antriebsschwäche, Appetitmangel, Schlafstörungen oder nicht einzuordnende Schmerzen oder Verspannungen. Als wäre die Lebensfreude verloren gegangen und Hoffnungslosigkeit mache sich breit. Dauert dieser Zustand länger an, kann er sich bis zur Lebensmüdigkeit steigern.

Werden synthetische Antidepressiva gegeben, wie es die »psychiatrische Schule« tun würde, zeigen sie nur in 80 Prozent eine Wirkung. Dieser Zahl steht gegenüber, dass 50 Prozent der Behandelten gut auf Placebo, auf pharmakologisch unwirksame Medikamente ansprechen, wie die Psychotherapeutin und Autorin

Gisela Finke (siehe Literatur) aufzeigt. Die relativ gute Wirkung dieser Scheinmedikamente wird u.a. auf die ärztliche Zuwendung zurückgeführt, die mit der Verabreichung des Mittels unabhängig von dessen Zusammensetzung einhergeht. Womit wir wieder beim hohen Wert des Gesprächs bei Depressionen wären.

Wichtiger Hinweis: Wenn Sie zurzeit Psychopharmaka einnehmen und diese gerne durch pflanzliche Mittel ersetzen möchten, müssen diese Mittel unter ärztlicher Kontrolle nach und nach »ausgeschlichen« werden. Die Gefahr, dass es Ihnen beim abrupten Absetzen dramatisch schlechter geht, ist sehr hoch.

Die Pflanze erster Wahl bei Depressionen ist das Johanniskraut. Es bringt Licht in einen verdüsterten Alltag und ermöglicht Ihnen einen behutsamen Zugang zu eventuellen Ursachen Ihrer Verstimmung. Es zeigt Ihnen wieder die Lichtseite des Lebens und erhellt die Schatten. Frauen machen gute Erfahrungen damit, eine Zeit lang Johanniskrauttee zu trinken, 3 Tassen täglich, 1 TL pro Tasse, zugedeckt 10 Minuten ziehen lassen. Sie werden merken, dass der Tee auch leicht bitter schmeckt, und sich erinnern, dass Bitterstoffe die Lebensgeister wecken. Frischpflanzenessenzen wie Alcea Hypericum Urtinktur sind ebenfalls gut wirksam, die Dosierung wird aufgrund der hohen Konzentriertheit mit 3-mal 3 Tropfen angegeben. Auch Blütenessenzen des Johanniskrauts sind erhältlich. Saint John's Wort, aus denen wie bei den Bachblüten erst eine Verbrauchsflasche hergestellt wird mit 4 Tropfen aus der Vorratsflasche auf 30 ml gutes Wasser mit wenig Alkohol für längere Haltbarkeit. Nehmen Sie 4-mal 4 Tropfen am Tag aus der Verbrauchsflasche auf die Zunge, bei Bedarf mehr.

Johanniskraut ist auch in der rationalen Phytotherapie ein wohluntersuchtes Mittel. Leider gibt es die Tendenz,

Heilpflanzen gegen seelisches Leid

Johanniskraut – besser ein Auszug der ganzen Pflanze

aus dem Spektrum der Inhaltsstoffe nur das Hypericin als allein wirksamen Bestandteil anzunehmen. Immer höher standardisierte Präparate stehen zum Verkauf, bis 1000 mg Hypericin pro Tag als empfohlene Dosis. Mit dem Erfolg, dass die Nebenwirkungen des Johanniskrauts ebenfalls ansteigen: erhöhte Lichtempfindlichkeit und mannigfache Wechselwirkungen mit anderen Medikamenten. Mit dem Auszug der gesamten Pflanze als Tee oder Tinktur machen Frauen diese Erfahrungen nicht. Andere, vielleicht weniger untersuchte Inhaltsstoffe tragen zur Gesamtwirkung vermutlich ebenso bei wie das Hypericin.

Es wird empfohlen, die volle Wirksamkeit erst nach einigen Wochen anzunehmen, Sie dürfen jedoch aus meiner Erfahrung durchaus eine unmittelbare Wirkung erhoffen.

Johanniskraut kann gut kombiniert werden, z.B. mit Baldrian (angstlösend, fördert die Gelassenheit), Melisse, Hafer, Lavendel oder Passionsblume (beruhigend, schlaffördernd), Rosmarin oder Mate (anregend, gibt Auftrieb), Weißdorn (stärkt das Herz), Hopfen (beruhigend, verdauungsfördernd), Taigawurzel oder Ginseng (allgemeine Stärkung).

Antidepressionstee

- 40 g Johanniskraut
- 20 g Melisse
- 30 g Baldrian
- 10 g Rosmarin
- 20 g Weißdorn

Mischen lassen, 3-mal täglich 1 Tasse, 1 TL pro Tasse, über mehrere Wochen trinken. Die Abendportion kann munter machen.

Wenn Depressionen mit Angstzuständen einhergehen, kann eine Psychotherapie mit einer Kombination aus Johanniskraut und Kava-Kava-Wurzel als Fertigpräparat unterstützt werden.

Kava-Kava-Wurzel, eine hochwirksame angstlösende bis euphorisierende tropische Pflanze ist durch schwere Nebenwirkungen bei Patienten in Verruf geraten, deren Leber vorgeschädigt war, und darf zurzeit in Deutschland nicht mehr verschrieben werden. In anderen Ländern wird empfohlen, die Leberfunktion bei Behandlung mit Kava-Kava regelmäßig zu untersuchen. Schwer zu beurteilen, ob das vollständige Verbot eine sinnvolle Maßnahme darstellt, zumal über den Internethandel Kava-Kava-Präparate mühelos zu erhalten sind. *Kava-Kava löst Angst*

Stimmungsaufhellende Düfte sollten auch nicht vergessen werden, in der Duftlampe oder am Ohrläppchen. Susanne Fischer-Rizzi nennt u.a. alle Zitrusfrüchte, Rose, Rosengeranie, Bergamotte. Gute Hersteller wie Primavera, deren Öle in guten Apotheken erhältlich sind, vertreiben spezielle stimmungsaufhellende Mischungen. *Düfte hellen Ihre Stimmung auf*

Und denken Sie daran, eine Depression fällt nicht vom Himmel. Nutzen Sie die Chance, die in jedem Symptom stecken kann, und machen Sie sich an die Ursachenforschung, gern mit Unterstützung durch eine Therapeutin. Expertinnen der Selbsthilfe raten, sich an Aktivitäten zu erinnern, die Ihnen früher einmal Freude gemacht haben, und empfehlen, sich probeweise dazu »aufzuraffen«. Sie können sich schöne Dinge verordnen wie ein Selbstheilungsrezept. Fangen Sie mit kleinen Sachen an. Ein Spaziergang, eine gute Tasse Tee, ein neues Kleid. Und bewegen Sie sich! Jede Bewegungsart bringt auch Schwung ins Leben, allein oder in der Gruppe lernen Sie, am Leben wieder teilzunehmen. Bewegung im Freien hat noch einen zusätzlichen Effekt, *Helfen Sie sich selbst* das Licht. Man weiß inzwischen, dass Licht ausgesprochen stimmungsaufhellend wirkt, der freie Himmel selbst an bedeckten Tagen die Laune hebt. Und wenn Ihre Wohnräume bei genauerer Betrachtung heller und freundlicher gestaltet werden könnten, tun Sie es. Eine lichtvolle Umgebung wirkt auf Sie zurück.

Unruhe und Nervosität sind Phänomene, die schon fast in diese Zeit gehören. »Ich habe keine Zeit«, »Los, los, mach schon, wird's bald«, »Ich weiß gar nicht, wo mir der Kopf steht«. Wie oft begegnen wir echter Gelassenheit, wenn wir unseren Mitmenschen auf der Straße einmal ins Gesicht schauen? Gerunzelte Stirn, gehetzte Züge, verkniffene Mienen. Kein Wunder! Tatsächliche oder vermeintliche Erwartungen erzeugen in vielen das Gefühl, nicht hinterherzukommen, zu wenig zu schaffen. Ruhepausen sind Luxus. Innehalten, was ist das? Mit dem Älterwerden wird der Druck vielleicht noch größer. Angst, den Arbeitsplatz zu verlieren, bildet eine fatale Mischung mit der Befürchtung, die Leistungs- und Konkurrenzfähigkeit könnte nachlassen. Das Zauberwort bei Nervosität und Unruhe heißt Stressabbau.

Anschauen, darüber sprechen, aufschreiben, Zeit budgetieren, Tages-, Wochenpläne ausarbeiten, Ruhepausen einbauen, Meditieren, Visualisieren. Und das Wichtigste: sich als eine gelassene Person kreieren, eine neue Haltung entwickeln und einüben, es nicht mehr allen recht machen zu müssen. Dabei helfen Affirmationen, nach Louise Hay (siehe Literaturliste) oder selbst entwickelt. Diese lassen sich wunderbar aus alten Überzeugungen, so genannten Glaubenssätzen, entwickeln: Aus »Ich muss immer etwas tun« wird zum Beispiel »Ich erlaube mir, wann immer ich es brauche, eine Ruhepause, im Wissen, dass mir danach alles leichter von der Hand geht«.

Antistresstee

- 30 g Baldrian – nicht nur ein Schlafmittel
- 20 g Melisse – entspannen und genießen
- 20 g Hopfen – was bitter für 'n Mund, ist fürs Herze gesund
- 10 g Lavendel – betörend und beruhigend

Trinken Sie über den Tag verteilt hie und da ein Tässchen warm, schluckweise, mit Bedacht und im Sitzen, 1 TL pro Tasse, 10 Minuten zugedeckt ziehen lassen.

Schlafstörungen

Nervöse Unruhe geht oft einher mit Einschlaf- oder Durchschlafstörungen.

Laufen Sie tagsüber »auf hohen Touren«, können Sie davon ausgehen, selbst wenn Sie erschöpft ins Bett gefallen sind, dass das Geratter im Gehirn Sie im Laufe der Nacht wieder einholt. Aber selbst das muss nicht negativ sein. Vielleicht kommen Ihnen in den Nächten gute Ideen oder Sie genießen bei näherer Betrachtung, dass endlich Ruhe im Haus ist und Sie Ihren Gedanken nachhängen können. Auch gilt es zunächst, den individuellen Schlafbedarf festzustellen, der sich im Laufe des Lebens verändern kann. Es gibt Aktivisten, die Jahr für Jahr mit sechs Stunden Schlaf auskommen, andere sind unter acht Stunden Nachtruhe den ganzen Tag nicht zu gebrauchen – wie überhaupt die Möglichkeit, den persönlichen Rhythmus leben zu können, schon viele Schlafstörungen beheben würde. Nachtmenschen können mit einem Job, in dem sie um sieben anfangen müssen, nur unglücklich werden. Mit dem Älterwerden berichten viele, dass sie morgens früh wach sind und

Wie viel Schlaf brauchen Sie? Finden Sie Ihren Rhythmus

nur mit einem Mittagsschläfchen den Tag durchhalten. Deshalb macht es auch keinen Sinn, bei Einschlafstörungen zu empfehlen, früher ins Bett zu gehen, ums fürs Einschlafen mehr Zeit zu haben. Die Folge wäre nur ein noch längeres Herumwälzen.

Wenn Sie schlecht in die Ruhe finden, lohnt es sich

So kommt der Schlaf zu Ihnen

- herauszufinden, ob etwas sie beschäftigt;
- alle anregenden Drogen wie Kaffee, Schwarztee wegzulassen, selbst der Morgenkaffee kann zu viel sein;
- tagsüber für Entspannung und Ruhepausen zu sorgen, öfter ein paar Minuten »in die Luft gucken«;
- durch Meditation, Atemübungen, Yoga, Qi Gong etc. zu innerer Ruhe zu finden;
- vor 19 Uhr zu Abend zu essen;
- einen Abendspaziergang zu machen;
- Fernseher und Computer eine Stunde vor dem Zubettgehen auszuschalten;
- abends ein Entspannungsbad zu nehmen;
- den Schlafraum gut zu lüften;
- für kühle Raumtemperatur und genügende Luftfeuchtigkeit zu sorgen;
- elektromagnetische Wellen am Schlafplatz auszuschließen (keine Quarz- oder Elektrowecker);
- Ihren Schlafplatz auf Belastung durch Erdstrahlen testen zu lassen;
- einen Abendtee zu trinken oder schon tagsüber ab und zu ein Tässchen Antistresstee.

In schlaffördernden Fertigpräparaten finden Sie noch eine ganze Reihe weiterer Heilpflanzen wie Goldmohn (Eschholtzia), Rauwolfia, Saathafer, Passionsblume u.v.m. Kein noch so pflanzliches Präparat ist jedoch zum ständigen Gebrauch geeignet. Der Nachtschlaf sollte auf Dauer durch andere Maßnahmen zu Ihnen kommen.

Wohlschmeckender Gute-Nacht-Tee

- 30 g Baldrian
- 20 g Melisse
- 15 g Hopfen
- 10 g Lavendel
- 20 g Pomeranzenschale

Mischen lassen, wegen des starken Geruchs des Baldrians in einem verschließbaren Glas aufbewahren. Abends oder auch tagsüber: 1 TL pro Tasse, 10 Minuten ziehen lassen, in Ruhe genießen.

Mein wunderbares Kräuterkissen

Kneten Sie 2 Hand voll Ihres Gute-Nacht-Tees ohne Baldrian in unversponnene Rohwolle ein und stopfen Sie alles in einen schönen seidenen Kissenbezug. Sie werden selbst feststellen, ob Sie Ihren Kopf gerne darauf betten oder Sie das duftende Kissen lieber vor der Nase haben. Nach einigen Monaten erneuern Sie das Ganze. Machen Sie nicht zu viel Werbung für diese Methode, sonst werden alle Freundinnen sich von Ihnen ein solches Kissen wünschen.

Dennoch haben diese Fertigarzneimittel kein Abhängigkeitspotenzial wie Tranquilizer und andere Schlafmittel, die einen »Hangover« produzieren, dem dann am anderen Tag mit Kaffee wieder abgeholfen werden muss – ein Teufelskreis.

Bei Durchschlafstörungen gelten grundsätzlich alle o.g. Tipps ebenfalls.

Berücksichtigen Sie noch

- sich nicht im Bett zu wälzen;
- sich mindestens im Bett aufzusetzen oder aufzustehen;

Auch Durchschlafen will gelernt sein

- sich (mit einem Gläschen guten Rotweines) in die Küche zu setzen ...;
- ... und die Gedanken aufzuschreiben, die Ihnen so kommen;
- ein gutes Buch zu lesen;
- sich erst wieder ins zu Bett legen, wenn Sie müde sind.

Auch Leber-pflanzen verhelfen zu ruhigem Schlaf

Außerdem habe ich festgestellt, dass Durchschlafstörungen gut auf eine Unterstützung der Leber ansprechen, die ja nachts eine äußerst aktive Phase hat und bei Überlastung den Schlaf stören kann. Eine Zeit lang Mariendistelsamen, Benediktendistel, Odermennig, Schöllkraut, Löwenzahn, Artischocke oder Wegwarte als Tee oder Frischpflanzensaft.

Ängste

Angst zu haben, kann in manchen Situationen lebensrettend sein. Angst ist zunächst eine normale Reaktion des Körpers auf Herausforderungen. Eine Instanz in

Angst schützt

unserem Gehirn, vermutlich im so genannten limbischen System, in dem unsere emotionale Intelligenz beheimatet ist, entscheidet, ob wir uns einer Aufgabe oder Sache stellen sollen, ob wir einem bestimmten Menschen trauen können, ob wir zum Schutze unserer Unversehrtheit etwas unterlassen oder unternehmen sollten. Angst schützt vor unüberlegtem Handeln, sie dient unserer Selbsterhaltung bei Gefahren. Neurologische Studien an Menschen, denen diese Hirnzentren aufgrund von Verletzungen oder Erkrankungen nicht mehr zur Verfügung stehen, haben beschrieben, wie wichtig Angst sein kann (siehe A. Damasio). Es kann also nicht darum gehen, Angst abzuschaffen. Wenn

Ängste allerdings unseren Alltag beherrschen, kleine Herausforderungen, wie sich beim Nachbarn einen Hammer auszuleihen (siehe Watzlawick: Anleitung zum Unglücklichsein), zu unbewältigbaren Herausforderungen werden, ist Hilfe nötig. Im Krankheitsfall verschlimmert Angst Schmerzen, lässt das Immunsystem in die Knie gehen. Umgekehrt können Ängste psychosomatische Beschwerden hervorrufen wie Herzrasen, Herzschmerzen, Atemnot u.v.m. Selbsthilfe und schrittweise Überwindung von Angst scheinen möglich zu sein. Goethe überwand seine Höhenangst auf diese Weise. Manchmal hilft es, sich vor Augen zu halten, was schlimmstenfalls passieren kann.

Selbsthilfe und schrittweise Überwindung von Angst

Die Unterstützung erster Wahl bei Ängsten ist Psychotherapie. Ist der Alltag in Form von Panikattacken beeinträchtigt, hilft oft nur eine intensive Behandlung in Form eines Klinikaufenthaltes.

Die wirksamste Heilpflanze bei Angst ist die Kava-Kava-Wurzel (Piper methysticum), eine Südseepflanze, die entspannend und angstlösend wirkt und die an dieser Stelle erwähnt werden sollte, auch wenn Sie, wie weiter oben erwähnt, in Deutschland zurzeit nicht zugelassen ist. Wie beim Johanniskraut erreicht sie den Gipfel ihrer Wirkung frühestens nach einer Woche, sie sollte vor Prüfungen also rechtzeitig eingenommen werden. Gute Wirkspiegel erreicht man am besten mit Fertigpräparaten. Allerdings ist auf bestimmte mögliche Nebenwirkungen zu achten: Das Reaktionsvermögen und die Verkehrssicherheit können beeinträchtigt sein. Treten Schwindel, Magenschmerzen, Sehstörungen oder eine Gelbfärbung der Haut auf, sollte das Mittel abgesetzt werden. Im Gegensatz zu angstlösenden Psychopharmaka tritt nach Absetzen weder ein Entzug noch eine vorübergehende Verschärfung der Symptomatik auf.

Wir haben in der Kava also ein echtes, sanftes Naturheilmittel, das gut mit Psychotherapie kombiniert werden kann. Eine Alternative kann der bewährte Baldrian
sein.

Zu denken bei Ängsten ist auch an die Notfalltropfen
des Dr. Bach, die »im Notfall« auch mehrmals am Tag
genommen werden können.

Erschöpfung

Der letzte Abschnitt wendet sich allen Zuständen zu,
die nach Belebung, Kraftschöpfen und guter Hirndurchblutung verlangen. Erschöpfung infolge Blutverlust haben wir an entsprechender Stelle behandelt und darauf
hingewiesen, dass Erschöpfungszustände immer die
Frage nach Belastung und Entlastung nach sich ziehen
sollten. Auch eine Depression kann hinter dem Gefühl
der Erschöpftheit stecken und sollte entsprechend
behandelt werden. Ist ein niedriger Blutdruck verantwortlich für die Schwere in den Beinen, die Müdigkeit,
das »nicht in die Gänge Kommen«, ist unsere Pflanze
der Wahl der Rosmarin. Morgens ein Tässchen Rosma-
rintee bringt die Lebensgeister in Schwung (die Leber
dankt, dass es kein Kaffee war). Auch Mate oder Grüntee haben eine anregende Wirkung. Und natürlich das
Kreislauftraining in Form von sportlicher Betätigung
und die guten alten Kneipp'schen Anwendungen.

Taigawurzel oder Ginseng richten Sie auf
Nicht als Dauergabe, aber zur Überbrückung von zeitweiligen Belastungssituationen wie Urlaubsvertretun-
gen oder in der Erholungsphase nach schwereren Erkrankungen können Taigawurzel oder Ginseng gute
Dienste leisten. Fertigpräparate eignen sich in diesem
Fall besser als Tees. Liegt der Erschöpfung mangelnde

242

Hirndurchblutung zugrunde, bei Prüfungsvorbereitungen unter Zeitdruck oder im Alter, kann an Gingkoblätter gedacht werden. Die Verkaufszahlen der Gingkopräparate für Ältere stimmen zwar bedenklich, funktioniert unser Gehirn doch am besten, wenn es beansprucht wird und nicht aufgrund einer Dauermedikation. Aber eine vorübergehende Einnahme zur Stärkung des Gedächtnisses und der geistigen Aufnahmefähigkeit, bei Ohrgeräuschen und Schwindel scheint in jedem Fall gerechtfertigt. Denken Sie gleichzeitig an frische, vitaminreiche Ernährung, an genügend Frischluft und Bewegung sowie ausreichenden Schlaf. Sollten all diese Maßnahmen nicht ausreichen, ist selbstverständlich ärztlicher Rat einzuholen.

Gingkoblätter fürs Gehirn

KAPITEL 13

Lust und Unlust

Liebespflanzen und andere Ideen
für mehr Vergnügen mit der eigenen Sexualität

Frauen haben nicht nur ihre ureigensten Rhythmen, sie sind auch lustvolle Wesen, das wussten schon die Alten. So war es bis ins 19. Jahrhundert hinein gängige Lehrmeinung, dass der Orgasmus der Frau unabdingbare Voraussetzung für eine Empfängnis ist. Grund genug, mindestens zur Erhaltung der Art, aber auch zur Beziehungspflege, »es ihr schön zu machen«.

Wie das genau geht?

Die Gedichte von Sappho geben Hinweise, dass es eine sexuelle Einweihung von Frauen durch Frauen gegeben haben muss. In außereuropäischen Kulturen wie in *Liebes-* Indien oder China gab es regelrechte Liebesschulen, in *erziehung* denen Frauen lernten, Lust zu spenden und Lust zu empfangen. Auch eine Liebeserziehung von Mutter zu Tochter scheint es gegeben zu haben. Männer gingen bei ihresgleichen in die Lehre und erst, wenn beide Geschlechter mit der Liebeskunst einigermaßen vertraut waren, war an Paarbildung zu denken, unter Frauen, unter Männern, unter Frauen und Männern.

Und wie sieht es heute aus? Wie »es« so prinzipiell geht, wissen Jugendliche schon lange, bevor sie es eigentlich zu wissen brauchen, schließlich leben wir in einer aufgeklärten Zeit. Dennoch haben junge Mädchen, und auch wir erwachsenen Frauen, oft noch einige offene Fragen: Welches sind eigentlich meine körperlichen Bedürfnisse und Gelüste? Wie hätte ich »es« gern? Wie bekomme ich einen Orgasmus? Wie bereite ich mir selbst Lust? Wie äußere ich meine Bedürfnisse, ohne mein Gegenüber vor den Kopf zu stoßen? Darf ich auch mal »Nein« sagen, ohne Angst vor Verlust der geliebten Person?

Gibt es etwas zu lernen?

Und es gibt noch so viel zu lernen: darüber, wie individuell Frauen in ihren intimen Bereichen aussehen; wie unterschiedlich eine erfüllende sexuelle Begegnung stattfinden kann; wie Gelüste auch von anatomischen Gegebenheiten abhängen und, und, und.

Doch ist das Wissen denn wichtig? Das Leben bietet viele schöne Dinge und wenn Sexualität da eben nicht dazu gehört, was soll's?

Es gibt allerdings viele gute Gründe, eine aktive Sexualität zu leben, denn ...

Orgasmen sind multipotent

• Orgasmen energetisieren den ganzen Körper und sorgen für Vitalität bis in jede Zelle. Die feine Schwingung der orgiastischen Energie nährt Körper und Seele, harmonisiert das Umfeld, in dem eine Person sich bewegt.
• Orgasmen fördern Intelligenz und Kreativität. Die amerikanische Pionierin der Selbstliebe, Betty Dodson, hat mit Messungen der Hirnstromkurven herausgefunden, dass aktive Sexualität die Hirnleistung anregt.
• Orgasmen machen glücklich. Ebenso wie Schokolade, Lachen und Sonnenlicht bewirkt Sexualität eine Ausschüttung so genannter Endorphine, besondere

Gewebshormone, die gute Laune, Ausgeglichenheit, Schmerzlinderung u.v.m. bewirken.

• Orgasmen verbinden uns mit dem Kosmos. Sexuelle Ekstase bewirkt ähnliche Hirnstromkurven wie tiefe Meditation, sie lässt uns nicht nur einssein mit dem Partner/der Partnerin, sondern auch mit der Natur, mit der Göttin/dem Gott in uns, mit dem großen Ganzen.

Gestaute Energien und Gefühle haben keine Chance

• Orgasmen bringen uns in Fluss. Durch die verstärkte Beckendurchblutung und anschließende Entspannung haben gestaute Energien und Gefühle keine Chance.

Vielleicht ist das alles für Sie ja gar kein Thema? Wunderbar, herzlichen Glückwunsch. Sie sind ein Naturtalent? Haben gute Bedingungen, liebevolle Partner gehabt, mit denen es einfach war, sich und den/die anderen zu entdecken? Dann klappen Sie einfach dieses Kapitel zu und freuen sich des Lebens. Die folgenden Seiten sind gedacht für Frauen, denen Orgasmen vielleicht nicht immer selbstverständlich sind, die denken, sie könnten noch etwas dazulernen, oder die es vielleicht mit einem bestimmten Partner, einer Partnerin nicht leicht haben in Liebesdingen.

Ideen, wie Sie Ihre Lust wecken und fördern können

1. Indem Sie sich und Ihren Körper kennen lernen.
2. Indem Sie lernen, wie Sie sich selbst befriedigen können.
3. Indem Sie Ihren Körper lieben lernen, so wie er ist.
4. Indem Sie Ihr Becken tanzen lassen.
5. Indem Sie die Bedingungen kennen lernen, unter denen Sie sich Liebesdingen hingeben können.

6. Indem Sie dafür sorgen, dass alte Verletzungen heilen können.

7. Indem in Partnerschaften auch gesprochen wird.

8. Indem Sie Kräuter nutzen, die entspannen und anregen.

1. Lernen Sie sich kennen

Lassen Sie uns in Ergänzung zu der anatomischen Einführung im ersten Kapitel anschauen, welche Organe oder Organsysteme an der Sexualität beteiligt sind: die Haut, die Brüste, der Schoß und – nicht zuletzt – unser Gehirn. Zunächst zur Haut mit ihren Millionen Nervenendigungen: Frauen sind extrem stimulierbar über die Haut, sie lieben es, berührt zu werden, auch in nicht sexueller Absicht. Deswegen kann es für Paare wie für Frauen, die dabei sind, sich kennen zu lernen, ein wunderbarer Schritt sein, Berührung z.B. in Form von Massage in den Alltag einzuführen. Gern mit wertvollen Ölen oder Cremes, die mit aphrodisischen ätherischen Ölen wie Ylang-Ylang, Jasmin, Rosenholz und nicht zuletzt mit reinem Rosenöl angereichert sein dürfen. (Die Rosenzäpfchen aus dem Kapitel Vaginalinfekte eignen sich auch zur Vorbereitung auf gewisse Stunden mit sich allein oder zu zweit.) Sich eincremen, herausfinden, wie ich es gern mag, ganz zart oder fest, oder hier ganz zart und da fester. Sie können die Empfindsamkeit Ihrer Haut fördern durch liebevolle Zuwendung nach dem Bad, der Dusche, als Morgen- oder Einschlafritual. Nehmen Sie sich Zeit dafür und beziehen Sie den ganzen Körper mit ein, wie es Ihnen angenehm ist, und vergessen Sie Ihre Brüste nicht. Probieren Sie aus, finden Sie heraus, was Sie mögen. Streicheln Sie, knubbeln Sie, rotieren Sie, seien Sie zärtlich mit sich.

Frauen lieben es, berührt zu werden

Aphrodisisches Massageöl
(nach Christine Hilzinger)

- 50 ml Basisöl (süßes Mandelöl, Jojobaöl, Basisöl von Primavera)
- 2 – 3 Tropfen äth. Öl Sandelholz
- 1 – 2 Tropfen äth. Öl Ylang-Ylang
- 6 Tropfen äth. Öl Orange

Der weibliche Schoß ist vor dem Hintergrund der Gebärfähigkeit zwar schon seit Jahrhunderten ein Forschungsobjekt, aber erst in diesem Jahrhundert hat sich die Wissenschaft ernsthaft mit den anatomischen Voraussetzungen weiblicher Sexualität befasst.

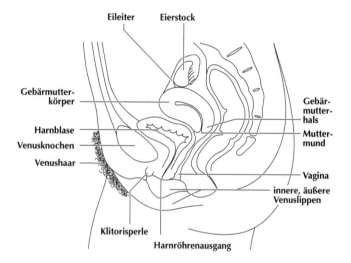

Die Klitoris als Hauptorgan sexueller Stimulierbarkeit ist schon lange bekannt, aber erst vor wenigen Jahren wurde ihre eigentliche Ausdehnung deutlich. Die Perle, als äußerlich sichtbarer Teil der Klitoris, hat eine unvorstellbare Dichte von Nervenendigungen wie kein anderes Gewebe im Körper. Aber das Klitorisgewebe setzt sich in den Körper hinein unsichtbar fort: in den Klitorisschaft, der von der Perle bauchwärts sich mehrere Zentimeter weit erstreckt. Dieser verzweigt sich in die beiden Klitorisschenkel, die rechts und links der inneren Lippen nach hinten ziehen. Ähnliches Gewebe setzt sich entlang der Harnröhre und des Dammes (Richtung Anus) fort. Das Harnröhrenschwellgewebe kann von Frauen selbst getastet werden als Wulst auf der oberen Innenseite der Vagina. Anatomisch gesehen entspricht dieses Gewebe dem männlichen Penis, wie es sich um die Harnröhre »drapiert«.

In dieses Harnröhrenschwellgewebe sind Schleimdrüsen eingebettet, die wiederum der Prostata entsprechen, in die Harnröhre münden und bei manchen Frauen während des Orgasmus eine Art »weibliches Ejakulat« abgeben. Dieser drüsige Teil des Harnröhrenschwellgewebes findet sich in manchen Büchern als *G-Punkt* »G-Punkt« wieder, benannt nach dem Gynäkologen Gräfenberg, der 1950 diesen Bereich erstmals als erogene Zone beschrieb. Die Lokalisation wird unterschiedlich angegeben, mal mehr, mal weniger nahe am Vaginaleingang, jedoch immer auf der Vaginaoberseite. So kann es zur Selbstentdeckung gehören, auch innerhalb der Vagina zu forschen, wo Bereiche besonders stimulierbar sind.

Manche Frauen beschreiben ihren G-Punkt als Rauigkeit, die oft erst in bereits erregtem Zustand zu tasten ist. Er scheint mehr auf Druck als auf Reibung zu reagieren und vermittelt bei Berührung ein Gefühl, das dem Harndrang ähnelt. So haben Frauen, die eine Ejakula- *Weibliche* tion bei sich beobachtet haben, diese oft zunächst mit *Ejakulation* dem Abgehen von Urin verwechselt, aber Laboruntersuchungen ergaben, dass es sich um eine schleimartige Flüssigkeit handelt.

Diese verschiedenen Abschnitte der Klitoris sind bei Frauen sehr unterschiedlich ausgeprägt, was erklärt, dass manche Frauen äußere Stimulation lieben, andere vaginale, andere beides. Manche Frauen empfinden die Einbeziehung des Anus ins Liebesspiel als anregend (bei ihnen ist vielleicht das Dammschwellgewebe besonders ausgebildet), andere können mit analer Stimulation gar nichts anfangen. Eine Möglichkeit, herauszufinden, wie die Lust des Schoßes bei Ihnen zu locken ist, ist die Selbstbefriedigung oder Selbstliebe.

2. Selbstliebe

Je besser Sie sich kennen, desto einfacher können Sie andere in den Himmel entführen

Kennen Sie sich und Ihre Bedürfnisse noch wenig, kann es einfacher sein, sie zunächst unabhängig von einem Partner/einer Partnerin zu entdecken. Je besser Sie sich kennen, desto einfacher können andere Sie in den Himmel entführen.

Jede Frau ist verschieden, haben wir gelernt. Manche mögens heiß, andere sanft, heute mögen Sie es heiß, morgen sanft, erst sanft, dann heiß und umgekehrt.

Und wenn Sie denken, jetzt bin ich in einer Partnerschaft, das ist ja Betrug, mich auch noch selbst zu lieben? Auch in einer Partnerschaft kann es zum selbstverständlichen Bestandteil Ihrer Sexualität gehören, Selbstliebe zu praktizieren. Es gibt Ihnen sexuelle Autonomie. Nicht immer sind ja die Gelüste bei beiden Partnern zu jedem Zeitpunkt gleich verteilt.

 In meiner ersten Frauengruppe sprachen wir auch über Selbstliebe. Und siehe da, alle waren vertreten. Eine tat »es« seit ihrem vierten Lebensjahr, wuchs in einer katholischen Familie auf, hatte schreckliche Gewissens-

bisse, wartete, dass ihr die Hand abfiel, aber konnte es unmöglich lassen bis heute. Eine hatte »es« mit sechs entdeckt in der Badewanne und pflegte »es« sporadisch, aber mit Vergnügen. Eine hatte »es« früher oft getan, lebte aber in einer sexuell aufregenden Beziehung und verspürte keinen Bedarf. Eine liebte Gemüse, die andere Handarbeit. Eine hatte keine Ahnung, wovon die anderen sprachen, keine Erinnerung, nur Gelüste. Also was tut frau, wenn sie in den 1970er-Jahren denkt, da gäbe es etwas zu entdecken: sie deckt sich ein mit der Literatur der beginnenden Frauenbewegung, von erotisch bis Gebrauchsanleitung, und legt los. Badewanne – nein, Gemüse – nein, Düfte – schon eher, Fantasien – ja bitte. Garantierte Ungestörtheit, Spucke, Öl und wilde Gedanken. Na also! Es ist nie zu spät dazuzulernen.

Die Pionierin der Masturbation, Betty Dodson, empfiehlt die Verwendung eines Vibrators, der ebenso wie Dildos (nichtvibrierende, penisähnliche Lustobjekte), Liebeskugeln und anderes Spielzeug inzwischen nicht nur in dämmrigen Pornoläden, sondern auch in liebevoll geführten Frauen-Erotic-Shops (siehe Adressen im Anhang) zu haben ist. Lassen Sie sich beraten, experimentieren Sie, finden Sie Ihre Vorlieben heraus. Es gibt nichts, was es nicht gibt, um Ihre Lust und Ihre geheimen Stellen zu erforschen. Manchen Frauen sind Zucchini sympathischer als Dildos, anderen genügen völlig ihre eigenen Hände. Und lassen Sie sich nicht von neuen Normen erdrücken. Lieben Sie es, Ihre Lust zu stoppen, um sie immer wieder neu anzufachen oder kommen Sie gern bald zur Sache? Sind Sie mit einem Orgasmus zufrieden oder dürfen's mehrere sein? Lieben Sie es klitoral oder vaginal?

Finden Sie Ihre Vorlieben heraus

251

So unterschiedlich wie die Vorlieben beim Berührt- und Stimuliertwerden, so unterschiedlich werden Orgasmen erlebt. Die eine schwebt sanft ansteigend von Gipfel zu Gipfel, die andere explodiert steil und heftig. Eine schläft gern »danach«, die andere wird gesprächig oder zärtlich. Den meisten Frauen, die ehrlich mit sich sind, sind Orgasmen wichtig. Das sie multifunktional sind, wissen wir bereits. Lernen Sie, einen zu haben! Profunde Anleitungen finden Sie in der weiterführenden Literatur im Anhang. Und vergessen Sie nicht unser wichtigstes Sexualorgan, das Gehirn mit seinen Bildern und Vorstellungen. Gestatten Sie sich bei der Selbstliebe die wildesten Fantasien. Das heißt nicht, dass Sie im realen Leben eine solche Situation erleben mögen, vielleicht im Gegenteil. Doch wenn es Sie in der Vorstellung erregt, erlauben Sie es sich. Anregung für Fantasien finden Sie bei sich selbst, in erotischer Literatur und anderen Medien.

Auch Orgasmen sind verschieden

3. Den eigenen Körper lieben, so wie er ist

Zum Kennenlernen der eigenen Anatomie gehören jedoch nicht nur die im engeren Sinne stimulierbaren Körperteile, sondern dazu gehören Sie als ganze Person, so wie Sie sind. Und da geht's bei den meisten Frauen los: zu dick, zu dünn, zu groß, zu klein, oben zu schmal, unten zu breit, die übliche Birnenfigur, oben zu viel, dafür zu wenig Po, die Haare zu dünn, zu dick, zu glatt, zu widerspenstig, die Nase, o je, der Mund … Für diejenigen, die lernen möchten, sich anzunehmen, hier eine Übung: Schauen Sie einmal täglich in den Spiegel und sagen Sie dieser Frau, die Sie darin sehen, dass sie schön ist!

Lernen Sie, sich anzunehmen

Völlig unabhängig von unserem objektiven Ebenmaß (oder eben auch nicht) existieren in uns Glaubenssätze bezüglich unseres Äußeren. Es gibt die »Traumfrauen«, die unglücklich mit sich sind, und die vordergründig Unscheinbaren mit der unwiderstehlichen erotischen Ausstrahlung.

Dieses Urteil über Ihr Aussehen haben Sie gelernt, und zwar wahrscheinlich bereits in Ihrer Kindheit, spätestens in der Pubertät. Bestätigung von außen hilft nur vorübergehend, die Kaskade im Gehirn, die abläuft, wenn Sie sich im Spiegel sehen, ist tief eingeprägt. Es handelt sich um einen Ihrer beliebten Glaubenssätze: »Ich bin unansehnlich.« – »Lustvolle Frauen sind unmoralisch.« – »Wenn ich Begehren signalisiere, werde ich abgewiesen.«

Die gute Nachricht ist: Sie können umlernen. Mithilfe von Psychotherapien, aber auch in Selbsthilfe. Fällt der Satz »Gut siehst du heute aus!«, von Ihnen selbst ausgesprochen, aufgeschrieben, oft genug in Ihr Inneres, bildet das Gehirn »eine neue Möglichkeit«, wie beim Vokabellernen. Lesen oder hören Sie diesen Satz oft genug, irgendwann sitzt er. Sie können Ihre »Mottenkiste« transformieren, überholte Überzeugungen weggeben und sich neue schaffen: Ich bin schön, so wie ich bin. Ich gebe mir die Erlaubnis, lustvoll zu sein. Ich darf mein Begehren ausdrücken.

Schaffen Sie sich selbst neue Möglichkeiten

Liebeserklärungen dürfen nicht nur Ihrem bekleideten Spiegelbild gelten, sondern auch Ihrer Nacktheit, Ihren Details, Ihren intimen Bereichen. Sie können mit dem Spiegel die Form ihrer Venuslippen, Ihre Perle, den Eingang in die »Höhle der Löwin« entdecken. Frauen geben ihrer Vulva einen neuen, zärtlichen Namen, jenseits aller vulgären, abwertenden Ausdrücke, und erklären sie für schön, wie sie ist. Und wenn's nicht gleich funktioniert, üben Sie, überzeugen Sie sich selbst. Und suchen Sie sich Unterstützung, wenn Sie es allein nicht hinbekommen. Auch gute Seminarangebote (siehe Anhang) helfen Frauen in punkto Selbstliebe auf die Sprünge.

4. Das Becken tanzen lassen

Einen behutsamen Zugang zur eigenen Sexualität stellt Bewegung dar. Wenn Sie sich in sexueller Hinsicht mehr entfalten, schlummernde Gelüste wecken möchten, lassen Sie Ihr Becken, Ihre Weiblichkeit schwingen. In *Stärken Sie* vielen Kulturen dieser Welt gibt es Tänze, mit denen *Ihre weib-* Frauen ihre weiblichen Organe stärken, ihre Lust und *lichen Organe* ihre Fruchtbarkeit fördern. Schauen wir über den kulturellen Tellerrand und entdecken, in Afrika gibt es sie ja, die Tänze mit den ausladenen Bewegungen des Beckens. Die arabischen Frauen tanzen diesen unglaublichen Bauchtanz, die kleinen Mädchen lernen es von Kindesbeinen an. Adelheid Ohlig hat sich umgesehen, hat die Frauentänze wiederentdeckt und hat sie integriert in ihr Luna-Yoga (siehe Literatur). Die Hebammen, die Frauen nach Geburten unterstützen, sich ihren »Schatz im Schoß« (B. Cantieni) wieder anzueignen, ihn zu stärken, zu verhindern, dass die gedehnte Muskulatur ihnen später Schwierigkeiten bereitet, haben auch einiges zu bieten zur Förderung weiblicher Lust. Längst ist das Beckenbodentraining zu einem feinen Instrumentarium geworden. Kräftigende Anspannung gepaart mit Entspannung. Innere Bilder unterstützen die Bewusstheit von Frauen für ihre weibliche Kraft. Eine Viertelstunde täglich Beckenübungen wecken Lust und Leidenschaft. Die einschlägige Literatur und fitte Trainerinnen vor Ort können entscheidende Tipps geben und Sie unterstützen.

5. Welches sind Ihre Bedingungen, unter denen Sie sich Liebesdingen widmen können?

Ein wichtiger Punkt, um sich in einer Partnerschaft als lustvolle Frau erleben zu können, ist es, Ihre ganz individuellen Bedingungen zu kennen, unter denen Sie sich entspannen, sich auf Sexualität einlassen können. Wie bei der Selbstliebe können Sie herausfinden, wann Sie in Stimmung kommen und wann auf keinen Fall. Wenn Sie sich erinnern, wie und wo es schon einmal gut war, können Sie aus der Vergangenheit für die Zukunft lernen.

Kommt Ihnen folgende Szene bekannt vor? Der Tag war schon anstrengend genug. Mutter, der Rund-um-die-Uhr-Beruf. Endlich sind alle im Bett, die Wäsche gebügelt, zwei Seiten gelesen. Ihr Liebster bekommt erwartungsvolle Augen und Sie ... sind müde.

Sex nach 22 Uhr ist für die meisten Mütter ein Ding der Unmöglichkeit. Vor den Tagesthemen? Aber gerne! Danach, nein danke. Vielleicht hatten Sie schon immer Vorlieben, wann Sie Sex am interessantesten fanden. Morgens, bevor der Tag losgeht? Mittägliche Liebesstunden. Oder abends? Eltern brauchen kinderfreie Zeiten. Und wenn die abends nicht einzurichten sind, seien Sie findig. Ist da mal eine verlängerte Mittagspause drin, solange die lieben Kleinen noch im Kindergarten sind? Wann waren sie das letzte Mal bei den Großeltern? Wann hatten Sie das letzte Mal Gelegenheit, sich als Liebespaar zu erleben?

Freiräume schaffen für Liebesdinge

Eine Kollegin verriet mir vor vielen Jahren das Erfolgskonzept ihrer langjährigen, nach wie vor erotischen Beziehung zu ihrem Mann: Die beiden nehmen sich trotz heranwachsender Kinder einen Abend in der Woche als

»Liebesabend«. Sie kümmert sich um die Cocktails, er um die Snacks. Die Kinder wissen, die Eltern sind nicht störbar, und vermitteln dies auch eventuellen Anrufern. Nach anfänglichem Zögern, ob das Konzept »Liebe nach Plan« funktioniert, haben die beiden herausgefunden, dass auch dies eine Einstellungssache ist. Sie möchten »ihren Abend« nicht mehr missen.

Sprechen Sie darüber! Es geht oft nicht um Lust oder Unlust, sondern um die Bedingungen, unter denen Lust überhaupt aufkommen kann. Lieben Sie Kerzenlicht, leise Musik, ein Glas Wein? Bitten Sie Ihren Liebsten, für solche Bedingungen zu sorgen, oder tun Sie es selbst.
Und manchmal passt es einfach nicht. Erlauben Sie sich auch, das Wörtchen »Nein« zu sagen. Dann können Sie

Achten Sie
Ihre Grenzen
bei anderer Gelegenheit wieder Ja sagen. Achten Sie Ihre Grenzen. Ihr Partner hat langfristig nichts davon, wenn Sie lustlos in Liebesdinge einwilligen. Wenn Sie gemeint sind bei seinem Liebeswerben, wird er ein »Nein« anstandslos akzeptieren, es ein andermal wieder probieren und Ihnen entlocken, was er für ein »Ja« noch tun könnte.
Fühlen Sie sich von dem »Elternbeispiel« nicht angesprochen, können Sie die Überlegungen dennoch auf Ihre Situation übertragen. Die Regel, dass Sie die eigenen Bedingungen für entspannte Sexualität kennen lernen sollten, ist nützlich, sie gilt für gleichgeschlechtliche ebenso wie für heterosexuelle Paare.

6. Heilung alter Verletzungen

Sexuell traumatisierte Frauen können sich im Erleben ihrer Lust aufgrund ihrer Geschichte oft nur tastend vorwärts bewegen. Wie ich an anderer Stelle schon betont habe, kann sexuelle Traumatisierung bei vielen Beschwerden im weiblichen Bereich (mit)verursachend wirken und in der Entfaltung der eigenen Sexualität sowieso. Erwägen Sie, wenn Ihnen lustvolles Erleben ganz unmöglich erscheint, ob es einen wie auch immer gearteten sexuellen Übergriff in Ihrem Leben gegeben haben könnte. In Ihrer Kindheit, aus Überlebensgründen gnädig dem Vergessen anheim gegeben, in Ihrer Jugend, im Erwachsenenalter. Vielleicht haben Sie eine Idee, aber das Ereignis erscheint Ihnen geringfügig. Nehmen Sie sich ernst, Ihr Körper ist ein weiser Ratgeber, und suchen Sie sich eine in dieser Hinsicht erfahrene Psychotherapeutin. Adressen finden Sie über die im Anhang genannten Beratungsstellen für Frauen.

7. Sprechen Sie in Ihrer Partnerschaft?

Wie der Frankfurter Paartherapeut Michael Lukas Moeller betont, sind »wesentliche Gespräche« in einer Partnerschaft ein Aphrodisiakum. Die regelmäßige Mitteilung der Partner aneinander, wie es ihnen miteinander geht, was sie sich wünschen, was sie bedrückt. Moeller nennt sein Konzept »Zwiegespräche«, in denen Sexualität natürlich auch Thema sein kann (siehe Literatur). *Das Gespräch als Aphrodisiakum*

Die nächste Stufe ist, auch in gewissen Stunden mitzuteilen, was ich mag, was der oder die andere tun soll. Für uns Frauen, die wir uns doch sonst so gern mitteilen, ist es oft eine echte Herausforderung, die Art unserer Gelüste auch auszusprechen. »Der Prinz, die Prinzessin weiß genau, was wir uns wünschen!« Leider nein! Oft sind genaue Anweisungen für unsere Liebsten eine große Erleichterung. Dr. Birgit Mayer, die Erfinderin des

»Plaisir Concave« (siehe Adressen im Anhang), bietet hierfür eine Übung an: Verabreden Sie eine Art »Massagestunde«, lassen Sie jede sexuelle Absicht beiseite und berühren, streicheln, massieren Sie sich gegenseitig. Die Anweisung lautet: Sie legen sich bequem hin, so bekleidet, wie Sie es wünschen, und sagen genau, wie Sie es gern hätten. Hier ein bisschen fester, ja, so. Jetzt reicht's. Dafür lieber hierlang, aber ganz zart ... Sie tun nichts anderes als spüren, wie und wo Sie gern berührt werden möchten, und sprechen es aus. Verabreden Sie, ob Körperbereiche ausgespart bleiben sollen. Ihr Partner/ Ihre Partnerin lehnt sich innerlich zurück, enthält sich jeglicher eigener Ideen und tut, was Sie ihm/ihr sagen. Probieren Sie es aus, gern auch umgekehrt, jede/r eine halbe Stunde. Lassen Sie sich überraschen und erfahren Sie, wie einfach und erleichternd für alle Beteiligten es sein kann, wenn Sie sich mitteilen.

Lernen Sie, Ihre Bedürf-nisse auszu-sprechen

8. Zum Schluss das Sahnehäubchen – Liebespflanzen

Im täglichen Leben gibt es viele Dinge, die einer entspannten und aufregenden Sexualität entgegenstehen. Müdigkeit, Erschöpfung, aber auch umgekehrt hohe Anspannung, Erwartungsangst. Manche Frauen berichten, wenn sie nach dem »Energielevel« in ihrem Becken gefragt werden: »O je, das fühlt sich immer ganz kalt an, wie abgeschnitten. Auch mein Po ist immer kühl.« Solche Gefühle sind fast schon ein Phänomen unserer westlichen Kultur, in der der Hüftschwung als unmoralisch gilt und die Beckendurchblutung chronisch vermindert ist. Lesen Sie gern noch einmal über umweltbedingte hormonelle Ungleichgewichte in den ersten beiden Kapiteln nach, die ebenfalls die Lust mindern können. All diesen Zuständen kann auch mit Heilpflanzen abgeholfen werden. Wir unterscheiden vier verschiedene Wirkrichtungen:

• durchblutungsfördernde, wärmende Pflanzen;
• entspannende, entkrampfende Pflanzen;
• stärkende, tonisierende Pflanzen;
• enthemmende Pflanzen, die auch halluzinogen wirken können.

Die letzte Gruppe, in der Tabelle mit einem ! gekennzeichnet, ist die heikelste. Sie ist auf keinen Fall für den täglichen Gebrauch gedacht. Auch in den außereuropäischen Kulturen, in denen sie bis heute benutzt werden, sind diese Pflanzen besonderen Festtagen vorbehalten. Sie sollten Sie nicht ohne eine erfahrene Person anwenden, ihre Dosierung muss sehr vorsichtig gehandhabt werden, sie können lebensbedrohlich sein! Genaueres finden Sie bei Christian Rätsch und Claudia Müller-Ebeling in ihrem »Lexikon der Liebesmittel«.

Möchten Sie das Thema Sexualität in Ihrem Alltag präsenter haben, kombinieren Sie ein Bewegungsprogramm mit einer Teemischung, die Sie zwei- bis dreimal täglich über einige Wochen trinken.

Teemischung für mehr Lust im Alltag

• Melisse
• Basilikum
• Damianablätter
• Beifuß

Mischen zu gleichen Teilen, 2–3-mal täglich 1 Tasse, 1 TL pro Tasse, über mehrere Wochen trinken und mit einem Entspannungs- und Bewegungsprogramm kombinieren.

Können Sie den Kopf nicht abschalten, denken Sie an entspannende Pflanzen wie Saathafer, Melisse oder Passiflora, ergänzt durch entkrampfende Kräuter wie Gänsefingerkraut oder Schafgarbe. Möchten Sie die Beckendurchblutung fördern, setzen Sie Majoran, Basilikum, Beifuß oder Rosmarin (Vorsicht bei erhöhtem Blutdruck, nicht am Abend wegen der anregenden Wirkung) ein. Hitzige Pflanzen wie Ingwer, Zimt und Kardamom sind besonders geeignet für Frauen, die leicht frieren und die ihr Becken als zu kühl empfinden. Gingko, Ginseng oder Rosmarin, wenn Mattigkeit der Lust entgegensteht.

Ausgesprochene Aphrodisiaka sind Damianablätter und Yohimberinde.

Damianageist für gewisse Stunden

- 0,7 l weißer Rum
- 10–20 g Damianablätter
- 2 Vanilleschoten
- 4 Zimtstangen
- 5 EL Kandiszucker

Zubereitung: Vanilleschoten der Länge nach aufschneiden und mit den anderen Zutaten und dem Rum mindestens 2 Wochen an einem warmen Ort stehen lassen.
Dosierung: 1 Gläschen eine Stunde »vorher«.

Die nun folgende Liste aphrodisischer Pflanzen stellt eine unvollständige Sammlung der mir bekannten Pflanzen dar. Viele Pflanzen sind in außereuropäischen Kulturen sehr gebräuchlich. Sie sind zum Teil sehr stark, Überdosierung mit tödlichen Folgen in manchen Fällen möglich (!) und ich rate bei diesen Pflanzen dringend vor Selbstversuchen ohne erfahrene Begleitung ab.

Pflanzenname	Anwendung	Wirkung
Ingwer	Wurzeltee	wärmend, anregend, tonisierend
Zimt	Gewürz, mit äth. Öl Massageöl aromatisieren, auch lokal anzuwenden	wärmend, anregend
Kardamom	Gewürz, Zusatz zu Tee und Kaffee	anregend, wärmend
Kava Kava	Fertigpräparat aus der Wurzel	angstlösend, belebend
Alraune!	Wurzelamulett, Wurzelwein	enthemmend
Bilsenkraut!	Flugsalbe, Heilwein	halluzinogen, enthemmend
Chilischoten	Gewürz, Nahrungsmittel	reizend, stimulierend
Damiana	Tee, Likör, Tabak	lustfördernd
Yohimbe!	Rindenabkochung	stark lustfördernd, erigierend
Kolanuss!	alkohol. Extrakt, Kauen	stark anregend
Muskatnuss!	Gewürz, öliger Auszug, Tee aus Muskat(Macis)»blüten«	erregend, berauschend
Nelken	Gewürz, öliger Auszug	anregend
Safran!	Gewürz	anregend, in hohen Dosen berauschend
Saathafer	Tee, Fertigpräparat	entspannend
Ginseng	Wurzelextrakt	stärkend, tonisierend
Rosmarin	Gewürz, Tee, öliger Auszug, Heilwein, Badezusatz	durchblutungsfördernd
Majoran	Gewürz, Tee	wärmend, durchblutungs- fördernd
Gingko	Tee, Fertigpräparat	fördert Gehirndurchblutung, kräftigt
Sägepalmen- früchte	Fertigpräparat	entspannend, fördern Beckendurchblutung

Sie haben bei dieser Liste festgestellt, dass eine ganze Reihe der Liebespflanzen gleichzeitig Gewürze sind. Die Liebe geht durch den Magen. Liebesnächte mit einem köstlichen, nicht zu schweren Mahl einzuleiten, hat Tradition mindestens seit Tausendundeiner Nacht.

Aphrodisi-sches auch aus der Küche Lassen Sie sich von Kochbüchern wie »Aphrodite« von Isabel Allende, das mit allerlei Geschichten gewürzt ist, anregen oder werden Sie selbst kreativ: Rosmarinkartöffelchen, Kichererbsensuppe mit Kardamom, Hähnchen mit Chili und Ingwer, Safran-Mango-Mousse ...

Lassen Sie sich ermutigen, der Lust in ihrem Leben wieder einen angemessenen Platz zu geben.

ANHANG

*Grundsätzliches über das Sammeln,
Trocknen, Aufbewahren, die Zubereitung und
Anwendung von Heiltees und
Pflanzentinkturen*

1. Sammeln

Gesammelt werden die jeweils angegebenen Pflanzen-
teile an ökologisch unbedenklichen Standorten, zur
entsprechenden Jahreszeit.

Nur Unbeschädigtes und Einwandfreies sammeln in
einen Korb, eine Stoff- oder Papiertasche.

Fällt eine Pflanze unter den Naturschutz, dann muss sie
über den Handel bezogen werden.

Gesammelt werden *Blätter* vor der Blüte, *Blüten*, wenn
sie sich noch nicht völlig verströmt haben, *das ganze
Kraut* in der Blütezeit, *Wurzeln*, wenn die oberirdischen
Teile verwelkt sind, *Samen und Früchte*, wenn sie reif
sind.

Wichtig! Seien Sie respektvoll!
Einen Standort nie ausplündern!
Immer etwas stehen lassen zur Regeneration und für die Tiere!
Nur den Vorrat für ein Jahr sammeln, im nächsten Jahr gibt es
alles wieder frisch!
Die Haltbarkeit aller Pflanzen und Pflanzenzubereitungen
beträgt ein Jahr, danach verlieren sie an Wirkkraft.

263

Sammelzeit für Frauenkräuter ist der Frauendreißiger, die Zeit ab dem 15. August (Mariä Himmelfahrt), wo in vielen Gegenden noch die Kräuterweihe gefeiert wird. Als Endpunkt des Frauendreißigers wird entweder der 8. September (Mariä Geburt) angegeben oder der 15. September (Fest der Sieben Schmerzen Mariä). Durch die Klimaveränderung empfiehlt es sich, blühende Kräuter eher zu Beginn des Frauendreißigers zu sammeln. Frauenkräuter haben in dieser Zeit dreifache Kraft.

2. Trocknen

Der geeignetste Ort zum Trocknen von Pflanzen- und Pflanzenteilen ist der Dachboden oder jeder andere Ort, der am besten die Kriterien *luftig, warm, trocken, dunkel* erfüllt.

Sträuße können kopfüber nicht zu dicht aufgehängt werden.

Blätter und Blüten müssen ausgebreitet werden auf einem sauberen Tuch, möglichst auch von unten belüftet (altes Bettgestell, Wäscheständer). Sehr saftiges Trockengut muss öfter gewendet werden.

Ihr Trockengut ist trocken, wenn es beim Zerreiben knistert (Geräuschprobe), meist je nach Witterung nach einer Woche, und sollte dann unmittelbar verwahrt werden, um unnötigen Verlust flüchtiger Inhaltsstoffe zu vermeiden.

3. Aufbewahren

Das optimale Aufbewahrungsgefäß für Teedrogen ist eine Papptrommel. Dicht, aber nicht luftdicht, neutrales, nicht reagibles Material und lichtgeschützt. Möglich sind auch dunkle Laborgläser, im Laborbedarf mit Schraubdeckel günstig zu bekommen.

Auch alle anderen Pflanzenzubereitungen wie Tinkturen, Essenzen, Salben sollten lichtgeschützt aufbewahrt werden.

Wichtig! Gläser immer beschriften mit Inhalt und Herstellungsdatum.

4. Zubereitung

Wenn nicht anders angegeben, werden Teedrogen als Infus (normaler Teeaufguss) mit kochendem Wasser zubereitet. Pflanzen, die viel ätherisches Öl enthalten, sollten nur mit heißem Wasser (70 Grad) bereitet werden und müssen auch weniger lang ziehen. Bitterstoffdrogen können durch kürzeres Ziehen abgemildert werden, sonst weniger nehmen. Mineralienpflanzen sollten mind. 20 Min. ziehen oder geköchelt werden.

Herstellung einer Tinktur aus getrockneten oder einer Urtinktur/ Frischpflanzenessenz aus frischen Pflanzen

1 Teil geschnittene Kräuter mit 10 Teilen 40-prozentigem Alkohol (Obstler, Korn, Weinbrand) ansetzen. Wurzeldrogen wie Echinacea im Verhältnis 1:5. Nicht der direkten Sonne ausgesetzt, aber warm stehen lassen, z.B. auf dem Küchenschrank. Einmal täglich schütteln. Nach 14 Tagen abseihen, lichtgeschützt abfüllen, etikettieren.

Herstellung eines einfachen Balsams

1 Teil frische oder getrocknete Kräuter, geschnitten, mit 10 Teilen eines guten Öls ansetzen. 14 Tage stehen lassen.

Frische sehr feuchtigkeitshaltige Kräuter wie Ringelblumenblüten
oder frische Beinwellwurzel wegen der Gefahr des Schimmelns
nicht erst stehen lassen, sondern gleich mit dem Öl in einen Koch-
topf füllen und 15 Min. unter Rühren köcheln, nicht kochen lassen!
Wurzeln müssen zuvor gewaschen und klein geschnitten werden.
Alle Gerätschaften sollten aus Hygienegründen ausgekocht
worden sein!
Abseihen, 1 Teil gelbes Bienenwachs (geraspelt oder in Pastillen-
form) hinzufügen, nochmals leicht erwärmen, bis das Wachs
geschmolzen ist. Von der Flamme nehmen, kaltrühren bis der
Balsam beginnt, sich am Rand abzusetzen. In Salbentöpfchen
abfüllen, offen vollends abkühlen lassen, etikettieren und ver-
schließen. Beim Verbrauch darauf achten, dass nur mit einem
sauberen Löffel entnommen wird. Eventuell die Menge, die
innerhalb einer Woche verbraucht werden soll, in Extratöpfchen
geben, in das dann mit dem Finger gegriffen werden darf.

5. Anwendung

Ich bevorzuge grundsätzlich die Anwendung eines individuell zusammengestellten Heiltees gegenüber einer
Tinktur oder einem Fertigpräparat. In einer Zeit von
Hektik und mangelnder Fürsorge dem eigenen Körper
gegenüber stellt das Teeritual einen Akt der Eigenliebe,
des Innehaltens, der Zuwendung und des Sorgens dar.
Eine Teemischung beinhaltet nie mehr als sieben
Bestandteile, die sich sinnvoll ergänzen.
Das heißt, z.B. ein Myomtee enthält eine (!) Hormon-
pflanze, eine Leberpflanze, eine blutstillende Pflanze,
eine auflösende Pflanze, eine Seelenpflanze, eine, die
Schwung ins Becken bringt, und eine krampflösende
Pflanze.

Eine Teekur bei chronischen oder immer wiederkehrenden Beschwerden dauert 1–3 Zyklen, in denen ein Tee 3-mal täglich, wenn nicht anders angegeben, vor den Mahlzeiten warm, schluckweise und mit Bedacht getrunken wird.

Die Dosierung lautet, eine »Dreifingergabe« (was zwischen die drei ersten Finger einer Hand passt) auf eine große Tasse, mit kochendem Wasser übergießen und, wenn nicht anders angegeben, zugedeckt 10 Minuten ziehen lassen.

Es ist möglich, den Tee mit Tinkturen zu ergänzen, z.B. bei der Verwendung bestimmter Pflanzen nur in der zweiten Zyklushälfte, oder im Urlaub oder akutem Zeitmangel ganz auf Tinkturen umzusteigen. Die Standarddosierung von Tinkturen lautet 3-mal 10–20 Tropfen in Wasser.

Die Behandlung mit Heilpflanzen gehört grundsätzlich in die Hände erfahrener BehandlerInnen, die eine Teemischung nach einem Monat überprüfen, hören, was geholfen hat, wo Besserung eingetreten ist und wo es noch weiterer Impulse bedarf.

Eventuell wird die Mischung dann entsprechend modifiziert. Nach drei Monaten wird eine Teepause eingelegt, der Körper hat oft schon nach dieser Zeit den Hinweis verstanden, die Eigenregulation funktioniert wieder.

Das Wunderbare an der Behandlung mit Heilpflanzen ist, dass sie die Selbstheilungskräfte des Körpers unterstützen, ihn an seine Fähigkeit erinnern, ein Gleichgewicht wiederherzustellen. Vorausgesetzt, die Person hat die Botschaft ihrer Erkrankung verstanden und ist bereit, den Rhythmus von Gesundheit-Krankheit, Licht-Schatten, Leben-Tod-Leben zu akzeptieren.

Heilpflanzen unterstützen die Selbstheilungskräfte

DANK

Mein allerherzlichster Dank gilt in erster Linie meinen
Patientinnen für ihren Mut und ihre Experimentierfreu-
de, die es mir erlaubte, neue Erfahrungen zu machen
und immer wieder unbekanntes Terrain der Frauen-
Naturheilkunde zu betreten. Ein Riesenbeitrag waren
und sind meine Seminarteilnehmerinnen und Studen-
tinnen mit ihren Ideen, Anregungen und kritischen Fragen. Dieses Buch wäre nicht entstanden ohne den
Anstoß von Ursel Bühring, Leiterin der Freiburger Heilpflanzenschule, und Angelika Koppe, der Begründerin
der körperorientierten Visualisierungsarbeit, die meinen
beruflichen Werdegang mit inneren Bildern begleitete.
Freundinnen und befreundete Fachfrauen lasen mein
Manuskript und bereicherten es mit ihren Ideen. Ich
wurde beim Schreiben unterstützt von den Männern
meiner Familie und wusste mich getragen von den
guten Wünschen vieler Frauen.
Euch allen tausend Dank.

LITERATUR

Jeanne Achterberg: Rituale der Heilung. Die Kraft von Fantasie-
bildern im Gesundungsprozess. Goldmann TB 1996
Isabel Allende: Aphrodite. Eine Feier der Sinne. Suhrkamp Ver-
lag 1999
Margo Anand: Magie des Tantra. Goldmann TB 1997
Natalie Angier: Frau – Eine intime Geographie des weiblichen
Körpers. Goldmann TB 2002
Joachim Bauer: Das Gedächtnis des Körpers – Wie Beziehungen
und Lebensstile unsere Gene steuern. Eichborn Verlag 2002
Melody Beattie: Kraft zum Loslassen. Tägliche Meditationen für
die innere Heilung. Heyne TB 2001
Lilo Berg: Brustkrebs – Wissen gegen Angst. Goldmann TB 2002
Elisabeth Buchner: Wenn Körper und Gefühle Achterbahn
spielen ... Hormone natürlich ins Gleichgewicht bringen.
Buchner Familienverlag 2001
Wolf Büntig u.a.: Das Krebshandbuch. Ganzheitlicher Therapie-
ratgeber von A–Z. Edition Wendezeit 1995
Burgersteins Handbuch Nährstoffe. Karl F. Haug Verlag 2002
Dorrit Cadura-Saf: Das unsichtbare Geschlecht – Frauen,
Wechseljahre und Älterwerden. Rowohlt TB 1986
Benita Cantieni: Tiger Feeling – Das sinnliche Beckenboden-
training. Verlag Gesundheit 2001
Doris Christinger: Auf den Schwingen weiblicher Sexualität –
Eine Liebesschule für Frauen. Knaur TB 2000
Cutler/Minker: Die fragwürdige Operation. Kreuz Verlag 1991
Antonio R. Damasio: Descartes Irrtum – Fühlen, Denken und
das menschliche Gehirn. dtv 1997

269

Antonio R. Damasio: Ich fühle, also bin ich – Die Entschlüsse-
lung des Bewusstseins. List Verlag 2000
Betty Dodson: Sex for one. Goldmann TB 1999
Barbara Ehret-Wagner u.a.: Gebärmutter. Das überflüssige
Organ? Rowohlt TB 1994
Endometriose – Verstehen und Verändern. Eine Informations-
broschüre des Feministischen Frauen-Gesundheitszentrums
Berlin e.V. 2002
Karoline Erdmann: Ich tanze mit der Angst – ich tanze mit der
Freude. Nach der Diagnose Krebs – wie ich durch Tanz das
intensive Leben entdeckte. Herder Verlag 2002
Frauenkörper neu gesehen – Ein illustriertes Handbuch. Orlanda
Frauenverlag 1997
Luisa Francia: Drachenzeit. Verlag Frauenoffensive 1987;
Starke Medizin.1995 u.a.
Gisela Finke: Pflanzen für die Seele. Knaur TB 1999
Gerd Gigerenzer: Das Einmaleins der Skepsis – Über den rich-
tigen Umgang mit Zahlen und Risiken. Berlin Verlag 2002
Ursula Goldmann-Posch: Der Knoten über meinem Herzen.
Brustkrebs darf kein Todesurteil sein: Therapien und andere
Hilfen. Goldmann TB 2001
Manfred D. Kuno: Krebs in der Naturheilkunde. Pflaum Verlag
1998
Louise L. Hay: Wahre Kraft kommt von innen. Heyne Verlag 2001
Hexengeflüster, Frauen greifen zur Selbsthilfe. Orlanda Frauen-
verlag 1994
Susanne Kitchenham-Pec, Annette Bopp: Beckenbodentraining.
Trias Verlag 1997
Angelika Koppe: Mut zur Selbstheilung. Diametric Verlag 2004.
Godola Kosack, Ulrike Krasberg (Hg.): Regel-lose Frauen.
Wechseljahre im Kulturvergleich. Ulrike Helmer Verlag 2002
Louise Lacey: Lunaception – Der weibliche Körper in Harmonie
mit dem Mondzyklus. Schwarze Katze Verlag Berlin 1974
John Lee: Natürliches Progesteron. Akse-Verlag1997
Laurence LeShan: Psychotherapie gegen Krebs. Klett-Cotta-Ver-
lag 2001
Laurence LeShan: Diagnose Krebs. Wendepunkt und Neube-
ginn. Klett-Cotta-Verlag 2000
Dr. Susan Love: Das Brustbuch. Was Frauen wissen wollen. dtv
1996
Dr. Susan Love: Das Hormonbuch. Was Frauen in den Wechsel-
jahren wissen sollten. Fischer TB 1999

Margret Madejsky: Alchemilla. Eine ganzheitliche Kräuterheilkunde für Frauen. Goldmann TB 2000

Ann Mankowitz: Auf neue Weise fruchtbar. Der seelische Prozess der Wechseljahre. Kreuz-Verlag 1987

Anne McIntyre: Frauen-Handbuch Heilkräuter. BLV Verlagsgesellschaft 1997

Michael Lukas Moeller: Die Wahrheit beginnt zu zweit. Das Paar im Gespräch. Rowohlt TB 2003

Rina Nissim: Naturheilkunde in der Gynäkologie. Ein Handbuch für Frauen. Orlanda Frauenverlag 1997

Rina Nissim: Wechseljahre Wechselzeit. Ein naturheilkundliches Handbuch. Orlanda Frauenverlag 1999

Margarete Nofziger: Natürliche Geburtenkontrolle. Eine kooperative Methode. Hugendubel Verlag 1997

Christiane Northrup: Frauenkörper – Frauenweisheit. Bewusst leben – Ganzheitlich heilen. Zabert Sandmann Verlag 1994

Christiane Northrup: Wechseljahre. 2001

Ingrid Olbricht: Brustbilder. Sinn und Sinnlichkeit eines weiblichen Körperteils. Orlanda Frauenverlag 2002

Ingrid Olbricht: Was Frauen krank macht. Der Einfluss der Seele auf die Gesundheit der Frau. Kösel Verlag 1993

Adelheid Ohlig: Luna-Yoga. Goldmann TB 1991

Christian Rätsch, Claudia Müller-Ebeling: Lexikon der Liebesmittel. AT-Verlag 2000

Rosemary Rodewald: Magie – Heilen – Menstruation. Verlag Frauenoffensive 1983

Dorisa Schadow, Heike Schallhammer (Hg.): Krebs verstehen – Neue Wege gehen. Orlanda Frauenverlag 1997

Eva Schindele: Pfusch an der Frau. Ratgeber für einen anderen Umgang mit dem Frauenarzt. Fischer TB 1993

Eva Schindele, Anne Waldschmidt: Schwangerschaft. Zwischen guter Hoffnung und medizinischem Risiko. Fischer TB 1995

Sylvia Schneider: Wechseljahre. Die andere Fruchtbarkeit. Mosaik Verlag 1990

Penelope Shuttle/Peter Redgrove: Die weise Wunde Menstruation. Fischer TB 1982

Bernie S. Siegel: Prognose Hoffnung. Liebe, Medizin und Wunder. Econ TB 1999

O. Carl Simonton u.a.: Wieder gesund werden. Rowohlt TB 2001

O. Carl Simonton: Auf dem Wege der Besserung. Schritte zur körperlichen und spirituellen Heilung. Rowohlt TB 2001

Ingeborg Stadelmann: Die Hebammensprechstunde, Verlag
Ingeborg Stadelmann 2002
Ingeborg Stadelmann: Bewährte Aromamischungen. Mit ätherischen Ölen leben – gebären – sterben. Verlag Ingeborg
Stadelmann 2001
Unser Körper – Unser Leben, Band 1 und 2, Ein Handbuch für
Frauen von Frauen. Rowohlt TB 1980
Unser Körper. Unser Leben. Über das Älterwerden. Rowohlt TB
1997
Wechseljahre – eine Broschüre des Feministischen Frauen-
Gesundheitszentrums e.V.
Susun Weed: HeilWeise. Frauenoffensive 2000
Susun Weed: Naturheilkunde für schwangere Frauen und Säuglinge. Orlanda Frauenverlag 2000
Susun Weed: BrustGesundheit. Orlanda Frauenverlag 1997
Christine Weiner, Gundl Kutschera: Wer schön sein will, muss
sich lieben. Sinnliches Selbstcoaching für Frauen. Kösel
Verlag 2002
Ute Winkler: Der unerfüllte Kinderwunsch. Ein Ratgeber für
kinderlose Paare. C. H. Beck Verlag 1994

Zeitschriften

CLIO – Die Zeitschrift für Frauengesundheit, sowie verschiedene Broschüren zu Myomen, Verhütung, Endometriose etc.:
FFGZ Berlin, Bamberger Str. 51, 10777 Berlin, www.ffgz.de

Naturheilpraxis – Zeitschrift für Naturheilkunde, Erfahrungsheilkunde und biologische Heilverfahren, Pflaum-Verlag,
www.naturheilpraxis.de

Signal – Leben mit Krebs, vierteljährlich erscheinende Zeitschrift
der Gesellschaft für Biologische Krebsabwehr, Heidelberg
Verlag für Medizin Dr. Ewald Fischer
PF 10 57 67, D-69047 Heidelberg

Lachesis – Fachzeitschrift des Berufsverbandes für Heilpraktikerinnen LACHESIS e.V., jeweils mit Themenschwerpunkt
z.B. »Sterben und Tod«, Nr. 28, November 2001,
»Gynäkologie«, Nr. 30, Dezember 2002

ADRESSEN

Praxis für Frauen-Naturheilkunde
Heide Fischer – Ärztin
Gerberau 26, D-79098 Freiburg
Tel. 00 49-(0)7 61-2 92 56 81
E-Mail: info@frauen-naturheilkunde.de
www.frauen-naturheilkunde.de
Beratung, Behandlung, Vorträge, Seminare, Ausbildungen

Ausbildungs- und Beratungsinstitut für Selbstheilungsarbeit
Angelika Koppe
Robert-Koch-Str. 116, D-65779 Kelkheim-Ruppertshain
Tel. 00 49-(0) 61 74-6 39-8 85, Fax: -8 86
www.angelikakoppe.de
Ausbildungen in Selbstheilungsarbeit nach der Methode Wild-
wuchs in Deutschland, Österreich und der Schweiz

Freiburger Heilpflanzenschule Ursel Bühring
Birkenweg 10, D-79252 Stegen-Oberbirken
Tel. 00 49-(0) 76 61-9 81-9 60, Fax: -9 62
www.heilpflanzenschule.de

LACHESIS – Verein von Frauen zur Förderung der Naturheilkunde,
Berufsverband für Heilpraktikerinnen
Forellensteig 4, D-14542 Werder/Havel
www.lachesis.de

»Plaisir Concave« – Seminare und Einzelberatungen für Frauen
zu weiblicher Sexualität
Dr. Birgit Mayer, Scheffelstr. 4, D-65187 Wiesbaden
E-Mail: b.mayer@web.de

Tools&Toys – von Frauen geführter Erotikladen
Heinrich-von-Stephan-Str. 10, D-79100 Freiburg
www.tools-toys.de

Dachverband der Frauengesundheitszentren Deutschland
Goetheallee 9, D-37073 Göttingen
www.frauengesundheitszentren.de

Bundeskoordination Frauengesundheit
Knochenhauerstr. 20 – 25
D-28195 Bremen
www.bkfrauengesundheit.de

Gesellschaft für Biologische Krebsabwehr
Hauptstr. 27, D-69117 Heidelberg
Tel. 00 49-(0) 62 21-13 80 20
www.biokrebs.de

Zieten-Apotheke
Großbeerenstr. 11, D-10963 Berlin
Tel. 00 49-(0) 30-2 16 50 26
E-Mail: zieten.apotheke@t-online.de
www.ZietenApotheke.de
Großes Angebot an Heilpflanzen, Teedrogen, auch aus biolo-
gischem Anbau

Bromberg-Apotheke
Talstr. 22, D-79102 Freiburg
Tel. 00 49-(0)7 61-70 00 00
Herstellung von Vaginalzäpfchen, Yams-Gel etc.

STICHWORTVERZEICHNIS

276

277

Susi Rieth
Yoga-Heilbuch

*Verblüffend einfache Übungen, mit denen
Sie Ihre Selbstheilungskräfte aktivieren*

Dieses Yoga-Heilbuch bietet Ihnen Heilungs-
möglichkeiten ohne Medikamente: Von A-Z
stellt die erfahrene Yogalehrerin Susi Rieth die
häufigsten Beschwerden und die dazu passenden, speziell entwickelten Energie- oder Entspannungsübungen vor. Die Übungen sind einfach durchzuführen und werden anschaulich
und mit zahlreichen Fotos erklärt.

Mit der sanften Heilkraft dieses Yoga-Übungs-
programms unterstützen Sie den Heilungsprozess, gehen aktiv gegen Schmerzen vor und erhalten so Ihre Gesundheit.

216 Seiten, ISBN 3-485-01014-6
nymphenburger

Lesetipp

BUCHVERLAGE
LANGEN MÜLLER HERBIG
WWW.HERBIG.NET